# Bernardi Siegfried Albini Tabulae sceleti et musculorum corporis humani.

## Bernhard Siegfried Albinus

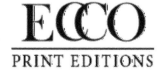

ECCO
PRINT EDITIONS

*Bernardi Siegfried Albini Tabulae sceleti et musculorum corporis humani.*
Albinus, Bernhard Siegfried
ESTCID: N049651
Reproduction from Cambridge University Library

Londini : typis H. Woodfall. Impensis Johannis et Pauli Knapton, 1749.
[94]p.,XXV [i.e. 40] plates ; 1°

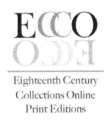

Eighteenth Century
Collections Online
Print Editions

## Gale ECCO Print Editions

Relive history with *Eighteenth Century Collections Online*, now available in print for the independent historian and collector. This series includes the most significant English-language and foreign-language works printed in Great Britain during the eighteenth century, and is organized in seven different subject areas including literature and language; medicine, science, and technology; and religion and philosophy. The collection also includes thousands of important works from the Americas.

The eighteenth century has been called "The Age of Enlightenment." It was a period of rapid advance in print culture and publishing, in world exploration, and in the rapid growth of science and technology – all of which had a profound impact on the political and cultural landscape. At the end of the century the American Revolution, French Revolution and Industrial Revolution, perhaps three of the most significant events in modern history, set in motion developments that eventually dominated world political, economic, and social life.

In a groundbreaking effort, Gale initiated a revolution of its own: digitization of epic proportions to preserve these invaluable works in the largest online archive of its kind. Contributions from major world libraries constitute over 175,000 original printed works. Scanned images of the actual pages, rather than transcriptions, recreate the works *as they first appeared.*

Now for the first time, these high-quality digital scans of original works are available via print-on-demand, making them readily accessible to libraries, students, independent scholars, and readers of all ages.

For our initial release we have created seven robust collections to form one the world's most comprehensive catalogs of 18th century works.

*Initial Gale ECCO Print Editions collections include:*

### History and Geography
Rich in titles on English life and social history, this collection spans the world as it was known to eighteenth-century historians and explorers. Titles include a wealth of travel accounts and diaries, histories of nations from throughout the world, and maps and charts of a world that was still being discovered. Students of the War of American Independence will find fascinating accounts from the British side of conflict.

### Social Science

Delve into what it was like to live during the eighteenth century by reading the first-hand accounts of everyday people, including city dwellers and farmers, businessmen and bankers, artisans and merchants, artists and their patrons, politicians and their constituents. Original texts make the American, French, and Industrial revolutions vividly contemporary.

### Medicine, Science and Technology

Medical theory and practice of the 1700s developed rapidly, as is evidenced by the extensive collection, which includes descriptions of diseases, their conditions, and treatments. Books on science and technology, agriculture, military technology, natural philosophy, even cookbooks, are all contained here.

### Literature and Language

Western literary study flows out of eighteenth-century works by Alexander Pope, Daniel Defoe, Henry Fielding, Frances Burney, Denis Diderot, Johann Gottfried Herder, Johann Wolfgang von Goethe, and others. Experience the birth of the modern novel, or compare the development of language using dictionaries and grammar discourses.

### Religion and Philosophy

The Age of Enlightenment profoundly enriched religious and philosophical understanding and continues to influence present-day thinking. Works collected here include masterpieces by David Hume, Immanuel Kant, and Jean-Jacques Rousseau, as well as religious sermons and moral debates on the issues of the day, such as the slave trade. The Age of Reason saw conflict between Protestantism and Catholicism transformed into one between faith and logic -- a debate that continues in the twenty-first century.

### Law and Reference

This collection reveals the history of English common law and Empire law in a vastly changing world of British expansion. Dominating the legal field is the *Commentaries of the Law of England* by Sir William Blackstone, which first appeared in 1765. Reference works such as almanacs and catalogues continue to educate us by revealing the day-to-day workings of society.

### Fine Arts

The eighteenth-century fascination with Greek and Roman antiquity followed the systematic excavation of the ruins at Pompeii and Herculaneum in southern Italy; and after 1750 a neoclassical style dominated all artistic fields. The titles here trace developments in mostly English-language works on painting, sculpture, architecture, music, theater, and other disciplines. Instructional works on musical instruments, catalogs of art objects, comic operas, and more are also included.

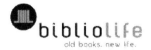

**The BiblioLife Network**

This project was made possible in part by the BiblioLife Network (BLN), a project aimed at addressing some of the huge challenges facing book preservationists around the world. The BLN includes libraries, library networks, archives, subject matter experts, online communities and library service providers. We believe every book ever published should be available as a high-quality print reproduction; printed on-demand anywhere in the world. This insures the ongoing accessibility of the content and helps generate sustainable revenue for the libraries and organizations that work to preserve these important materials.

The following book is in the "public domain" and represents an authentic reproduction of the text as printed by the original publisher. While we have attempted to accurately maintain the integrity of the original work, there are sometimes problems with the original work or the micro-film from which the books were digitized. This can result in minor errors in reproduction. Possible imperfections include missing and blurred pages, poor pictures, markings and other reproduction issues beyond our control. Because this work is culturally important, we have made it available as part of our commitment to protecting, preserving, and promoting the world's literature.

**GUIDE TO FOLD-OUTS MAPS and OVERSIZED IMAGES**

The book you are reading was digitized from microfilm captured over the past thirty to forty years. Years after the creation of the original microfilm, the book was converted to digital files and made available in an online database.

In an online database, page images do not need to conform to the size restrictions found in a printed book. When converting these images back into a printed bound book, the page sizes are standardized in ways that maintain the detail of the original. For large images, such as fold-out maps, the original page image is split into two or more pages

Guidelines used to determine how to split the page image follows:

• Some images are split vertically; large images require vertical and horizontal splits.
• For horizontal splits, the content is split left to right.
• For vertical splits, the content is split from top to bottom.
• For both vertical and horizontal splits, the image is processed from top left to bottom right.

For an English Translation

see ( ~~Locked Cupboard~~ — ~~No~~ — <u>44</u> — )
back of this vol

# BERNARDI SIEGFRIED ALBINI

# TABULAE

# SCELETI

## ET

# MUSCULORUM

## CORPORIS HUMANI.

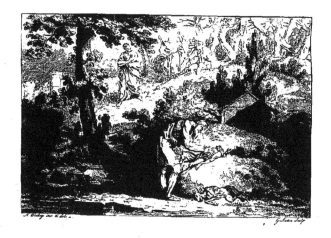

LONDINI:
TYPIS H. WOODFALL.
IMPENSIS JOHANNIS ET PAULI KNAPTON MDCC.XLIX.

# HISTORIA
## HUJUS OPERIS.

NON ab re esse videtur, quo melius ratio harum tabularum apparere possit, quo consilio, pactoque confectae sint, explicare: neque incommodum, non solum ea, quae, dum consequi, quod cupiebam, studui, recte acta putavi, commemorare, sed etiam ea, quae secus, non praeterire, quo facilius, quae fugere, quaeque sequi conveniat, possit judicari. Primum igitur à musculis exorsus sum, simul & singulos, & syntaxin omnium rationem pictura cupiens persequi paullo diligentius. Et quidem à syntaxi exorsus sum. Quam cum necesse esset, in certos quosdam ordines, eo quod fere alii post alios collocati musculi sunt, partiri, quorum primus primos, qui statim post integumenta corporis communia sequuntur, contineret musculos, secundus, detractis primis illis, secundos, & perinde reliqui volebam, ut non modo idem membrorum in omnibus ordinum illorum figuris esset positus, sed ut eo omni etiam parte aliae illius recte essent continuatae, atque adeo, ut plane figurarum series ostenderet omnia ita, uti sint in corpore, eo positu, adspectuque, quos elegeram. Hac ego mente ordines illos artifici, quo plerique praeeundum anatomici modo, propono ad imitandum. Reddereque is eos, quam quidem poterat bene, hoc maxime retardante, & impediente, quod, cum in primis ordibus & musculi quidam, & ossa, quaedam tantummodo parte sui extaret, plenius autem in sequentibus, detractis, qui obtegebant, musculis primis fieri non poterat, ut partes illae eorum in primis ordinibus, qui quae primi, primi proposui, exscriptique sic definiret, ut simul eae recte in sequentibus continuata, simul in apponi continuata possent, sicut corpus ostendebat oportere. Quamvis autem deinde, ut interiores ordines fieri dum esse indicibant, exteriorum figurae emendatae sint, figuraeque omnes non malae essent, in iisque artificis perita eluceret, satis tamen non placebant, propterea quod neque satis apte, non certe ut volebam, omnia in iis cohaerebant, neque ea is definite, rotundeque designata erant & totae distabant ab iis, quarum species animo obversabatur. In aliquot autem expertus rem eram immorus ventre, pectore, brachio, facie. Ex quo nunc fructum reportavi, ut, quid facto opus sit, ut ad id, quod cupiebam, pervenirem, cognoverim. Animadverteram inter expingendum, quod, cum primi ordinis figuram membrorum in universum satis referrent, poterant ab artifice se satis exprimi tanquam figurae illi, quam tenebat animo, inserviente, quae corpus exhibebat, sive picturi sic imitante eadem, ut membrorum figurae responderet sed quod, quo magis ad interiora, detractis musculis primis, perveniebatur, eo etiam magis pereunte membrorum figura, artifex in exprimendis ordinibus interioribus non aeque cognitione figurae illius juvaretur, cogereturque ad primum ordinem, in quo figura illa in universum supererat, sequentes, ut ad fundamentum, Idque minus bene succedret in ossibus, sceletique compage, ut quae syntaxis quaedam ipsa per se sit, figurae corporis humani in universum quidem respondens, sed multum tamen ab ea discrepans. Nec poterant tamen recte musculi reddi, nisi simul, cui apposita, affixique, compages redderetur sceleti. In reliquebam praeterea, vaga futura omnia, quaecunque acta essent, nisi ea, quae corpus ostenderet, secundum mensuram exscriberentur, si non accuratissima illa quidem subtilitate, certe tamen non incuriose. Id vero quo minus effectum dari posset, magnae videbantur impeditae difficultates. Illae primum, quas hoc ipsum, recte omnia demetiri, posteaque tabulae secundum mensuram inferiore, allaturum erat. Deinde, si id vel maxime ex sententia succederet, etiam alia, vix superanda. Etenim manifestum erat, qualis corporis membrive positus foret, talem, si omni a secundum mensuram, ut dictum est, exscriberentur, futurum in icone. Poterant autem quaedam membra sic quidem satis recte componi, ut caput, brachia, manus, crura, pedis quaedam non poterant, ut truncus, & collum. Itaque intelligebantur fore, ut hic, quae non possint, inconcinno positu exprimerentur, nisi artifici relinqueretur ut eum artis suae perita corrigeret. Quorum tamen illud plane erat fugiendum hoc, quoniam non possit non aberrari, certe periculum erat, ne aberraretur, probari nihil non poterat. Et si jam componi recte omnia potuissent, tamen, cum limando, tractandoque musculos, aut alia aliqua occasione, positus primus mutatus fuisset, vix videbatur ita respondi facultas fore, ut iis, quae jam expressa essent, omnia plane responderet. Praeterquam quod satis apparebat, unum idemque corpus omnibus minime suffecturum, ulnaque neque satis responsura, neque, tametsi responderent, futurum, ut eodem, quo, quae antea adhibita fuerant, modo possent componi, quae facultas esset, secundum mensuram omnia apte congruenterque exscribendi. Ipsa igitur res demonstrare, quod quaerebam, magis hoc esse quiddam, quam, qui mos fuerit anatomicorum, etiam in primis probatorum, sic tantummodo pictura imitari, quod propositum ante oculos sit, figurasque conficere vagas, in quibus nec ad ordinem te adstringas, nec ad mensurae definitionem, nec ad continuationem seriemque Quales figurae quamvis boni aliquid, quamvis multum, quamvis etiam plurimum contineant, relinquant tamen multa, quae jure desideraveir, aut quae certe, quod in omni re difficillimum in primis est, addant perfectionem operi Quid multa? demonstrare res, longe alia via incedendum, neque, quod intendam, me assecuturum, nisi certa quaedam norma inventa sit, ad quam figurae efficiantur Cumque corpora hominum, quamvis plurimum differant inter se rebus multis, tamen in universum conveniant, sumendum esse ex corpore ipso fundamentum quoddam conficiendarum iconum, commune corporibus omnium Ac sceletum id esse qui ut corpori sit, ut subjectus musculis, ita, quo certi quid, & naturae respondens consequeret, subjiciendus sit figuris. Ejus igitur figuras efficiendas primum esse, & ad eas deinde musculos referendos. Ita enim futurum, ut, sceleti figuras primum constitutis, cum in plerisque certe hominum, cujuscunque staturae & toro-

fitatis, eodem plus minus modo, iisdemque locis, sceleto musculi adhaereant, & appositi sint futurum igitur, ut ad figuras illas, ex aliis aliisque corporibus, quamvis valde diversis inter se, dummodo non vitiosis, referri musculi possint, si, ut ad ossa in corporibus illis pertineant, sic ad eas appingantur Apparebat simul etiam alius dictae regulae usus futurum, ut, si eo pacto confectae figurae musculorum essent, inveniri per eas in vivo, cognoscique multi eorum, fere autem locus omnium posset. Nam primum, juvantibus sceleti figuris, haud difficile futurum, ossium in vivo partem magnam cognoscere, eorumque, quae aperte cognosci nequeant, satis tamen perspicere locum, positumque, aut argumenta invenire ad perspiciendum iisque cognitus, perspective, facultatem fore perpendendi, & judicandi, quomodo musculi, ut in figuris, appositi ossibus sint in vivo Et praeterea, constitutis sceleti, & syntaxis musculorum figuris, fore, ut referri ad eas figurae viscerum possint & iis quoque constitutis, possint figurae arteriarum, venarum, nervorum, caeterorum Ut enim architecti, jactis fundamentis certis, superstruunt iis aedificium, cum omnibus suis partibus, sic existimari posse, sceleto, ut fundamento, appensos, adnexosque musculos, visceri apposita, partesque alias nervos deinde inter ea deductos, venasque, & arterias caeteraque superaddita, quae praeterea ad fabricam corporis nostri pertinent Itaque longe optime imitaturam artem hunc, quem natura praemonstret, modum Quae res & ab Eustachio simule quid effectum in tabulis esse suis, cognoscendi ansam dedit

Ergo relictis rudimentis illis primis, ut quae, quomodo faciendum sit, indicare, & docere tantum potuerint, non aliud quicquam agere, quam de sceleti figuris conficiendis cogitare Quae ut bonae essent, ut esset fundamentum reliquorum possent, requirebatur, ut accuratae essent, talemque sceleti speciem plane exhiberent, qualis sit in vivo, illo statu, qui eligeretur At vero, ut nulla ossium pars, in figuris exhibenda, certe non posset, accurate perargerentur, atque adeo dissolverentur, necesse erat dissoluta autem apte rursus componere, pronum futurum non erat Neque etiam si ossium, ut certo sciretur, recte composita sint, nec ne, si comparare cum ipsa naturali compositione daretur quod qui daretur, non apparebat Et si jam ductur, haud difficilis erat conjectura, fore, ut ad ejus normam componi in genere quidem possent, non auem accuratione illa, qua velim, quae, ut reliqua recte apponerei facultas esset, requinatur Accedebat eo, quod crustae cartilagineae, quibus partes ossium illae, quibus committuntur inter se, obtectae sunt, exquisite purgando, aut pereant, aut certe vitientur, propereaque, sic purgata si componerentur, minus apti articuli futuri essent Quae quidem quo minus in iis, quae extabant, laudatet sceleti figuris poteram, eo magis quaerendum mihi ad ea remedium erat Postquam aliquamdiu non satis certa consilia fuerint, venit in mentem, sceletum ita e corpore aliquo eruere, itaque purgare, ut vincula firmamentaque commissurarum sola superfint eoque, ut reddi velim, ita constituto, ac deinde exscripto, incidere, & detrahere vincula, quo illa, quae ab iis tegantur, addi figurae possent Ad quem utique modum ipsa naturae ratio, quam optare possit, proponeretur Sed animo praevidebam, rem fore operosam, sceletum ita eruere difficillemque, erutus qui esset, recte constituere Et verendum erat, ne, cum appareret, exigui temporis rem non fore ejusmodi sceleti descriptionem, is interea, partim exsiccatione crustarum cartilaginearum, vinculorumque, partim corruptione plurimum vitiaretur, & corruptio etiam officeret simul cum corpore animo Quo magis visum est, tentare primum rem in separatis sceleti membris In eorum autem alius satis bene procedebat, ut in manibus, pedibus, coxis in aliis multo quidem difficilius, ut in costis, & spina, istud tamen sic, ut difficultates superandi spes ostenderetur Blandientibus igitur, quae degustaveram, exeunte anno quinto & vigesimo hujus seculi, corpus idoneum nactus, comparavi ex eo, qualem dixi sceletum Qui cum natura ead icus esset, eo quod mollibus vinculis, iisque majorem partem laxe cohaererent, quomodo recte eum constituerem, fulcirem, considerandum fuit Vincula quidem exsiccare, quo totus obrigesceret, nec conveniebat, ne vitiaretur multorum ossium compositio depravareturque crustae cartilagineae articulorum neque, si conveniset, convenire prius, quam status sceleti, quo in figura redderetur, fuisset compositus, potuisset Igitur ad eum constituendum, talem inii rationem Cum sustinere pedes truncumque nequirent, quod neque rigidi essent ipsi, neque super vertices femorum coxae inniti per se stabiliter possent, primum cogitare de ima parte trunci fulcienda fulcro firmo & stabili & ita quidem, ut eam aliquanum inclinandi, ubi res posceret, & ut posceret, potestas foret Hoc proposito tripodem efficiendum curare, pedibus modice disjunctis, à cujus summo, inde ubi pedum conjunctio sit, ferreum fulcrum surgat, mox in tria fissum brachia, modice divaricata quorum unum brevius, duo reliqua aequalia sint inter se quorum autem in summo ad extremum in unius extrorsum flexi, ad sustinendum, quod imponeretur, indeque mox sursum, ad retinendam tripode toto altiore, quam ut pedes, cum sceletus ei trunco imo inniteretur, utcunque pendentes, plane ad imum tripodis, atque adeo ad mensam, cui is imponeretur, possent pertingere Tripodem illum ponere super mensam humilem, quo facilius expingi ima sceleti, pedesque praecipue extremi possent cum, si super solum positus esset, nimis se artifex ad ea recte cernenda inclinare cogeretur Post imum truncum tripodi imponere, sic ut synchondrosis pubis summo brachio ejus breviori, imaque ossa ilium, ante sacrum, summis inniterentur brachiorum longiorum atque trunci partibus recipiendis, retinendisque, ut brachiorum illorum conveniret divaricatio, curaveram utque brachium brevius tanto longiorius esset brevius, quanto fere demissius imum synchondrosis poni debet existimaveram, quam imas illas ilium partes, quae longioribus inn enitur Quo posito fundamento

mento firmo, erigendus primum truncus erat, cum collo & capite. Erigendus primum truncus, utpote firmior & stabilior, quam collum cum capite. Itaque superiori parti spinae, *infra collum*, qua parte firmior est, & stabilior, funem alligo, eumque inde recta ad lacunar conclavis deduco, perque annulum, quem lacunari ibi loci affixeram, trajicio, posteaque demissum deduco ad uncinum parieti infixum, eique circumjicio, alligoque. Ejusque adductione funis erigo truncum, quantum possum, sic tamen, ut imum ejus tripodi inniteretur. Post fune alio sub utroque zygomate trajecto, extremorum altero sub dextro, altero sub sinistro, adductoque funis medio ad occipitium juxta cervicem, extrema supra caput colligare inter se ansae specie: eoque facto, ansae illi alligare funem alterum, eumque, sicut illum, qui spinae alligatus erat, deducere ad lacunar, ibique per annulum alterum, affixum juxta primum, trajicere, indeque ad uncinum parieti infixum deducere, eique alligare. Adducereque funem hunc, quantum fieri poterat, sed ne tamen funis ille alter, *quo dorsum erexeram*, laxaretur. Quo quidem modo truncus erectus erat, cum collo & capite. non potuerant autem sic erigi, ut nihil declinarent. Itaque funiculis aliquot trunco alligatis, eos inde quoquoversus ad parietes deduco, infixisque eis uncinulis alligo: eorumque funiculorum adductione truncum ab omni ambitus parte aequaliter retineo. Alligaveram autem, ut funes illos duos, quibus truncum & caput erexeram, sic hos etiam funiculos, trunci stabiliori parti, hoc est, spinae, quae fundamentum trunci est, quamque costae sequuntur. Alligaveram spinae parti superiori, quo facilius totam iis spinam regerem. Mox autem *infra collum* alligaveram, quod stabilis ea parte est: nam collo si alligassem, id, eo quod facillime obsequatur, eorum adductione separatim curvassem. Junque ad eum modum firmato trunco, ad brachia accedere. Funiculum subjicere, alligareque compagi claviculae cum scapulae processu superiore, ubi inter se committuntur: eoque funiculo compagem illam, quantum res poscebat, attollere, totumque de lacunari suspendere brachium. *Et transversariis funiculis*, ne scapula aut in priorem, aut in posteriorem partem declinaret, efficere. Ac sic primum utroque in universum firmato brachio, funiculum inferiori parti radii dextri alligare, eoque totum brachium à trunco deducere. Alium deinde inferiori parti ossis humeri sinistri, eoque brachium illud attollere. Alium ulnae sinistrae, eoque cubitum moderari. Pedes deinde firmare sic. Dextrum in rectum extendere, truncoque *supponere*: ac deinde calcaneo (qui plane mensam, supra quam positus tripus erat, non attingebat) calcaneo igitur mensaeque assulam interserere, talis crassitudinis, ut firmaret pedem, isque veluti insisteret, neque tamen *ex tripode coxa*, pede sursum nimis acto, attolleretur. Reliquo deinde pedis extremi assulas subjicere crassitudine pares, quo totus aequaliter insisteret. Funiculum denique imo femoris alligare, eoque retro ad parietem ducto, genu firmare. Ad eundemque fere modum firmare & pedem sinistrum: flexo aliquantum genu, sublata calce, leviterque pede extremo, ea parte, quae juxta pollicis radicem est, insistente. Ac sic primum in universum constituto sceleto, perficienda deinde positus ratio fuit. Et partim quidem coxas tum inclinando, tum erigendo, partim funiculos tum adducendo, tum remittendo, aliosque addendo, partim denique assulas, chartulas, *panniculos, aliaque*, quae ad manus erant, alibi subjiciendo, alibi interserendo, alibi apponendo, quae non est operae singillatim referre, correcta sunt, quaecunque satis non placebant. Adhibui deinde hominem statura simillimum, eumque macilentum: quo adstante nudo, statu eodem, contuli cum eo sceletum, maxime coxas, spinam, thoracem, scapulas cum claviculis, ut quibus recte constitutis, reliqua non essent habitura multum difficultatis. Correctisque, quo paullo ante dictum est modo, quae corrigenda videbantur, per aliquot deinde sceletum dies considerare, & tum adductione levi, tum remissione funiculorum, aliisque modis perparum mutando, experiri, *possitne aliquid perfectionis adjici*. Quod cum esset factum, iterum cum adstante homine eodem comparare, emendaturus, si quid nimia curae severitate à recto discesserim.

Cum vero constitutus sceletus, ut volebam, esset, *proxima* cura fuit, recte imitari eum pictura. Vaga, & incerta futura erat res, neque responsura instituto, si tantummodo ad adspectum, ut solent pictores, exscriberetur. Fieri enim non potuisset, quin aberrasset *artifex*, atque adeo neque qualem optabam, sceleti figuram effecisset, neque talem, de qua non solum sperare, sed etiam confidere possem, fundamentum idoneum futuram, cui musculi inscriberentur. *Demetiri autem*, & *universum ambitum*, & uniuscujusque partis positum, magnitudinem, figuram, res erat infinita, & quae ne quidem effici sine certa quadam errare non patiente norma poterat. Facile quidem erat, *visum dioptra quadam adstringere*, constante ex quatuor regulis ligneis in figuram quadrangulam compositis, spatio intermedio non minore quam sceletus, totoque per chordas intentas in spatiola quadrata, omnia paria inter se, aequaliter diviso: qua recte ante sceletum posita, tabulaque, cui figura sceleti inscriberetur, per lineas, haud secus, quam dioptrae spatium per chordas, divisa, artifex eo ex loco, unde ad imitandum conspecturus sceletum per dioptram esset, per fixum aliquod foramen, nec id valde magnum, conspiceret: cui admovens oculum, videret, quibus dioptrae chordis, quae sceleti partes, & quomodo respondeant, easque, ut respondeant, iisdem tabulae lineis inscriberet. Sed erat, quod obstabat. Quo recte & commodo cernere unamquamque sceleti partem artifex posset, oportebat, ut nimis magno ex intervallo loci non conspiceret: volebam autem, ut ex intervallo conspiceret non multo minore, quam pedum, quos nostrates vocant rhenolandicos, quadraginta; ne multas partes ejus conspiceret nimis oblique. At ex intervallo illo conspectum oculi non satis ferebant ad parvas particulas cernendas. Ut itaque & prope sceletum, quantum ad cernendum requiritur, consistere posset, & tamen conspicere partes ejus omnes, ut ex intervallo pedum quadraginta, obscuritate, quam intervallum illud afferret, excepta, hac adstrictus est ratione. Dioptram, qualem dixi, quamque majorem vocabo, collocavi recte ante sceletum, sic ut chordarum contextus maxime eminentem sceleti partem contingeret. Ante hanc, quatuor pedum dirimente chordarum contextus intervallo, collocavi alteram, nisi quod spatiola ejus minora essent, similem, minorem ob id appellabo: effeceram autem decima parte minora; quemadmodum illud pedum quatuor intervallum decima quoque pars illius erat, unde *conspiciendum volebam*. Itaque simul dioptras illas collocavi, ut chordarum contextus & aequaliter distarent inter se, & ad perpendiculum essent directi, alterque alteri chordis responderet, centro constituto contra medium sinistrae partis pectoris sceleti. Quibus sic constitutis, artifex in quo volebat loco propiore sceleto, sibique ad cernendum commodo, consistens, operam dabat, ut punctum aliquod decussationis chordarum dioptrae minoris, plane incidere videret in punctum decussationis respondentium chordarum majoris: eamque sceleti partem, quam tunc recta pone puncta illa cernebat, inscribebat tabulae suae, puncto decussationis respondentium linearum ejus; quippe quam per lineas transversarias & rectas, perinde ac per chordas spatium dioptrae majoris, diviseram. Eoque modo per puncta decussationis chordarum omnia, pone quae sceleti pars aliqua cernebatur, eundo, *designatas* eis partes sceleti *inscripsit respondentibus* decussationis linearum tabulae punctis. Potuitque deinde partes sceleti illas, quae inter certa illa puncta intermediae erant, in tabula continuare, sic ut ob parvitatem spatiolorum extra mensuram non aberraret, non certe adeo, ut in censum venire id deberet. Hac igitur ratione (quae ut instituto satisfaciebat, sic molestiam artifici incredibilem exhibebat) exscriptus primum à priori parte sceletus est, ut stabat: *exscriptus igitur cum vinculis commissuras constrictas tenentibus*. Quibus deinde incisis, & reductis vinculis, quantum, ut commissurae ossium cerni possent, satis erat, artifex eas figurae adjecit. Post, resolutis funiculis sceletum retinentibus, *praeter* duos illos funes, quorum altero à superiore parte spinae, altero à capite ad lacunar conclavis deducto, in universum erectus tenebatur, conversus cum tripode suo, quo pars posterior exhiberetur. Constitutusque, & descriptus, ut ante. Vincula autem articulorum sic incidi, ut, quamvis jam à priori parte incisa essent, superesset tamen, quod dissolvi articulos non fineret, ne, quo minus eundem sceletum a latere redendum proponere deinde possem, impediret. Absoluta posterioris partis figura, sceletus, latus ut exhiberet, conversus: eoque facto, rursus, ut antea, constitutus, descriptusque.

Interea autem, dum tres illae sceleti figurae efficiebantur, cum, quarta etiam cunque diligentia adhiberetur, non minore, quam mensium prope trium continuorum spatio absolvi potuerint, providendum fuit, ne quid exsiccatio sceletum vitiaret, ne quid putredo detrimenti importaret, neque nobis aut non ferendi incommodi, aut noxae quiddam eadem afferret. Modo igitur, cum esset, quod nimis siccaretur, humectare aqua, incisisque vinculis commissurarum aquam infundere, crustarum cartilaginearum conservandarum caussa: modo, cum reprimenda putredo esset, aceto aspergere, per noctem chartis, panniculisque aceto permadidis obvolvere, acetum, quibus locis poterat, infundere. Accidit, ut, dum prima figura describebatur, sceletus, acri superveniente gelu, totus congelasceret, quo nihil, tum ad firmandum eum, tum ad impediendum, ne putresceret, poterat juvare magis: facileque, si figura illa ante absolvi, quam regelasceret, potuisset, resolutis funiculis, rigidum ex congelatione, secundae figurae conficiendae caussa, convertissem. Sed, cum citius, quam optaveram, regelasceret, simul citius corrumpi, eoque plus negotii exhibere. Officere etiam focus, qui necessario struendus juxta fuit, eo tempore, quo nudus homo adstitit, ut qui adstare, nisi frigoris molestia aliquantum sedata fuisset, nec voluisset, nec potuisset.

Tribus autem illis figuris status quidem sceleti, omniumque ossium positus, ac totius syntaxis compositio, expressa accurate erant: sed figura ossium, speciesque, non nisi in universum. Impediverant autem vinculorum commissuras continentium relliquiae, aliaque, a quibus purgari ossa non facile potuerant. Neque omnino consultum fuisset, etiamsi purgari perfecte planeque potuissent, tempus, cujus equidem multum impendendum fuisset, iis rebus terere, cum deinde, ossibus commodo meo purgatis, ex iis absolvi figurae, cum vellem, possent. Itaque dissoluto sceleto, proximus labor fuit, singula ossa accurate ita purgare, ne quid alicubi vitiarentur. Cum purgaveram, usque eo tamen figuras sceleti ex iis absolvere distuli, quoad singulorum separatim figuris in aes justa magnitudine incisas habui. Ideo autem distuli, ut, cum esset in animo, curare singulorum illas, earum confectione artifex se praepararet. Eoque factum, ut anno demum tertio & trigesimo ad sceleti figuras redierim. Cum redii, primum curavi, ut ex justa statura ad eam, qua his in tabulis sunt, redigerentur brevitatem. Artifex deinde, singulis ossibus eo positu, quo in figuris exstabant, consideratis, supplevit, quae in figuris deficiebant, emendavitque, quae minus laudabilia erant. Ac tunc ego in vulgandi consilio, quod inter principia curandarum illarum figurarum, si totae ad animum responderent, ceperam, confirmari: & cupere etiam, in aes eas incidi, quod sperare licebat, futurum, ut eo expolirentur magis. Incisae ad ipsaque potissimum ossa, quo melius, & concinnius redderentur.

Exhibent erecto stantem corpore, habita simul pulchritudinis ratione. Status, positusque membrorum, tales elegi, *quibus* & sceleti, & musculorum syntaxis in universum optime appareat, &, si pergere velim, etiam viscera apparerent, & arteriae, venae, nervi, alia. Primae & secundae, quarum illa priorem, haec *posteriorem partem* exhibet, status idem. Respondetque altera alteri: quo fit, ut totius ambitus continuatio apparere ex iis possit. Addita figura tertia, lateris rationem exhibens plenius. Haec autem statu differt ab illis, ut ad latus exhibendum *accommodatius visum est*. Jam quod ad status rationem attinet, de ea animadvertenda sunt haec. Stat sceletus, quem figura prima & secunda exhibet, pede dextro firmiter, sinistro *non nisi* leviter *insistente*. Stat autem pes dexter calcaneo, praetereaque capitibus prioribus ossium metatarsi omnium: quorum capitum illo stat maxime, quod metatarsi pollicis est, intervenientibus tamen sesamoideis. Digitisque deorsum curvatis, terram *veluti prehendit*: eoque firmat se magis. Pes extremus extrorsum naturaliter versus, eo positu, quo statum maxime firmat. Dextrum genu rectum. Patella femori supra sinum illum assidet, *eum quo*, inter *condylos medio*, caeteroqui committitur: assidet, quemadmodum rectum genu cum obfirmatum, adducta à Recto Vastisque cum Cruraeo. Crus super pedem extremum, flexo articulo tali cum calcaneo, extrorsum

trorsum aliquantum inclinatum: quo fit, ut & recte pes extremus terrae innitatur, & calcaneus in eadem linea perpendiculari sit, in qua caput, ad status firmitatem. Ad quod juvit & femoris, quamvis modica, eandem in partem inclinatio, sic conveniente cum tibia femore, ut angulum cum ea, sed perquam patulum, efficiat, eumque in quam dixi partem patulum. Pes sinister, à dextro in latus simul & in priora aliquantum deductus, solo capite anteriore ossis metatarsi pollicis, intervenientibus sesamoideis, insistit, leviter autem. Genu sinistrum modice flexum: eoque patella sinui suo, inter condylos femoris medio, insidet. Itaque coxarum compagem pes dexter vertice suo sustinet solus. Cujus compagis obliquus positus est: demissiore parte sinistra, quia pes sinister a dextro, ut dictum est, deductus, & tamen ad terram usque demissus. Et quoniam pes sinister in anteriora aliquantum prolatus, in anteriora quoque pars compagis ejusdem sinistra ultra dextram aliquantum acta. Super illam compagem qui erectus truncus reliquus, dextrorsum recurvatus, quantum ad aequilibrium requiritur. Tota igitur in dextrum latus curvata est spina. Eadem & in sinistrum, praeterquam qua parte in collo est, aliquantum veluti torta, ut, cum coxarum compagis sinistra pars sit in priora ultra dextram acta, pectus tamen recta antrorsum dirigatur. Collum contra dextrorsum tortum, atlasque cum capite eodem conversus, quantum, ut facies aliquantum directa eo sit, necessarium est. Praeterea autem sic posita coxarum compages est, ut tota ora, qua pelvis à superiore parte terminata, oblique posita sit, & maxime quidem sursum directa, sed simul etiam insigniter in priora. Itaque os sacrum a lumbis se demittens, retrorsum aliquantum directum: à quo coccyx in priora tendit, eam se simul in partem curvans. Ab osse sacro surgentes lumbi, primum insigniter curvati, mox rectiores, retrorsum se modice inclinant, in posteriorem partem cavi: eoque thoracem melius sustinent. Inde qua parte spina in dorso est, retrorsum se quoque inclinans, leviter a summo inflexa est, contra autem, quam lumbi: quo fit, ut thorax ad priora nimium non inclinet. A dorso se in priora collum erigit, modice reflexum, caput sic sustinens, ut facies in priora, quantum satis, promineat. Cum spina thorax in dextrum latus modice incurvatus. Ex quo costae dextrae adductiores inter se, superioribus aliquantum deorsum actis, inferioribus sursum. Contra diductae sinistrae, sursum actis superioribus, inferioribus deorsum. Itaque & externus thoracis ambitus per altitudinem in sinistro latere totus gibbus est: in dextro, infra medium modice cavus. Ex quo & dextri lateris costae inferiores, utpote magis erectae, quam sinistri, extremis suis prioribus distant a spina magis. Brachium dextrum fere pendet, permodice sublatum. Ex quo scapula recta, clavicula propemodum plane transversa. Modice autem retrorsum acta scapula, cum eaque, qua parte scapulam sustinet, clavicula: quo fit, ut pectus apertius sit. Brachium sinistrum altius sublatum: quo fit, ut clavicula, ea parte, cui scapulae processus superior innixus, simul cum eo surgat, scapulaque aliquantum versa sit, *sic ut angulus ejus inferior in latus sinistrum sit* directus. Caeterum cubitus dexter rectus, rectusque, sicut ulna, radius dextraque manus pendet aperta. Sinister autem cubitus aliquantum flexus radiusque circum ulnam, quantum potest, conversus, cum eoque conversa manus. Hactenus de statu figurae primae & secundae.

In tertia tabula comparatus habitu veluti incedentis. Stat quoque pede dextro: sinistri extremo tantum pollice innitens in terram, ob id nonnihil sursum flexo, sicut in incedente, cum in eo est, ut pedem posteriorem in priora transferat. Et stat pes dexter calcaneo, capiteque priore ossis metatarsi pollicis, intervenientibus innitente sesamoideis: & his quidem maxime stat: praeterea autem capitibus prioribus ossium metatarsi digitorum parvorum. Rectum genu dextrum, ut figurae primae similiterque, & eandem ob caussam patella sursum acta, sic ut inferiore tantum parte sui insideat sinui femoris inter condylos medio, superiore assideat femori, supra sinum illum. Genu sinistrum modice flexum: quam ob rem patella sinui femoris, qui inter condylos medius, superiore parte sui insidet: *inde illam tibiae eminentiam* versus mucrone suo directa, cui ligamentum, à mucrone illo procedens, affixum. Coxarum compages, aeque atque in figura prima & secunda, soli pedi dextro innixa: demissiorque pars sinistra. Quae supra hanc compagem spina, in dextrum latus aliquantum torta: ex quo thorax priore parte sua eodem aliquantum directus. Magis directa facies, cum quia collum magis tortum, tum maxime, quia atlas cum capite eo insigniter conversus. Caeterum sic coxarum posita compages, ut summa pelvis ora sursum simul & in priora, sicuti in primis figuris, directa sit. Cumque inferiore parte sacri in priora coccyx curvatus. Jam & lumbi ab osse sacro primum insigniter curvati, mox rectiores, retrorsum modice inclinant, in posteriora cavi. Ab iisque quod spinae per dorsum pertinens est, retrorsum inclinat, leviterque a summo inflexum est, cavum in priora. Inde se collum in priora erigit, modice reflexum. Brachium sinistrum quia sublatum, scapula aliquantum conversa, sic ut pars superior aliquantum retrorsum directa sit, angulus inferior antrorsum. Dextrum autem quia pendet, & simul retrorsus actum est, sic fit, ut scapulae dextrae basis aliquantum à costis deducta sit, maxime angulo inferiore. Sed de positus ratione satis: quod enim tum in hac, tum in duabus primis figuris reliquum est, id ex iis ipsis haud difficulter cognoscitur. Articuli autem omnes pleniores sunt, & quam aptissimi: quippe crustae cartilagineae eorum non neglectae.

Post haec sequitur exponendum, qualem, quem exprimendum curarem, sceletum elegerim. Ex aetatibus elegi illam, qua ossa ad plenum incrementum suum, plenamque simul perfectionem pervenerint, hoc est, cum epiphyses jam plane sint ossibus suis continuatae, quorum sunt portiones: neque enim ante, quam continuatae sunt, absoluta dici ossa possunt. Ex sexibus elegi virilem. Ex staturis justam, in qua simul ossium commensus justas habeant symmetriarum rationes. Elegi, qui simul perfectior sit, nec, quod tum ad ipsa ossa, tum ad compositionem eorum attineat, vitiosi aliquid habeat. Cumque non aetate solum, & sexu, & statura, ossiumque perfectione, sceleti differant inter se, sed roboris etiam notis & indiciis, specieque praeterea tota, & habitu, elegi, qui & robur virile significet, & agilitatem: cujus partium omnium expressa sit species, neque tamen praeter modum, ut neque juvenilem foemineamve habeant hebetudinem & exilitatem, neque sint impolitae: quarum denique pulchrior sit species, & gratior. Juvabat quippe naturae exemplum ex natura optima sumere. Sed cum illi etiam sceleti, qui optimi haberi possunt, dissimiles sint inter se, & tamen unum tantum aliquem exhibere vellem, is, qui exhibitus, in exemplum caeterorum propositus à me est. Non possum autem non laudare fortunas meas, qui in corpus inciderim, quod cum promitteret, etiam contineret, qualem quaerebam sceletum. Neque tamen ita absolutus fuit, quin occurrerit aliquid, quod minus laudabile esset. Ut igitur pictores, cum pulchram imitantur faciem, reddunt eam, si qua in ea menda sit, pictura, quo pulchrior efficiatur imago, emendatiorem, sic, quae probari satis non poterant, emendata in figuris: & quidem, ut probatiora ostendebant exemplaria, sic emendata, adhibita cura, ne quid à vero discederetur. Ac sceleti haec figurarum ratio, & historia. Ex quibus facile, puto, intelligi potest, potuisse illo modo naturae rationem, quam minimum aberrando, exprimi: sed non posse sceletum aliquem, sicut hae figurae exhibent, oculis re ipsa proponi: non certe, ut equidem videtur, ita facile. Immo vero, quinam sit ille, qui, ossibus per*fecte purgatis, atque adeo & vinculis, quibus ut conjuncta tenentur*, sic plus minus obteguntur, detractis, servatis autem cartilagineis articulorum crustis, sic compositum proponat, ut omni ex parte & vera sit, & concinna compositio?

Postea autem, quam figurae illae descriptae erant, plus accessit animi, ad *musculos iis, postquam in aes incisae forent, inscribendos*, periclitandumque, & amore operis, & rei anatomicae pro virili parte consulendi causa, si, quod animo conceperam, efficere re ipsa possem. Ad quod tamen deinde non accessi imparatus. Et sane, cum silva quaedam sit musculorum, cum toto corpore pertinens implicatio: cumque, si non sic obiter, sed plene, & accurate rimari omnes velis, *multae identidem occurrant difficultates*: cum multae, & magnae eorum in aliis aliisque sint diversitates: cum pauca corpora idonea sint naturam quaerenti optimam, conveniret autem, inter exprimendum quam quidem minimum possit retardari: idcirco erat maxime necessarium, quicquid provideri poterat, providere. Itaque ex quo tempore prima sceleti schemata curavi, quotannis, cum auditorum gratia musculos persecutus sum, & quoties fuit praeterea occasio, annotare positum eorum, nexum, figuram, crassitudinem, partes. Et prout alia aliaque corpora ostendebant, aut confirmare, quae annotaveram, aut adjicere quae discrepabant. Atque ita eundem in singulos annos ordinem volvere. Et quoniam praestat, res ipsas, quam ex annotationibus cognoscere, oculis, cum usus est, subjicere, conservare etiam, quae conservari poterant, sic ut adjumento olim esse possent. Et praesertim quidem ossa, illaque, ad quae, praeterquam ad ossa, musculi pertinent, cum adnexis extremis eorum, quibus aut oriri dicuntur, aut inseri, eaque ex optimis corporibus lecta, conservare in humore ad id idoneo, ne quid vitii, quod officere posset, contraherent: ad quae, quoties opus esset, recurrendi potestas foret. Cumque sparsas annotationes bene multas jam haberem, digerere eas, ut haberem omnia in promtu. Quo facto, componere ex iis Historiam musculorum, illis potissimum electis, quae frequentius inveneram, institutoque naturae maxime respondere existimabam. Et, quanquam nihil aliud, quam quod ipsi naturae liber mihi obtulerit, inserere Historiae illi volebam, tamen e re fore putare, si adhuc *anatomicorum quoque libros, & non solum probatorum, sed etiam caeterorum*, quos nancisci possem, ut admoneret, si quid dignum memoria, ab iis annotatum, praetermiserim. Nec deinde desii, corpori illi myologiae, quamvis edito, adjicere, quae corpora hominum suggesserunt.

Sic paratus, & consilio certiore, & spe minus dubia, ad musculos figuris *sceleti inscribendos, anno aggredi octavo & trigesimo*. Ad quod *lineares* sceleti adhibere conveniebat: nam illuminatae, quia umbrae obscurarent ea, quae inscriberentur, minus erant futurae idoneae. Hic vero vitium quoddam, in conficiendis tabulis sceleti a me animadversum, oportuit praecavere. Ut commode, recteque figuram super tabulam aeneam ex charta, depictam continente, scalptores transferant, primum chartae illius partem aversam pulvere cerussae respergunt, illiniuntque: eaque deinde eam parte tabulae aeneae scite imponunt, ad eamque, ut positus figurae requirit, aptant, firmant denique. Post acum per figurae lineas ducentes, leviterque simul, & quantum satis est, tabulae imprimentes, efficiunt, ut, sublata deinde charta, lineae illae inscriptae tabulae sint, *impressa cerussa*. Absoluta autem figura, cum tabula excuditur, fit, ut, quae dextra sunt in tabula aenea, ea in figura, quae chartae per eam impressa est, sint sinistra: & perinde, quae sinistra sunt in illa, dextra sint in hac. Si igitur linearibus sceleti figuris, chartae per tabulas aeneas impressis, inscripta musculorum syntaxis fuisset, eaeque deinde syntaxis illius figurae a scalptore, quo dictum est modo, fuissent super tabulas aeneas incidenti caussa translatae, non respondissent dextra sinistraque syntaxis musculorum dextris sinistrisque sceleti. Quod quidem facile erat vitare, si, quo solent scalptores modo, primum linearis sceleti tabula excuderetur, eoque impressa chartae figura sceleti, quam archetypam vocabo, statim, ut impressa esset, imprimeretur chartae alii, ut sic haberetur in ea figurae illius, quod ad dextra sinistraque attineat, contraria: adhiberetur que contraria illa (antitypam appellabo) ad musculos inscribendos: iisque inscriptis, effecta ex eo figura super tabulam aeneam transferretur, in eamque incideretur, ex quo impressa per tabulam illam figura, contraria futura esset antitypae sceleti, atque adeo, quod quaerebatur, respondens archetypae. Sed hic occurrebat, quod impedimentum afferebat. Ut bene excudantur tabulae, necesse est, ut maceratione praemollita charta sit, quae adhibetur. Cum vero sic praemollitae chartae, quarum alteri archetypa recens impressa, alteri antitypa imprimenda per archetypam illam est, simul prelo subjiciun-

tur, fit, ut traductione inter duos ſe mutuo verſus circumactos cylindros, (quo nimirum preli genere ad excudendas tabulas utuntur) non ſolum premantur, ſed ſimul etiam extendantur, eoque impreſſae figurae reddantur majores, & ita quidem, ut ſe ad juſtam, cum exſiccantur chartae, non contrahant menſuram. Itaque, ſi antitypas ſceleti tales ad muſculorum ſyntaxem inſcribendam adhibuiſſem, figurae illae ejus fuiſſent figuris ſceleti majores. Quod impedimentum ut praecaveretur, tum ad archetypas ſceleti, tum ad antitypas excudendas, chartam ſiccam curavi adhibendam: ex quo male quidem, & imperfecte excuſae erant, maximeque antitypae, at non ſic tamen, quin propoſito ſufficerent. Antequam autem vitium illud antityparum, ad quas excudendas praemollitae adhibitae fuerant chartae, animadverteram, muſculi antitypae tali ſceleti ſecundi inſcripti fuerant, eoque factum eſt, ut juſtam figurae lineares, quae poſteriores ordines ſyntaxis muſculorum exhibent, magnitudinem aliquantum excedant. Quod ferre poteram in iis, utpote ad figuras, quae lumine umbriſque diſtinctae ſunt, intelligendas, ſimplicitate deſignationis, & notis inſcriptis, tantummodo comparatas. Correxi autem in figuris illuminatis, antequam in aes inciderentur: nam poſt lineares illuminatae inciſae omnes ſunt, & quaeque lineares in tabulas aeneas, in quas incidendae, quarum ſunt lineares, illuminatae erant, tranſlatae ſunt. Et hoc quidem correxi modo. Ad archetypas linearium illarum, quibus ſyntaxis muſculorum ordines poſteriores exhibiti ſunt, excudendas, chartam curavi adhibendam ſiccam: ad antitypas autem, praemollitam. Ex quo, cui archetypa imprimebatur, ea charta, quia ſicca erat, vi preli non extendebatur, atque ideo, cum primum antitypa impreſſa erat, magnitudo tum ejus, tum archetypae erat, quae figurae in tabulam aeneam inciſae, qua impreſſa archetypa fuerat: quae autem antitypam continebat charta, ea, quia praemollita erat, ſe, cum exſiccabatur, contrahebat, ſimulque cum ea, quam continebat figuram. Itaque, ſaepe tentando, macerationem chartae, quae antitypis illis excudendis deſtinabatur, temperavi, ut tantum ſe, poſtquam excuſae illae erant, exſiccatione charta contraheret, quantum requirebatur, ut figurae impreſſae juſtam adipiſcerentur menſuram. Eoque quas correxeram antitypis modo, ad poſteriores illos ſyntaxis muſculorum ordines in tabulas aeneas, figurarum illuminatarum incidendarum cauſſa, transferendos, adhibui. Quanquam tamen deinde cognovi, quod, cum tabulae jam abſolutae excuduntur, ut in manus hominum dentur, vix poſſit praecaveri, quin, quamvis figurae in omnibus tabulis aeneis magnitudine ſint pares, fere tamen ſint in exemplaribus, quae excuſa ſunt, plus minus impares: prout enim charta, cui tabulae imprimuntur, per ſe laxior eſt, aut ſtrictior, & prout magis minuſve laxata eſt maceratione, ita ſe, cum exſiccatur, magis minuſve contrahit.

Ita autem ad illas, de quibus dixi, linearium ſceleti antitypas relati muſculi ſunt, ut ſceleto in corpore demortui appoſiti cernebantur, affixique. Membraque illa alia, ad quae muſculi, pariter atque ad ſceletum, pertinent, ut os hyoïdes, larynx, lingua, caetera, pari modo ad ſceleti figuras relata ſunt: ad eaque relati muſculi. Simul autem adhibui Hiſtoriam muſculorum, & adjectas ei, poſtquam edita fuit, annotationes, identidem quoque recurrens ad illa, quae de muſculis mandaſſe me condita vetuſtati, ſupra memoravi. Nec tamen, niſi ex corporibus ipſis, quicquam ſumtum. Et quibus rebus manifeſte, & inſigniter ab iis, quae frequentius animadverteram, diſcreparunt, eae res ex corporibus ſuppletae ſunt aliis. Quod cum ab initio, quamvis minus quidem expedite, tamen ex ſententia procederet, ecce nova difficultas. Non poteram certe ex uno eodemque corpore muſculorum plerorumque figuras conſequi, nedum omnium: immo vero ſatis apparebat, aliquot fore impendendos annos, corporaque adhibenda multa. Jam vero referri quidem ex quibuſcunque corporibus ad ſceleti figuras muſculi poterant: ſed cum corpora alia aliis ſint toroſiora, neque ſperandum eſſet, ſatis ſimilia primo adipiſcendi facultatem fore, difficulter intelligebatur, quomodo ſecundum decentem aequalitatem, omniumque inter ſe competentiam, ex corporibus inter ſe toroſitate diſcrepantibus petiti, & congeſti, modificarentur. Ad quod ſceletus juvare ſolus non poterat. Itaque praeter eum, praeterea aliud aliquid, quod certum eſſet, reperiendum erat: ex ſola enim opinione fingere, neque ſatis tutum erat, nec omnino placebat. Et quidem pro magnis craſſiſque muſculis reperiendum praecipue erat: praeſertim pro illis eorum, qui in trunco & collo, potiſſimumque, qui ſiti ſunt in artubus. Opera igitur data eſt, ut exteriorem trunci, colliique, & artuum a muſculis effectum ambitum ex primo corpore conſequerer: intra quem deinde, ſimul & ad ſceleti figuram ordinati ſunt, qui ex aliis petendi fuerunt corporibus, quamvis tamen ad tales muſculos corpora adhibuerim quam maxime ſimilia. In exteriore deinde ordine deſcribendo, quam poſitus rationem, qui ad eum pertinent muſculi, in comparatione ad ſceletum habeant, invenire, eo quod iis maximam partem contectus ſceletus eſt, difficile fuit. Quamvis igitur cura magna adhibita fuerat, poſtea tamen, ut interiores ordines, ſceleto in iis magis denudato, faciendum eſſe demonſtrarunt, corrigendi exteriores fuerunt. Etenim ad muſculos ſceleti figuris accurate apponendos, ſeparatim unuſquiſque eorum apponendus iis fuiſſet: quod ſi feciſſem, facile non fuiſſet, in ſyntaxem eos componere. Ad ſyntaxem reddendam, ab exterioribus incipiendum erat: quod cum feci, difficile, ut dictum eſt, fuit, exteriores illos, quod ſceletum fere totum contegunt, recte ei apponere: difficile etiam, apponere illos, qui magna parte ſui ſubjecti ſunt aliis. Utrique occurſum difficultati, incipiendo ab ordine exteriore, ab eoque ad interiores interioreſque progrediendo: ac poſt exteriores, ut interiores faciendum demonſtrabant, corrigendo.

In muſculis eruendis, & proponendis, opera data, ut ne quicquam vitiarentur. Quod quo minus fieret, corporibus, ubi opus fuit, uſus ſum obaeſulis, in quibus muſculi à pingui ſuſtinentur, cujus non plus detraxi, quam quantum detrahendum neceſſario erat, ut, quod exprimendum erat, oſtenderetur: reliquo, ut ſuſtineret, intacto. Multos per partes, & perſequi neceſſe fuit, & exſcribere: maximeque eos, quorum, ſi totos denudare, & proponere aggreſſus eſſem, evitari depravatio, aut difficulter, aut nullo modo potuiſſet. Nec raro alia aliaque adminicula circumſpicere neceſſe fuit. Ut figuram coracohyoidei, quae eſt quinta & trigeſima tabulae undecimae, exhiberem, primum denudata pars ejus exterior, expreſſaque: deinde principii pars interior, ad quam proponendam, ab ea pingue ſubtiliter, nihilque vitiando detraxi, relicto tamen, quod neque concidere principium illud fineret, neque impedimento eſſet. Diaphragmatis tum concava pars, tum gibba, ut in tabula quarta, & in quarta decima exſtant, ſub uno adſpectu poni in corpore nequeunt. Nam ad concavam cernendam, removenda ſunt, quae, quo minus cerni poſſit, impediunt, viſcera abdominis: ad gibbam, aperiendus thorax. Cum vero, aut exemtis thorax viſceribus abdominis aperitur, aut aperto hoc, illa eximuntur, diaphragma laxatum, in vitioſam ſe figuram transfert. Itaque viſceribus abdominis exemtis, concavam primum propoſui partem: eaque expreſſa, repoſui viſcera, ut ſuſtinerent, apertoque thorace, gibbam partem figurae addidi; ad quam deinde abſolvendam, corpus adhibui aliud, cujus thoracem primum aperui, abdomine integro, ejuſque adeo viſceribus diaphragma ſuſtinentibus. Multa excogitanda fuerunt, ut ſedis muſculi, maximeque pharyngis, palati mollis, uvulae, faciei, recte exhiberentur. Ac ſic effectum eſt, ut non pauca ad veritatem, ni fallar, exhibita ſint, quorum alia difficulter, alia ne ullo quidem modo in corporibus ipſis ita plene cernas. Eſſet autem longum, quot quibuſque modis in praecavenda omni depravatione uſus ſim, referre.

Corpora adhibita adultorum: eorumque, quae maxime erant idonea. Muſculi autem, quales frequentius occurrerant, tales exhibiti. Potiſſimumque electi, quos abſolutiores ſimul & laudatiores eſſe, licebat exiſtimare. Erat autem infinitum, diſſimilitudines illas, quibus, ut lineamentorum qualitate, corpora differunt, perſequi. Et etiamſi, praeteritis levioribus, non niſi inſigniores, notabilioreſque perſequi voluiſſem varietates, non tamen facile finem repperiſſem. Nec vero conveniebat, multas univerſali huic muſculorum iconographiae interſerere, tametſi memorabiles, tametſi etiam frequentiores. Inſertae nonnullae. Inſerti, qui rarius occurrerunt, pauci, ut pſoas parvus. Inſertus, qui perraro a me viſus, veſicae muſculus. Et quanquam accurate omnes, pleneque, & ſubtiliter anniſus ſum rimari, talesque etiam reddendos curare, praeterii tamen leviora quaedam. Sic ſunt, qui, tametſi in principio, extremove, tendinei quid habuerunt, tamen non habent in figuris. Neque indicatae fiſſurae quaedam, per quas arteriae, venaeque, & nervi penetrant minores: ejuſque generis non indicata alia, quae partim quidem non ita magni momenti eſſe viſa ſunt, partim formam, ductumque generalem muſculorum plus minus fuiſſe obſcuratura, minus certe ſimplicitati illi, quam quaerebam, putavi convenire. Et convenit ſane, ejuſmodi in rebus, ubi ratio poſtulat, modum adhibere, & quoddam judicium. Situs, figura, magnitudo, origo, inſertio, cohaeſio, carnea tendineaque natura, generalis fibrarum ductus, ad quem referri decurſus earum poteſt, in conſiderationem potiſſimum venerunt.

Duo autem tabularum genera ſunt, quibus totam rem comprehendi. Alterum, quod per totum corpus pertinentem muſculorum ſyntaxem continet: alterum, quod ſingulorum imagines. Syntaxis, perinde ut ſceletus, à fronte, & à tergo, & à latere exhibita eſt. Perque ordines exhibita eſt: primo exteriore, poſt ſequentibus interioribus, aliis poſt alios. Et ſubſequens quiſque praecedentis cujuſque continuatio eſt. Quoniam vero priora corporis, poſterioraque, pleniora ſunt, certe in univerſum: & collatis utriſque, quae ſit laterum ratio, fere poteſt judicari, propterea ab iis partibus ordinum ſeries exhibita. His tamen additus lateris ordo exterior, quo plenius, quam intelligi ex comparatione partis prioris cum poſteriore poteſt, appareat id quod poſitus muſculorum poſtulare viſus eſt. Primum autem illum putavi ſufficere, quippe cum ex eo ſyntaxis ratio in univerſum ſatis cognoſcatur, praeſertim ſi ſimul conferantur ordines priores & poſteriores, praetereaque etiam, ubi opus ſit, ſingulorum figurae muſculorum. Sed eorum, qui in collo, & ſub capite ſiti ſunt, quoniam neque in ordinibus prioribus, neque in poſterioribus, neque omnino poſitu alio, melius poterant exhiberi, aliquot à latere exhibiti ſunt ordines. Additi etiam ob eandem cauſſam ordines in planta pedis, itemque in cavo oſſeo oculi ſitorum. Caeterum, cum pro varietate ſtatus, poſituſque membrorum, proque varietate adſpectus, ſyntaxis etiam alia ſe, aliaque ſpecie offerat, eaeque infinitae ſint varietates, multiplicari quoque ſine fine figurae poſſent. Elegi autem poſitum prae caeteris convenientem. Cumque nullus inveniatur, quo, quae minus plene appareat, pars non ſit ulla, elegi, quo ſyntaxis in univerſum ut optime poſſit, oſtendatur. Ac ſic & ordines effici multo plures potuiſſent. Sed quia pauci illi, quos exhibeo, ſyntaxi in univerſum proponendae, ut equidem arbitror, ſufficiunt, & ſi quae praeterea deſiderentur, ea haud difficulter ordinum cum ſingulorum muſculorum figuris ſuppeditabit comparatio, idcirco malui modum adhibere. Dataque etiam opera paucitati ſtudui, ne multitudo obrueret. Fuitque res operoſior, in paucos ordines totam referre cum ratione ſyntaxem, quam ordinum illa futura fuiſſet multiplicatio. Sed quoniam muſculi in ordinibus illis toti comparere, praeter paucos, nequeunt, neceſſarium fuit, plenas ſingulorum figuras adjicere. Et ſi jam multiplicaſſem ordines, ſic ut non inveniretur muſculus, qui non in aliquo eorum totus nudus eſſet, tamen non tam recte omnes, certe non tam facile promteque cognoſci ex iis potuiſſent, quam ex figuris cognoſcuntur ſingulorum, in quibus nihil officit, nihil obſcurat aliorum muſculorum vicinitas. Adde quod ſyntaxis figurae non nimis magnae eſſe debuerint, quo ſub uno adſpectu poni, tractarique poſſent, atque adeo vix majores illis, quae his tabulis continentur: cum videri jam & ipſae poſſint modum excedere. Quae quidem magnitudo ad pleroſque, etiam parvos muſculos, ſatis, quod ad ſyntaxis rationem perſpiciendam ſufficiat, exprimendos idonea fuit. Eademque ſatis quidem ad ſingulos plenius cognoſcendos exprimi muſculi potuiſſent

potuissent majores, multique etiam parvorum sed non pauci, aut ob parvitatem, aut ob compositionis rationem, non potuissent Et luminis quoque, umbrarumque in syntacticis ratio, ea linearum simplicitate, quae indicando fibrarum ductu accommodatior est, quaque singulorum figurae redditae sunt, absolvi, perinde atque decussati absoluta lineis est, non facile potuisset Superfuit igitur, ut syntacticas figuras ad quam possem paucos ordines redigerem, in suoque genere perficerem praeter eas autem singulos musculos exhiberem separatim

In singulorum figuris, figuras, ubicunque potui, secutus sum syntacticas Atque hoc propterea feci, ut ad syntacticas perspiciendas juvare singulorum figurae possent, ex iisdemque intelligerentur, tum quae, ob alia vel adjacentia, vel incumbentia, in syntacticis minus plene sunt, aut plane non conspicua, tum quae minus exprimi in iisdem potuerunt Adde quod hoc pacto omnia melius inter se cohaereant Ubi autem ex syntacticis petitus positus non suffecit, adjeci, positu, qui convenit, expressos alio Quidam, quorum in syntacticis minus idoneus est positus, nonnullique, qui in syntacticis nulla ex parte possunt comparere, tali positu, qui maxime convenit, exhibui Multiplicare autem praeterea figuras potuissem, si unumquemque omni ex parte voluissem exhibere ab exteriore, interiore, lateralibus, ut usu venisset Sed potius visum est adhibere judicium quoddam, ab iisque dumtaxat partibus eos exhibere, quibus instituto hujus operis satisfiat Jam vero duplo effectae majores singulorum sunt figurae, quam in syntaxem compositorum quo nimirum aptiores essent, cum ad omnia, tum ad ea praecipue, quae parva sunt, plenius, magisque perspicue exprimenda Et quanquam id magni musculi non postulabant, tamen, quo una omnium magnitudinis ratio esset, nihil ab ea in magnis placuit discedere Sed qui vocantur auris internae, quoniam tam parvi sunt, magnitudine expressi sunt naturali Omnesque figurae integrorum sunt, nisi quod, ut ad notabiliora quaedam proponenda necesse fuit, detruncatorum nonnullae adjectae sint Compositionem autem, & quae, si interiora eorum perscrutaremur, sese offerrent, e his e volumini, cujus satis jam crevit magnitudo, inserenda esse, non sum arbitratus

Ceterum non solum accurationi figurarum studui, sed etiam perspicuitati, & pulcer adını Itaque artificem adhibui hoc in genere excellentem, qua exprimendi, qua sculpendi arte Qui & ipse, raro exemplo, earum rerum exprimendarum amore flagrabat in eaque etiam identidem confirmatus est, quod & mercede, quam petiit, nihil unquam detraxit Qui per multos inter annos paucis, praeter mihi, addixit operam suam per hos postremos decem (quos quidem, praeter intercurrentia quaedam tempora, his in tabulis consumsit) mihi fere soli Meoque ita omnia ductu & descripsit, & incidit Operam primum identidem dedi, ut, quantum quidem possem, intelligeret id, quod incidendum erat adfuique deinde, cum descripsit, de unaquaque re, quomodo describenda sit, praecipiens, juvansque describentem, ac descripta emendans Atque ita formandus à me, ducendusque, & plane rependius fuit, tanquam si ejus ministerio figuras ipse inciderem Et post, cum incidit, multa etiam adhibenda cura fuit, ne quid imitando in aere figuras aberraret nec raro consultandum, quo quaeque modo incidere conveniret Ac cum vel sic praecaveri, ne aberraretur, nequiverit, recentiori figuras, postquam in iis incitae erant, emendasque quas animadvert, exsculpsit, refinxitque ad veritatem Praecipuaque cura fuit, omnia ex vero, &, quantum posset, perspicue exprimere Artifex praeterea studuit arti, tum in extremis rerum lineis, tum in lumine & umbrisque, tum etiam in symmetriarum ratione, in ipsa denique rerum specie Dignitati in lineis extremis Distinctioni, ac vi, & gratiae, in lumine & umbris, simul & harmoniae decenti, ut & plene omnia ostenderentur, & simul tota, quamvis è multis in unum conjunctis partibus constans figura, nullibi, quantum quidem cujusque ratio ferit, interrupta esset In symmetriis, congruentiae cuidam, & aequalitati, qua inter se omnes partes consentirent In specie rerum, distinctioni ac dissimilitudini ossis, carnis, tendinis, cartilaginis, caeterorum In totis denique figuris, etiam lepori cuidam Figuris autem syntacticis parerga adjeci, non solum ut occurreretur inanitati spatiosioris amplitudinis tabularum, & ut adspectus blandior esset, sed etiam, ut earum rerum, quae juxta expressae sunt, luminis & umbrarum temperamento, lumen & umbrae figurarum custodirentur, ipsaeque figurae melius eminerent è tabulis, extruque eas esse viderentur, & cum è multis partibus constent, eoque veluti confractae sint, solidae tamen apparerent Quod quidem artis est non mediocris, & cum in omnibus illis tabulis non ita facile fuit, tum in iis praecipue, quae sceletos continent An vero praestitum ea in re aliquid sit,

optime cognoscet, qui tabulas è justo intervallo conspiciet, manu oculo ita admota, ut ne quid luminis circumfusi vis aciei officiat Neque facile, spero, cuiquam, ad manum, & non plane oscitanter intuenti, quo secius ea, quae figuris ipsis reddita sunt, promte internoscat, impedimentum parerga illa afferent

Quibus laudibus artis ne plurimum decederet, abstinendum fuit à notis inscribendis, quibus quaeque res designentur in explanatione Quae praeterquam quod figuras veluti commaculassent, multas etiam res obscurassent, & non paucas plane delevissent, cum multae tam parvae sint res, ut aut totas, aut prope totas, notae illae implevissent Ipsaeque quae in umbris ponendae fuissent notae, pleraeque difficilius, non paucae vix ullo modo cerni potuissent Quibus remedium inventum est additis figuris lineanbus, inscriptisque in notis illis Ex quo & hoc commodi, ut in linearibus rerum omnium ambitus, terminique, promte, & aperte noscantur, eoque, si quid in illuminatis aut parvitas, aut inevitabilis umbrarum sculpturaeve ratio afferat dubii, id tollant lineares At singulorum musculorum figuris ipsis inscriptae notae illae sunt quippe cum fere singulos exhibeant separatim, eosque majores, ipsaeque uno linearum tractu sculptae sint, & inscribi notae facile potuerint, & cerni inscriptae possunt, inveninque Neque adeo officiunt figuris illis, ut quibus tot artis adminicula adjungere necesse visum non est Quin & ossa, aliaque, quae cum musculis, quo cognoscatur, quibus apponi sint, adnexaque, exhibita sunt, non nisi extremis indicata sunt lineis, non solum quia proposito id sufficit, sed quod ea ratione musculorum ambitus terminusque appareant apertus Nec tamen musculi ipsi in figuris illis, tum quod ad terminos, quibus circumscripti sunt, attinet, tum quod ad lumen & umbras, tum quod ad carneae tendineaeque naturae distinctionem, ita effecti sunt minore Inest & alius, quam in syntacticis, sculpturae motus, aliaque simul commendatio, quod uno linearum tractu, non superaddit s decussantibus, expressae sunt Qua simplicitate ad ductum fibrarum puris designandum uti placuit Is vero tantummodo in universum designatus est Neque visum est faciundum, ut fibras, habitumque compositionis earum exequerer subtiliter Praeterquam enim quod veri quadam tantum specie reddi hoc potuisset, praeterea summam decursus fibrarum rationem in universali hac iconographia quaerendam potius est, existimavi

Ad notas autem incidendas sculptorem assumsi peritum, qui id cum judicio sciret facere, sic ut iis accurate, quoad fieri posset, inser ipturque locis quibus deberent, iisque rebus, quibus inscribendae essent, & magnitudine, & plenitudine responderent, quo &, accurate designarent eas, & conspicuae essent ipsae, neque tamen officerent, parvaque p aesertim res non nimis ob scurarent Curvique deinde, ut tabulae quam possent operi ne exuderentur quod quanti momenti sit, non tantum ii puritatis elegantiam, sed etiam ad artis vim, gratiamque exhibendas, non ignorent artis gnari Itaque & chartam adhibui maxime idoneam, in qua plurimum situm est & excusorem intelligentem, & exercitatum Quod vero ad explanationes earum attinet, breves, indici in modum, putavi sufficere quarum tamen aliquanto pleniores sunt, quae pertinent ad figuras singulorum Caeteri Historia musculorum dabit

Haec sunt, quae de ratione hujus operis putavi dicenda Quinquam tamen eam, & cujusnam res molis fuerit, is optime omnium, qui in eandem palaestram descenderit, perspiciet, diserteque Videri autem potest, singulatim differendum fuisse de illis, quae praeter ea, quae ab eximiis illis, laudatisque hominibus, ante me prolata sunt, omni me hoc conatu, illoque & labore, sumtuque (qui quidem certe opinione majores insumti) confeci tam esse, promitti posse putem Sed sane quod ad commodum eorum, qui haec studia amant, coluntque, attinet, satis equidem, si, qua de ratione operis rettuli, expenderint, quid praestitisse velim, intelligent Quod si ei volupe fuerit scire, quid, praeterquam quod ad normam illam, quam dixi, directa omnia sint, à superiorum anatomicorum figuris, atque scriptis, rebus ipsis discrepem, quidque aut emendatum sit, aut adjectum, quandoquidem, si comparaverint, cognoscet, praeterire id me posse putavi Utcunque sit, potent fortasse, quae impendenda me esset opera, quae profecto, in illa rerum copia, multa esset, melius collocari Si qui autem erunt, qui existiment, supervacuam, eo quod in usu necessaria non sit, esse illam, quae praeterea tanta contentione quaesita sit, accurationem, & perfectionem hi comparaverint, cognoscet, praeterire id me posse putavi, magnitudo mereatur rei, & dignitas Nec dubito futurum, ut minus mirentur, quod has tabulas hoc laudabiliores fore existimaverim, quo non solum veriores, sed etiam meliores, sed absolutiores fuerint

Lugduni Batavorum, CIƆIƆCCXLVIII

# TABULAE ANATOMICAE PRIMAE
# SCELETI HOMINIS
## EXPLANATIO.

**P**Rima haec Tabula continet figuram Sceleti hominis à priori maxime parte. Addidi tum ligamenta quaedam, tum cartilagines, fine quibus fyntaxis haec offium interrupta effet.

A Os frontis

B, B Foramina fuperciliorum, quorum finiftrum integrum eft, dextrum ex parte deficit.

C D Sutura coronalis C pars ejus, quae futura vera D pars, quae fquamofa.

E Os verticis finiftrum

F Sutura fquamofa, quae fit ex conjunctione offis verticis cum fquamofo.

G Sutura fquamofa, quae fit ex conjunctione offis verticis cum proceffu laterali maximo offis multiformis

H Sutura fquamofa, quae fit ex conjunctione offis frontis cum proceffu laterali maximo multiformis

I Proceffus lateralis maximus offis multiformis

K Sutura communis offi fquamofo cum proceffu laterali maximo multiformis

L Offi temporis pars fquamofa

M Offeus auris introitus

N Proceffus mammillaris offis temporis

O Proceffus zygomaticus offis temporis

P Sutura communis offi jugali cum proceffu zygomatico offis temporis

Q Offis jugalia

R, R Suturae communes offi frontis cum jugalibus, juxta caudas fuperciliorum

S S Suturae, quae in mala fiunt ex conjunctione offium jugalium cum maxillaribus fuperioribus

T T Offium jugalium partes ad foramina oculorum pertinentes

Inter T & W Sutura quae in foramine oculi fit e conjunctione offis jugalis cum maxillari fuperiore

Inter T & c T & c Suturae communes offibus jugalibus cum offe frontis in foraminibus oculorum.

Inter T & Y T & Y Suturae communes offibus jugalibus cum proceffibus lateralibus maximis multiformis

V Fiffurae in fundo foraminum oculorum

W X Offis maxillaris fuperioris pars ad fundum foraminis oculi pertinens

Inter W & X Sutura decurrens fecundum canalem, qui per fundum foraminis oculi porrectus Quae futura etiam oram foraminis illius circumit, pertinetque ad exitum canalis fupradicti, qui exitus eft infra oram illam in gena

Inter X & d Sutura communis offi maxillari fuperiori cum plano

Inter X & e Sutura communis offi maxillari fuperiori cum offe unguis

Y Y Proceffuum lateralium maximorum multiformis partes, quae pertinent ad foramina oculorum

Inter Y & c Y & c Suturae communes proceffibus lateralibus maximis multiformis cum offe frontis in foraminibus oculorum

Z Foramen, quo è calvariae cavo exeunt, foramenque oculi intrant tertius nervus cerebri, quartus, fextus, primus ramus quinti, &c

a Proceffus tenuis offis multiformis

b Foramen, quo è calvariae cavo exit, oculique foramen intrat nervus opticus una cum ramo arteriae carotidis internae

Inter a & c Sutura communis proceffui tenui multiformis cum offe frontis in foramine oculi

Inter a & d Sutura communis proceffui tenui multiformis cum offe plano in foramine oculi

c c Offi frontis partes ad foramina oculorum pertinentes

Inter c & d Sutura communis offi frontis cum plano

Inter c & e f Sutura communis offi frontis cum offe unguis

d Os planum

Inter d & e Sutura communis offis plano cum offe unguis

e f Os unguis f finus ad canalem nafalem pertinens

Inter f & g Sutura communis offi unguis cum proceffu nafali offis maxillaris fuperiori

g, g Proceffus nafales offium maxillarium fuperiorum

Inter g & k g & k Suturae communes proceffibus nafalibus offium maxillarium fuperiorum cum offibus nafi

h Sutura communis proceffui nafali offis maxillaris fuperioris cum offe frontis.

i i Suturae communes offibus nafi cum offe frontis

k k Offa nafi

Inter k & k Sutura communis offibus nafi

l Pars interior proceffus nafalis offis maxillaris fuperioris, ad nafum pertinens

m m Offa fpongiofa inferiora

Inter l & m dextri lateris, futura, quae fit ex conjunctione offis fpongiofi inferioris cum maxillari fuperiore

n o Lamina offis cribriformis, quae pertinet ad feptum narium o extremitas ejus, cui continuatur cartilaginea pars fepti

p Vomer

Inter n & p Suturae fpecies, facta ex connexione vomeris cum lamina offis cribriformis

q Offis maxillaris fuperioris pars, quae ad inferiora narium pertinet

r Sutura offibus maxillaribus fuperioribus communis

s s Offa maxillaria fuperiora, qua in malis funt

t t Foramina, quae funt exitus canalium, qui per fundum foraminum oculorum deducti

u Proceffus aliformis offis multiformis

w x y z Maxilla inferior x foramen, quo exit nervus cum vafis e canali maxillae y proceffus coronoideus. z collum, in cujus fummo capitulum, q o maxilla cum offe temporis committitur

α Lamella cartilaginea, interjecta articulo maxillae cum offe temporis.

β γ δ ε ζ η θ ι β γ δ ε ζ η θ ι Dentes finiftri in utraque maxilla β β incifores primi γ γ incifores fecundi δ δ canini ε ε molares primi, ζ ζ fecundi, η η tertii, θ θ quarti, ι ι quinti Ex iis dextri, qui refpondet t, intelligentur

κ Corpus atlantis, qua parte in epiftrophaeo in nixum, & caput fuftinet

λ Corpus epiftrophaei, qua parte atlantem fuftinet

μ Proceffus obliquus inferior vertebrae colli quintae

ξ σ π Quarta colli vertebra ν proceffus obliquus fuperior ξ proceffus obliquus inferior ο proceffus tranfiverfus π corpus

ρ Foramen inter quartam & tertiam

σ σ &c Ligamenta, quae inter corpora vertebrarum intercedunt, aliaque alia alligant

τ υ φ χ Tertia colli vertebra τ corpus υ υ proceffus tranfiverfi φ φ obliqui fuperiores χ obliquus inferior

ψ ψ ω ω Γ Secunda colli vertebra ψ ψ proceffus obliqui fuperiores ω ω tranfiverfi Γ corpus

Δ Δ Θ Θ Λ Λ Ξ Prima colli vertebra Δ Δ proceffus obliqui fuperiores Θ Θ tranfiverfi Λ Λ obliqui inferiores Ξ corpus

Π Π Σ Φ Ψ Duodecima dorfi vertebra Π, Π proceffus obliqui fuperiores Σ tranfiverfus Φ Φ obliqui inferiores Ψ corpus

Ω a ꞇ b b Undecima vertebra dorfi Ω corpus a ꞇ proceffus obliqui fuperiores b b tranfiverfi

c Proceffus tranfiverfus fextae dorfi

d d e e Tertia vertebra dorfi d d corpus e e proceffus tranfiverfi

f g g g Secunda vertebra dorfi f corpus. g g proceffus tranfiverfi

h Primae vertebrae dorfi corpus

i k k Quinta lumborum i corpus k k proceffus tranfiverfi

l m m n Quarta lumborum l corpus m m proceffus tranfiverfi n obliquus fuperior

o p p Tertia lumborum o corpus p p proceffus tranfiverfi.

q q r r Secunda lumborum q q proceffus obliqui fuperiores r r tranfiverfi s corpus

t t u u v w Prima lumborum t t proceffus obliqui fuperiore u u tranfiverfi v v obliqui inferiores w corpus

x x v y z z z z z z A A A A Os facrum x x proceffus obliqui fuperiores primae ejus vertebrae y y lateri facri z z z z z z foraminum interiorum tria prima ab utroque latere A A A A corpora quatuor fuperiora inter quae lineae offeae, quae fuerant olim ligamenta

B Coccygis offiiculum quartum

C D E F Sternum C os fuperius D medium E inferius, five cartilaginis mucronatae F cartilago mucronata

G H Ligamenta, quibus offa fterni inter fe colligata G quo os medium cum inferiore, H quo medium cum fuperiore

I K L M I K L M Coftae primae K capitulum, quo committit cum proceffu tranfiverfo vertebrae duodecimae dorfi L pars prima, qua committit cum corpore ejufdem duodecimae. M extremum cartilagineum, quo continuata fterno.

N N O P N N O P Coftae fecundae O pars prima, qua committit fe cum corporibus undecimae & duodecimae vertebrarum dorfi P extremum cartilagineum

Q Q Q R Q Q Q R Coftae tertiae R extremum cartilagineum

S S S T S S S T Coftae quartae T extremum cartilagineum

V V V W X V V V V W Coftae quintae W extremum cartilagineum, X hac parte latefcens, alligatumque cartilagini, ad quam pertinet, coftae feptimae

Y Y Y Y Z Γ Y Y Y Y Z Γ Coftae fextae Z extremum cartilagineum, Γ latefcens hac parte, & alligatum coftae feptimae cartilagini, ad quam pertinet

ΔΔΔΘΛ. ΔΔΔΘΛ Coftae feptimae Θ extremum cartilagineum, Λ quod hac parte latefcit & alligatur cartilagini coftae octavae

ΞΞΞΠΣ ΞΞΞΠΣ Coftae octavae Π extremum cartilagineum, Σ hac parte in aliquibus latefcens, pertinenfque ad cartilaginem coftae feptimae, eidemque alligatum

ΦΦΦΦΨ ΦΦΦΨ Coftae nonae Ψ extremum cartilagineum

ΩΩΩΩΩα ΩΩΩΩα Coftae decimae α extremum cartilagineum

ββββγ ββββγ Coftae undecimae. γ extremum cartilagineum

δε δε Coftae duodecimae. ε extremum cartilagineum.

ζ η ι ζ η ι Claviculae η caput fterno innixum ι caput ad fcapulae proceffum fuperiorem pertinens

θ θ Cartilagines interjectae articulis clavicularum cum fterno.

x. x Cartilagines interjectae articulis clavicularum cum proceffibus fuperioribus fcapularum

λλλλλλλλμνξοπ λλλλλλλλμνξοπ Scapulae μ fpina ν proceffus coracoideus ξ proceffus fuperior o cervix π cartilaginea crufta, qua cervix augetur

In humeris, cubitis, manibus. ρ σ τ υ φ χ ψ ω a b ρ σ τ υ φ χ ψ ω a b Offa humerorum. ρ caput laevi cartilagine cruftatum σ tuber inaequabile majus capitis fuperioris τ tuber inaequabile minus ejufdem Inter haec tubera finus, per quem delabitur tendo capitis longioris Bicipitis brachii φ finus, qui recipit caput fuperius radii, quo tempore cubitus flexus, quantum poteft χ finus, qui recipit proceffum ulnae, quo tempore cubitus quantum poteft flexus. ψ Rotula laevi cartilagine cruftata, qua rotula committitur cum ulna ω tuber laevi cartilagine cruftatum, quo committitur cum radio. a condylus minor b major

c d e f g c d f g Ulnae d caput fuperius, in eoque fuperficies inaequabilis, cui fe Brachialis internus inferit e f capitulum, quo radium fuftinet, in eoque f ambitus laevi cartilagine cruftatus g proceffus ftyloides

h i n o p q h k l m Radii i capitulum fuperius. k ambitus capituli fuperioris, laevi cartilagine cruftatus l capitulum, ad cujus partem pofteriorem Bicipitis brachii tendo definit, ad priorem inflectitur cum manus in pronum vertitur m n o p q capita inferio a n finus, per quem delabuntur tendines Abductoris longi pollicis & Extenforis minoris o finus, per quem tendo Radialis externi longioris. p finus, per quem tendo Radialis externi brevioris q finus, per quem tendo Extenforis majoris pollicis.

r s t r s Offa navicularia carporum s tuber, quo cum radio committitur, laevi cartilagine cruftatum t tuber, quo cum multangulis committitur, laevi cartilagine cruftatum

u w u Offa lunata w tuber laevi cartilagine cruftatum, quo cum radio committitur

x x Offa triquetra In dextro crufta laevis cartilaginea, qua cum lunato & cum cubito committitur

y Os fubrotundum

z A A B. z A Offa cuneiformia carporum. A A pars laevi cartilagine cruftata, qua committitur cum triquetro & lunato B proceffus unciformis

C D C D Offa capitata D caput laevi cartilagine cruftatum, quo committitur cum lunato & naviculari.

E E Offa multangula minora.

F Γ Offa multangula majora

G H G H Offa metacarpi pollicum H caput inferius laevi cartilagine cruftatum, qua parte committitur cum offe primo pollicis, & cum fefamoideis.

I K Offa fefamoidea appofita ad articulum pollicis cum metacarpo fuo.

L M L M Offa prima pollicum M caput inferius cartilagine laevi cruftatum, qua parte committitur cum offe ultimo

N Sefamoideum, appofitum ad articulum pollicis offe primi cum ultimo.

O O Offa ultima pollicum.

P Q R S T P Q R S T Metacarpi manuum P os metacarpi indicis, Q medii, R annularis, S auricularis. T caput inferius, quo cum digito

committitur, laevi cartilagine cruftatum eodemque modo in reliquis

V W Officula fefamoidea, in aliquibus inventa.

X. Y Z. Γ Δ X Y Y Z Z Γ Δ Offa primi ordinis digitorum manuum X indicis, Y medii, Z annularis, Γ auricularis Δ caput inferius, quo cum offe fecundi ordinis committitur, crufta cartilaginea laevi opertum quemadmodum in reliquis quoque digitis.

Θ Λ Ξ Π Σ. Θ. Λ. Ξ Π Σ Offa fecundi ordinis digitorum manuum. Θ indicis, Λ medii, Ξ annularis, Π auricularis Σ caput inferius, quo cum offe tertii ordinis committitur, laevi cartilagine cruftatum fic & in reliquis digitis

Φ Ψ Ω α. Φ. Ψ Ω. α Offa tertii ordinis digitorum manuum. Φ indicis, Ψ medii, Ω annularis, α auricularis.

β γ δ ε ζ η θ ι ι κ λ μ β γ δ ε ζ η θ ι ι κ λ μ Offa coxarum β γ δ Os In coxis, & pedibus ilium γ crifta offis ilium δ tuberculum, à quo oritur Rectus cruris ε ζ ζ ifchion ζ finus, per quem delabitur Iliacus internus cum Pfoa magno η acutus proceffus ifchii θ tuber ifchii ι ι κ λ Os pubis. κ fpina offis pubis, à qua oritur Pectineus λ tuberculum, cui inferitur tendo inferior idemque exterior illorum, in quos fe findit aponeurofis Obliqui externi abdominis μ foramen magnum

ν Cartilago pubis offibus interjecta, eaque connectens inter fe

ξ ο π ε σ τ υ φ χ ψ ξ ο π ε σ τ υ φ χ χ ψ ψ Offa femorum ξ caput laevi cartilagine cruftatum o collum π trochanter major ε eminentia inaequabilis, cui affixum ligamentum, quod articulum coxae continet σ trochanter minor υ condylus exterior, φ interior χ finus laevi cartilagine cruftatus, ad articulum patellae pertinens ψ huc ufque pertinens crufta cartilaginea laevis, quae condylos, qua cum tibia committuntur, operit

ω ω Patellae

a b a b Cartilagines femilunares interiores articulorum genuum. b b ad poftremum in ligamenta vertuntur, iifque infertae tibiis

c d c d Cartilagines femilunares exteriores, d. d ad poftremum in ligamenta verfae, quae tibiis inferta.

e f g h i k l e f g h i k l Tibiae e caput fuperius f g cruftae cartilagineae laeves, operientes verticem tibiae, quibus is partibus ad genu articulum pertinens eft. h tuberculum, cui affixum ligamentum a patella procedens, eamque tibiae alligans i fpina k l caput inferius l malleolus internus

m n o m n o Fibulae. m caput fuperius n fpina o caput inferius, quod eft malleolus externus

p q r p q r Tali q crufta cartilaginea laevis, qua intectum tuber ejus, quo cum crure committitur r crufta fimilis, qua tectum caput ejus

s t. s t Calcanei t pars, quae cervicem tali fuftinet

u u Offa navicularia tarforum

v v Offa cuneiformia majora tarforum.

w w Offa cuneiformia minora tarforum.

x x Offa cuneiformia media tarforum.

y Os cubiforme.

z A B C D z A B C D E Metatarforum offa z digiti quarti parvorum, A tertii, B fecundi, C primi, D pollicis. E crufta cartilaginea laevis, qua intectum caput cum primo offe pollicis committitur cui fimilis in reliquis digitis.

F G F Offa fefamoidea, quae appofita ad articulos pollicum cum fuis metatarfi offibus

H H Offa prima pollicum

I I Offa ultima pollicum

K L M N K L M N Offa primi ordinis digitorum parvorum K primi, L fecundi, M tertii, N quarti

O P Q R O P Q R Offa fecundi ordinis digitorum parvorum O primi, P fecundi, Q tertii, R quarti

S. T V W S T V W Offa tertii ordinis digitorum parvorum. S primi, T fecundi, V tertii, W quarti.

# TABULAE ANATOMICAE SECUNDAE
# SCELETI HOMINIS
## EXPLANATIO.

IDEM Sceletus ab averſa parte expreſſus, ſtatu eodem. Pariterque, ut continua eſſet ſyntaxis, addidi ligamenta quaedam & cartilagines, quibus in locis neceſſarium fuit.

a a Oſſa verticis.
b b Foramina verticalia
c Sutura ſagittalis
d d Sutura lambdiformis
e Os occipitis
f Sutura ſquamoſa, facta ex conjunctione oſſis ſquamoſi cum oſſe verticis
g g Suturae verae, factae ex conjunctione oſſium mammillarium cum oſſibus verticis
h Os ſquamoſum
i i i i Suturae lambdiformis additamenta
k k Foramina per quae rami venarum jugularium internarum penetrant ad ſinus laterales durae meningis
l l Proceſſus mammillares oſſium temporum
m Os frontis
n Sutura, facta conjunctione oſſis jugalis cum oſſe frontis juxta caudam ſuperculi
o Sutura, facta conjunctione proceſſus zygomatici oſſis temporis cum oſſe jugali
p p Os jugale
q Proceſſus zygomaticus oſſis temporis
r Os maxillare ſuperius
Inter r &. proximam p, ſutura, quae fit ex conjunctione oſſis jugalis cum maxillari ſuperiore
s Lamella cartilaginea, interjecta articulo maxillae inferioris cum oſſe temporis
t u u u u Maxilla inferior t capitulum, quo committitur cum oſſe temporis
w w Oſſa maxillaria ſuperiora, quibus partibus ad palatum pertinent.
In maxillis dentes apparent per ſe
x x Proceſſus ſtyliformes oſſium temporum
y y z A B C D D E Atlas y y proceſſus transverſi z foramen proceſſus transverſi A Arcus, qui in quibuſdam inventur s cum ſinu, per quem arteria vertebralis pone atlantis corpus ſe flectit, efficit foramen B, per quod arteria illa penetrat in ſpecum vertebrarum, ut alias per ſinum, qualis C in parte ſiniſtra C ſinus in poſtica parte corporis atlantis, qua corpus illud caput ſuſtinet, per quem ſinum ſe flectit arteria vertebralis, in ſpecum vertebrarum penetritura D D partes inferiores corporis, quibus epiſtrophaeo innixus E eminentia aſperula, quae ſpinae loco eſt, & a qua oriuntur Recti capitis poſtici minores
F G H H I I K K L epiſtrophaeus F axis G pars corporis inferior H H duo corpo is vertices, quibus atlantem ſuſtinet I I proceſſus transverſi K K proceſſus obliqui inferiores L ſpina
M N Vertebrae colli, M quinta, N quarta
O P P Q Q R R Vertebra colli tertia. O ſpina P P proceſſus obliqui ſuperiores Q Q proceſſus obliqui inferiores R R proceſſus transverſi ex hac reliquarum colli partes intelligi quoque poterunt
S T Vertebrae colli, S ſecunda, T prima
V W X Y Dorſi vertebrae, V duodecim, W undecim, X decima, Y nona
Z Z α α β β γ Dorſi vertebra octava. Z Z proceſſus obliqui ſuperiores α α proceſſus transverſi β β proceſſus obliqui inferiores γ ſpina. Intelligi ex hac una partes dorſi reliquarum poterunt
δ ε ζ η θ ι Vertebrae dorſi δ ſeptima ε ſexta ζ quinta η quarta θ tertia, ι ſecunda
κ λ λ μ μ ν Vertebra dorſi prima, cujus λ λ proceſſus transverſi, veluti reflexi pone articulos proceſſuum obliquorum ſuperiorum vertebrae hujus cum obliquis inferioribus ſecundae μ μ μ corpus
ν Quinta lumborum vertebra.
ξ ο ο π π ρ σ σ σ Quarta lumborum ξ ſpina ο ο proceſſus obliqui ſuperiores π π proceſſus transverſi ρ ρ proceſſus obliqui inferiores σ σ σ corpus Reliquarum vertebrarum lumborum partes non difficile erit ex hac intelligere
τ υ φ Lumborum τ tertia, υ ſecunda, φ prima
χ χ &c Ligamenta, quae intercedunt inter corpora vertebrarum, eaque colligant inter ſe
ψ ψ ω ω ω ω ω ω Γ Γ Γ Δ Δ Θ Λ Os ſacrum. ψ ψ proceſſus obliqui ſuperiores ω ω ω. ω ω ω ω foramina poſteriora Γ Γ Γ ſpinae Δ Δ proceſſus obliqui inferiores, cum quibus committuntur obliqui ſuperiores primi oſſiculi coccygis Θ corpus quartae vertebrae illarum è quibus os ſacrum conſtat Inter Θ & Λ pars oſſea corporibus quartae & quintae interjecta & continuata, quae fuerat olim ligamentum Λ corpus quintae vertebrae oſſis ſacri
Inter Λ & Ξ Ligamentum inter corpus imum ſacri & coccygis ſummum intercedens, eaque colligans inter ſe

Ξ Π Σ Coccygis os primum Ξ corpus Π proceſſus transverſus qualis etiam in altero latere Σ proceſſus obliquus ſuperior qualis in altero quoque latere
Inter Ξ & Φ Ligamentum, quo coccygis primi & ſecundi corpora colligata inter ſe
Φ Ψ Ω Coccygis oſſicula, Φ ſecundum, Ψ tertium, Ω quartum
a a b b Sternum.
c c d d c c d d Coſtae primae d d pars cartilaginea
e e f c e e f Coſtae ſecundae f pars cartilaginea
g g h g g g h Coſtae tertiae h pars cartilaginea
i i k i i k Coſtae quartae k pars cartilaginea
l l m. l l m Coſtae quintae m pars cartilaginea
n n n n o o n n n n n o Coſtae ſextae o pars cartilaginea
p p p p q q p p p p q q Coſtae ſeptimae q pars cartilaginea
r r r r r r r r. Coſtae octavae s pars cartilaginea
t t t u t t u Coſtae nonae u pars cartilaginea
w x x w x x x Coſtae decimae x pars cartilaginea
y z y z Coſtae undecimae z pars cartilaginea
A B A B Coſtae duodecimae B pars cartilaginea.
C C C C C C C Claviculae
D D Lamellae cartilagineae, quae interjectae articulis clavicularum cum proceſſibus ſuperioribus ſcapularum
E F G H I E E F G H I Scapulae F ſpina G proceſſus ſuperior H cervix I cartilago ſinum cervicis incruſtans
K L M N O P K L M N O P Oſſa humerorum K caput laevi cartilagine cruſtatum, quo cum ſcapulae ſinu committitur L tuber inaequabile majus capitis ſuperioris M ſinus, per quem arteria, vena, & nervus incedunt N ſinus, qui cum extenditur cubitus, recipit olecranum O condylus minor P condylus major
Q R S T Q R S T Ulnae R olecranum S capitulum, quo radium ſuſtinet T proceſſus ſtyloides
V V W X V X Y Z α β Radii W X capitulum ſuperius X ambitus capituli laevi cartilagine cruſtatus, quo mobile eſt in ulnae ſinu Y ſinus, qui continet tendines Abductoris longi pollicis, & Extenſoris minoris Z ſinus, qui continet tendines Radialium externorum α ſinus, qui tendinem Extenſoris m oris pollicis β ſinus, qui tendines Extenſoris communis digitorum Extenſoris digiti auricularis proprii, & Indicato is
γ δ ε ζ Oſſa navicularia carporum δ caput laevi cartilagine cruſtatum quo cum radio committitur ε capitulum laevi cartilagine cruſtatum, quo cum multangulis committitur
ζ ζ Oſſa lunata In dextra manu, qua cum radio committitur, cruſta cartilaginea laevi tectum
η θ η Oſſa triquetra θ ſuperficies laevi cartilagine cruſtata, qua cum cuneiformi committitur
i i O la ſub otunda
κ λ κ λ Oſſa cuneiformia carporum λ ſuperficies laevi cartilagine cruſtata, qua committitur cum triquetro
μ μ Oſſa capitata ν caput laevi cartilagine cruſtatum, quo cum naviculari &. lunato committitur
ξ ξ Oſſa m ltangula minora
ο ο Oſſa multangula majora
π ρ. π Metacarpi pollicum ρ caput inferius cruſta cartilaginea laevi opertum, qua parte committitur cum oſſe primo pollicis, & cum ſeſamoideis Idem in pollice ſiniſtro.
σ σ Oſſa ſeſamoidea appoſita ad articulum pollicis cum metacarpo ſuo
τ υ Pollicum oſſa prima υ cruſta cartilaginea laevis, qua tecta capitis inferioris pars illa, cum qua os ultimum committitur
φ. φ Oſſa ultima pollicum
χ ψ ω Γ Δ χ ψ ω Γ Δ Oſſa metacarporum, χ indicis, ψ medii, ω annularis, Γ Δ auricularis Δ cruſta cartilaginea, qua opertum eſt caput interius, qua parte committitur cum oſſe primi ordinis Talis & in reliquis
Θ Λ Ξ Π Σ Θ Λ Ξ Π Digitorum oſſa primi ordinis, Θ auricularis, Λ annularis, Ξ medii, Π Σ indicis. Σ cruſta cartilaginea integens caput interius, qua parte ad articulum cum oſſe ſecundi ordinis pertinet qualis in reliquis quoque digitis
Φ Ψ Ω a b Φ Ψ Ω a Digitorum oſſa ſecundi ordinis, Φ indicis, Ψ medii, Ω annularis, a b auricularis b pars capitis inferioris ad articulum cum oſſe tertii ordinis pertinens, laevi cartilagine cruſtata. Similis in digitis reliquis.

# TABULAE SCELETI SECUNDAE EXPLANATIO

c d e f c d e f Digitorum ossa tertii ordinis

In coxa & pedi bus

g h i k l m m g h i i k l m Ossa coxarum g h os ilium, h crista i ischion
k processus acutus ischii l tuber ischii m os pubis

n o p q r s t u w x o p q r s t u w x Ossa femorum n caput, quod in ace-
tabulum conjectum, laevi cartilagine crustatum est o collum. p trochanter major q trochanter minor r aspera eminentia per longitudinem partis posticae femoris porrecta s t condylus exterior, cujus t pars ad articulum genu pertinens, laevi cartilaginea crusta operta u w condylus interior, ejus w pars, quae pertinet ad articulum genu, laevi cartilagine
crustata x sinus inter condylos

y y Cartilagine semilunares exteriores, quae insertae articulis genuum
z z in ligamen a abeunt, quae ad postremum affixa condylis interioribus

A A Cartilagines semilunares genuum articulis insertae interiores, B B af-
fixae tibiis, extremis in ligamenta versis.

C D I F G C D E I G Tibiae D E capitis superioris, partes ad articulum genu pertinentes, laevi cartilagine crustatae F malleolus internus
G sinus per quem incedit tendo Tibialis postici & Flexoris longi digitorum pedis

H I K L H I K L Fibulae I caput superius, quo cum tibia committitur
K malleolus externus L sinus, per quem incedunt tendines Peroneorum, longi & brevis

M N O P M N O P Tab. N O cartilago laevis, qua crustatum est tuber
ejus, tum N qua parte committitur cum imo tibiae, tum O qua cum fibula P caput.

Q R Q R Calcanei. R eminentia, ad quam se flectit tendo Peronei longi.

S. S Ossa navicularia tarsorum.

T T Ossa cuneiformia minora tarsorum.

V V Ossa cuneiformia media tarsorum.

W W Ossa cubiformia

X Y Z. α X X Y Z α Ossa metatarsorum, X digiti primi parvorum,
Y secundi, Z tertii, α quarti

β γ δ ε β γ δ ε Ossa primi ordinis digitorum parvorum, β quarti,
γ tertii, δ secundi, ε primi

ζ η ζ Ossa secundi ordinis digitorum parvorum, ζ quarti, η tertii

θ ι κ θ Ossa tertii ordinis digitorum parvorum, θ quarti, ι tertii, κ secundi

λ Os primum pollicis

μ Os metatarsi pollicis

ν Os cuneiforme majus tarsi

ξ ο Ossa sesamoidea, quae apposita ad articulum pollicis cum suo metatarso ξ internus, ο externus

# TABULAE ANATOMICAE TERTIAE
# SCELETI HOMINIS
## EXPLANATIO.

EUNDEM etiam haec Sceletum exhibet, à latere expressum; sed statu alio. Atque huic quoque ad syntaxin continuam efficiendam, ligamenta & cartilagines quibusdam in locis addidi, ut poscebat necessitas.

In cap. | A  A Ossa verticis
B  Sutura sagittalis
C  C Foramina verticalia.
D D Sutura lambdiformis.
E  Os occipitis.
F  G  G Processus mammillares ossium temporum  F eminentia, a qua Biventer maxillae oritur
H Foramina, alterum in osse mammillari juxta suturae lambdiformis additamentum alterum in illo ipso additamento, per quod foramen vena penetrat ad sinum lateralem durae matris
I Addutamentum futurae lambdiformis
K Sutura vera, facta è conjunctione ossis mammillaris cum osse verticis
L Os mammillare
M Osseus auris introitus
N Processus zygomaticus ossis tempons
O Os squamosum
P Sutura squamosa, facta è conjunctione ossis squamosi cum osse verticis
Q R S Sutura coronalis  Q hac parte sutura vera est  R S hac squamosa, qua ossi frontis subit R os verticis, S multiforme
T Os frontis
V Sutura squamosa, facta e conjunctione ossis multiformis cum osse verticis
W Sutura, facta è conjunctione processus lateralis maximi multiformis cum osse squamoso.
X Processus lateralis maximus ossis multiformis
Y Sutura communis ossi frontis cum jugali juxta caudam supercilii.
Z Ossis jugalis pars, quae est in cavo temporis
Infra Z Sutura communis ossi jugali cum maxilla superiore in cavo temporis
Inter Z & X Sutura communis ossi jugali cum processu laterali maximo multiformis
a Os maxillare superius
Inter a & X Fissura, quae inter os maxillare superius, jugale, & multiforme relinquitur
b Ossis jugalis pars exterior
c Sutura communis ossi jugali cum processu zygomatico ossis temporis
d Os maxillare superius
e f g g Maxilla inferior  e processus coronoideus  f condylus, quo committitur cum osse temporis
Mox supra f Lamella cartilaginea, quae interjecta articulo maxillae
h i Pars concava processus pterygoidei sinistri ossis multiformis  i hamulus, qui sustinet & retinet tendinem Circumflexi palati
k l Os maxillare superius  k pars, quae gingivam efficit  l pars, quae in palato est
m m m Dentes in utrique maxilla
n o o p p q Atlas  n pars corporis sinistra, qua processum coronoideum ossis occipitis excipit, & caput sustinet articulo mobili  o o corporis partes duae inferiores, quibus in epistrophaeum innixus articulis mobilibus
p p processus transversi  q pars inaequabilis, quae spinae loco est, a qua parte oriuntur Recti capitis postici minores.
r r s t u Epistrophaeus  r r corporis partes duae, quibus atlantem sustinet mobilibus articulis  s processus transversi, in quo foramen pro arteria & vena vertebrali.  t processus obliquus inferior  u spina, extremo bifida
v w x y z Quinta vertebra colli  v corpus  w processus transversus.  x processus obliquus superior  y processus obliquus inferior  z spina
α α Ligamenta, quae inter corpora vertebrarum intercedunt, aliaque alia alligant
β γ δ ε Colli vertebrae, β quarta, γ tertia, δ secunda, ε prima Partes earum intelligentur ex partibus quintae
ζ η θ Vertebra duodecima dorsi  ζ corpus  η processus transversus  θ spina
ι κ λ Undecima dorsi vertebra  ι processus transversus.  λ spina
μ Processus transversus vertebrae decimae dorsi
ν ν &c. Viae inter vertebras paratae pro nervis spinalibus, &c
ξ π π ϛ Spinae vertebrarum dorsi, ξ decimae, π nonae, π octavae, ϛ septimae, σ sextae
τ υ Quinta vertebra dorsi  τ spina  υ corpus
Φ Ψ Ω Quarta vertebra dorsi  Φ corpus  Ψ spina.
ω Γ Δ Tertia vertebra dorsi.  ω corpus.  Γ processus obliquus inferior  Δ spina
Θ Λ Ξ Secunda vertebra dorsi.  Θ Θ corpus  Λ processus obliquus superior  Ξ spina

Π Σ Φ Prima vertebra dorsi  Π corpus  Φ spina
Ψ Ψ Ω Quinta lumborum vertebra  Ψ Ψ corpus  Ω spina.
A A Æ B C C D Quarta vertebra lumborum  A A corpus  Æ processus obliquus superior  B transversus  C C obliquus inferior  D spina
E Γ G H I Tertia vertebra lumborum  E corpus,  F processus transversus  G processus obliquus superior  H spina  I processus obliquus inferior
K secunda vertebra lumborum  Partes ejus intelligentur ex tertia
L M Prima lumborum vertebra  L processus obliquus superior  M spina
N O P Os sacrum  N lateris pars inaequabilis infra os ilium  O spina tertia  P Processus obliquus inferior, qui cum superiore primi ossiculi coccygis committitur
Q R Coccygis ossiculum primum  Q processus obliquus superior  R corpus
S I Coccygis ossicula, S secundum,  T tertium
V W X Costa sinistra prima, qua W pars prima, qua corpori vertebrae duodecimae dorsi inhaeret  W capitulum, quo commissa cum processu transverso so ejusdem vertebrae.
Y 7 a a b Costa sinistra secunda  Y pars prima, qua inhaeret sinum communi corporibus vertebrarum dorsi duodecimae & undecimae  Z capitulum, quo committitur cum processu transverso vertebrae dorsi undecimae.  b extremum cartilagineum
c Costa dextra secunda
d d e Costa sinistra tertia  e extremum cartilagineum
f f Costa dextra tertia
g h Costa sinistra quarta  h extremum cartilagineum
i i k Costa dextra quarta  k extremum cartilagineum
l m Costa sinistra quinta  m extremum cartilagineum
n n o o Costa dextra quinta  o o extremum cartilagineum
p p q Costa sinistra sexta  q extremum cartilagineum
r i s s Costa dextra sexta  s s extremum cartilagineum
t t u Costa sinistra septima  u extremum cartilagineum
v v w Costa dextra septima  w w extremum cartilagineum
x y Costa sinistra octava  y extremum cartilagineum
z z z i i Costa dextra octava  i i extremum cartilagineum
2 3 Costa sinistra nona  3 extremum cartilagineum
4 4 5 5 Costa dextra nona  5 5 extremum cartilagineum
6 6 7 Costa sinistra decima  7 extremum cartilagineum
8 8 9 Costa dextra decima  9 extremum cartilagineum
10 10 11 Costa sinistra undecima  11 extremum cartilagineum
12 12 13 Costa dextra undecima.  13 extremum cartilagineum
14 15 15 16 Costa sinistra duodecima.  14 pars prima, qua inhaeret corpori vertebrae dorsi primae  16 extremum cartilagineum.
17 Scapula dextra ex interiore parte
18 19 20 21 22 Scapula sinistra  19 cervix  20 pars cartilaginea, qua cervix augetur, tegiturque sinus, qui cum humero committitur  21 spina.  22 processus superior
23 Clavicula sinistra
24 24 24 Os pectoris
A B C D E F  A F G H Ossa humerorum  A in sinistro, eminentia, ad quam desinit Deltoides  B C D caput superius  B capitis superioris tuber inaequabile minus  C capitis superioris tuber inaequabile majus  Inter B & C, sinus, quo continetur tendo longioris Bicipitis brachii  D crusta cartilaginea laevis, qua operta capitis pars, quae cum sinu scapulae committitur  E condylus minor  F caput laevi cartilagine crustatum, cum quo radius articulatur  G rotula laevi cartilagine crustata, cum qua committitur ulna.  H condylus major
I K L  I K L M Ulnae  I olecranon  L capitulum laevi per ambitum cartilagine crustatum, cum quo committitur radius.  M processus styloides
N O P Q Q  N O P R S Radii  Q radii capitulum laevi, ad cujus partem posteriorem desinit tendo Bicipitis brachii, ad priorem idem ille se inflectit, cum manus in pronum vertitur  Q Q R S capita inferiora.  R sinus, per quem incedunt tendines pollicis manus Extensoris minoris & Abductoris longi  S sinus, rursus distinctus in duos, per quem incedunt tendines Radialium externorum
T V  T Ossa navicularia carporum  V caput laevi cartilagine crustatum, quo cum multangulis committitur
W  W Ossa lunata
X Y Os triquetrum  X pars laevi cartilagine crustata, qua parte committitur cum cubito, interveniente ligamento, quod ab imo capituli ulnae deducitur ad imum radium, qua parte is cum ulna committitur
Z Z Ossa subrotunda
a a Ossa multangula majora.
b b Ossa multangula minora.

c c c Ossa capitata

d d e f Ossa cuneiformia carporum  e pars laevi cartilagine crustata, qua parte committitur cum triquetro  f processus unciformis

g g h Ossa metacarporum pollicum  h crusta cartilaginea, qua caput inferius, qua parte cum eo os primum & sesamoidea committuntur, opertum.  Idem in dextro pollice

i i Ossa sesamoidea, quae apposita ad articulum pollicis cum metacarpo suo

k k l Ossa prima pollicum manuum  l crusta cartilaginea, qua intectum caput inferius, qua parte cum eo os ultimum committitur

m m Ossa ultima pollicum manuum

n n p q r  n o p r Ossa metacarporum manuum, n indicis, p medii, q annularis, r auricularis  o crusta cartilaginea laevis, qua tecta capitis inferioris metacarpi indicis pars illa, cum qua os primi ordinis committitur  quales & in reliquis utriusque manus

s t u v  s t u v w Ossa primi ordinis digitorum manuum  s auricularis, t annularis, u medii, v indicis  w crusta laevis cartilaginea, qua tectum caput inferius, qua parte cum eo committitur os secundi ordinis  cui similes in reliquis

x y z Γ  x y z Γ Δ Ossa secundi ordinis digitorum manuum, x indicis, y medii, z annularis, Γ auricularis  Δ caput inferius laevi cartilagine crustatum, qua parte pertinet ad articulum cum osse tertii ordinis  sic & in reliquis

Θ Λ Ξ Π  Θ Λ Ξ Π Ossa tertii ordinis digitorum manuum  Θ indicis, Λ medii, Ξ annularis, Π auricularis

Σ Φ Ψ Ω a b  Os coxae sinistrae  Σ Φ Ψ os ilium, Φ crista, Ψ tuberculum, a quo oritur Rectus cruris  Ω a ischion  a acutus ischii processus.  b os pubis

c d e t t  Os coxae dextrae  c ossis ilium  d tuberculum, à quo Rectus cruris oritur  e acutus ischii processus  f f os pubis

g h i k l m  Os femoris sinistri  g caput laevi cartilagine crustatum, quo cum acetabulo committitur  h collum  i trochanter maior  l condylus exterior  m huc usque pertinens crusta cartilaginea laevis, qua tecta pars condyli ad articulum genu pertinens

n n o p p  Os femoris dextri  o condylus interior  p p huc usque pertinens crusta cartilaginea laevis, qua condyli pars illa crustata, cum qua committitur tibia & patella

q r q r Patellae  r hac parte, quae ad articulum genu pertinet, tecta crusta cartilaginea laevi

s s Cartilagines semilunares interiores, intersertae articulis genuum.

t Cartilago semilunaris exterior, interserta articulo genu

u v v w x y z.  u v v w x y z Tibiae  u caput superius, v hac parte, qua ad articulum genu pertinet, tectum crusta cartilaginea laevi  w eminentia, ad quam definit ligamentum à patella procedens, eamque tibiae alligans  y z caput inferius, z malleolus internus

A B C  A B C Fibulae  B caput superius  C malleolus externus

D E F G  D E G Tali.  E hac parte ad articulum cum crure pertinet, laevique cartilagine crustatus est  F sinus, per quem incedit tendo Flexoris longi pollicis pedis  G crusta cartilaginea, qua tectum hoc caput eius

H H I K Calcanei.  I tuber, quo incipit, ad cuius posteriorem & eandem inferiorem partem tendo achillis cum Plantaris tendine definit, ad posteriorem eandemque superiorem inflectitur, cum articulum cruris cum pede extremo flectimus in priorem partem  K pars eminens, quae caput tali sustinet

L L Ossa cubiformia.

M M Tarsorum ossa navicularia.

N Tarsi os cuneiforme medium.

O O Tarsorum ossa cuneiformia minora.

P P Tarsorum ossa cuneiformia maiora.

Q R S T V  Q S T V W Ossa metatarsorum Q pollicis, R digitorum parvorum primi, S secundi, T tertii, V quarti  W metatarsi pollicis caput laevi cartilagine crustatum, qua parte ad articulum cum osse primo & cum sesamoideis pertinet  Idem in reliquis metatarsi

X Ossa sesamoidea, quae apposita ad articulum pollicis cum suo metatarsi osse

Y Z α  Y Z α β γ Δ Ossa primi ordinis pollicum pedum, digitorumque parvorum  Y pollicis, Z parvorum primi, α secundi, β tertii, γ quarti  Δ caput laevi cartilagine crustatum, qua parte pertinet ad articulum cum osse proximo. Eodem modo in digitis reliquis

ε ε ζ ι θ Ossa secundi ordinis digitorum pedum parvorum, ε primi, ζ secundi, ι tertii, θ quarti

ι ι Pollicum pedum ossa ultima.

x x  x λ μ ν Ossa tertii ordinis digitorum pedum parvorum, x primi, λ secundi, μ tertii, ν quarti

## F I N I S.

# TABULAE ANATOMICAE PRIMAE
# MUSCULORUM HOMINIS
## E X P L A N A T I O.

HAC Tabula exhibeo Muſculos primos, ut per totum ab hac parte Corpus poſt integumenta communia, vaginaſque tendinoſas, poſiti ſunt; una cum quibuſdam ligamentis ad eos pertinentibus, Sceletique, itemque aliarum partium, ut naſi, auris, pudendorum, partibus, quae nudae ſunt à Muſculis

aa bb c d e f g h d e f g h i k l Epicranius a a a aponeuroſis media inter Occipitales & Frontales b b &c Frontales b b mucrones, quibus incipiunt c conjunctio Frontalium per mediam frontem d-e d-e his partibus Frontales deſinunt ad Orbicularas palpebrarum e-f e-f his ſe ſecundum ſupercilia flectunt ad angulos majores oculorum, ad ſpeciem Orbicularium g g mucrones, qui ſe in angulos majores curvant h. h portiones, quae accedunt ad Levatores labii ſuperioris alarumque naſi i pars, per glabellam naſumque excurrens k i ejus conjunctio cum Compreſſoribus nærum, quibus k hac parte implicata, l hac continuata

m n n o o p q r m o o p Orbiculares palpebrarum m m pars per imbitum orbis foraminis oculi ducta n pars à Corrugatore ſupercilii accedens o o pars, qua palpebrae obductae p implicatio filorum, quae ex palpebris venientia, conveniunt juxta angulum minorem q r oculi, his ligamento, quo palpebrarum commiſſura in angulo majore alligata naſo

s Ligamentum, quo palpebrarum commiſſura in angulo majore alligata naſo, & ibi quidem parte ejus illi, quae ſit ad oſſe maxillari ſuperiore

t u Compreſſor naris t pars carnea. u aponeuroſis, qua ſe dexter ſiniſterque per dorſum naſi conjungunt

w x y y Levatores labii ſuperioris alarumque naſi x pars, quae per latus naſi ad alam procedit y extremum, quod per labium ſuperius evaneſcit extenuatum

z A. z Levatores labii ſuperioris A extremum extenuatum, quo per labium ſuperius excurrens evaneſcit

B B Portiones ab Orbicularibus palpebrarum procedentes ad labium ſuperius

C C Zygomatici minores, qui per labium ſuperius extenuati evaneſcunt

D D Levatores angulorum oris D D partim ſe continuant Depreſſori anguli, partim circum angulum oris ſe ad labium inferius flectit, atque ibi exteriorem partem Orbicularis oris efficit

E F G E Zygomatici majores. F oris ab oſſe jugali G extremum, Depreſſori anguli oris continuatum

H H Naſales labii ſuperioris Indicatus ortus ex naſo, moduſque, quo ſe ad Orbicularem oris adjungunt

I Orbicularis oris pars, quae eſt in labio ſuperiore Ubi angulum oris circumit, accipit partem à Levatore anguli, una circumeuntem.

K K Orbicularis oris pars, quae eſt in rubro margine labiorum

L L Faſciculi ſubtiles, qui procedunt partim à Zygomaticis majoribus, huc procurrentibus partim à Depreſſoribus angulorum oris veluti abludunt Decuſſant ſubjacentium Depreſſorum labii inferioris faſciculos.

M M N Depreſſores labii inferioris.

O P Levatores menti P faſciculi, quos immiſcent pingui menti

Q R R S Q Depreſſores angulorum oris. R R ortus à maxilla inferiore S continuatio Zygomatico majori

T Buccinator

V W X Y V Maſſeteres V pars prior eademque exterior W ortus partis illius ab oſſe jugali X pars poſterior, quae nuda à priore Y partis hujus ortus ab oſſe jugali, & a proceſſu zygomatico oſſis temporis

Z Anterior auriculae

Γ Δ Attollens auriculam Γ principium tendineum, quo ab Epicranio abſcedit Δ carnea pars

☉ Major helicis.

Λ Tragicus

Ξ Minor helicis

Π Antitragicus.

Σ Biventer maxillae

Φ Sternomaſtoideus cum Cleidomaſtoideo, in unum conjuncti

Ψ Ψ Cucullares.

Ω α α α β β γ γ δ ε ζ η Ω α α ζ η θ Latiſſimi colli α α α principium, è tenuibus magnamque partem ſparſis faſciculis conſtans β β β faſciculi, qui in quibuſdam hominibus in latere colli accedunt γ γ faſciculi ſparſi, quibus in mala evaneſcentibus deſinit δ faſciculus, qui per priorem partem Depreſſori anguli oris porrectus angulum illum verſus ε ε eminens ſub Latiſſimo maxilla inferiore ζ ζ θ eodem modo ſub Latiſſimo eminentes ζ Sternomaſtoideus, η Cleidomaſtoideus, θ clavicula

ι ι Sternohyoidei

κ Aſpera arteria

λ μ λ Sternomaſtoidei μ principium tendineum, à ſterno oriens

ϙ ϙ Sternothyreoidei

ξ ο ο π ε ε ε ξ ο ο π ε ε ε ε Pectorales. ο-ο ortus à ſterno, π à coſtae ſextae cartilagine, ε à ſeptimae, principio aliquandiu tendineo tenui ε cohaeſio cum aponeuroſi Obliqui externi abdominis ε portio ab aponeuroſi Obliqui externi abdominis accedens, hic tendinea & tenuis, in aliis carnea & craſſior, aliiſque atque aliis ſe habens modis.

σ σ Teres major

τ υ φ τ υ φ Latiſſimi dorſi υ φ capita, orientia υ a coſta decima, φ nona

χ ψ ω a b c c c ψ ω a b c c c c Serrati magni χ caput oriens à coſta quinta, ψ à ſexta, ω ſeptima, a octava, b nona c c c c ipſa capitum à coſtis origo.

d e f g h i k k k l l l m n n o o o p p p p q r r r r f s t u v v w w x d e f g h k k k l l l l m m n o o o p p p p q r r r r f s t u v v w x, Obliqui externi abdominis. d pars carnea e caput oriens à coſta ſexta, f ſeptum, g octava, h nona, i decima k ipſa à coſtis capitum origo. l l l m m n o o o p p p p q r r r r f s t u v v w w x aponeuroſis m m hic ſub ea eminet caro Obliqui interni n hic ſub eadem, ſimul & ſub aponeuroſi Obliqui interni, caro Transverſi o o o hic Recti p p p p hic per aponeuroſim apparent lineae tendineae Recti q hic ſub eadem eminet Pyramidalis r r r r linea alba, in qua Obliquorum externorum aponeuroſes ſe decuſſant, continuantque, & cum ſubjecta conjungunt f aponeuroſis inſerta oſſi pectoris s hae pars aut dici poteſt ad Obliqui externi aponeuroſem pertinere, aut ad Pectoralem itaque aut inſeri cartilagini coſtae ſeptimae, aut ab ea oriri t foramen in linea alba, per quod in embryone exibant arteriae umbilicales, vena umbilicalis, urachus u u us margo tendineus, x criſta il um pertinens ad pubem v v w w duae partes, in quas aponeuroſis ſe findit, inde ad pubem uſque diſtinctae, tendinum ſpecie ex quo fiſſura fit, per quam elabitur funiculus vaſorum ſpermaticorum cum Cremaſtere x pars tenuior, ab altero illorum tendinum ad alterum pertinens, eoſque connectens inter ſe Sub qui parte funiculi ſpermaticorum vaſorum decurrit leviter eminens, per eamque conſpicuus Infraque eam, juxta ipſam pubem, funiculus elabitur per annulum Obliqui hujus, qui parvus eſt, relinquiturque inter partem x, tendines v v w x & os pubis. Caeterum fila aponeuroſis, quae carnearum ad modum porrecta ſunt, decuſſant fila tendinea alia, ſubtilia, rara, quod ex icone ſatis apparet ab uſque fit pars x, ab altero tendine per alterum excurrentibus

y y Funiculi ſpermaticorum vaſorum nudi

z z Cremaſteres

A A Glutei magni

B B Graciles

C C Adductores magni femorum

D D Adductores longi femorum

E E Pectinei

F F Pſoae magni

G G Iliaci interni

H I H I Sartorii I principium extrinſecus tendinoſum, oriens à criſta ilium.

K L K L Glutei medii L ortus à criſta ilium

M N O M N O Tenſores vaginarum femorum N ortus à criſta ilium O extremum, unde reſciſſa pars tendinea, quam adjungit vaginae femoris.

P Q R S P Q R S Vaſti externi Q pars tendinoſa R extremum tendineum, S inſertum patellae

T V W X T V W X Recti crurum V tendo, patellae inſertus W locus ubi ſe inſerit patellae X aponeuroſis, quae a tendine Recti excurrit per priora patellae, poſteaque ſe priori parti ligamenti adjungit, quod à patella ad tibiam pertinet

Y Z Γ Y Z Γ Vaſti interni Z tendo extremus, Γ patellae inſertus

Δ Θ Λ. Δ Θ Λ Ligamenta à patella ad tibiam pertinentia ☉ locus ubi à patella oritur Λ tota hac parte ſubtus tibiae inſertum

Ξ Π Σ Ξ Π Σ Bicipites crurum Π Σ tendo extremus, Π pars ejus praecipua, fibulae capiti inſerta, Σ pars, qua ad tibiam pertinet

Φ Ψ Ω Φ Ψ Ω Sartorii Ψ tendo, Ω tibiae inſertus

α α Semitendinoſi

β γ δ β γ Gemelli γ pars tendinoſa δ tendo.

ε ζ ζ η ε ζ ζ η Solei ζ ζ ortus à tibia η ſuperficies tendinoſa

θ ι ι θ ι ι Flexores longi digitorum pedum. ι ι ortus à tibia κ tendinum principium

λ λ Tendines Tibialium poſticorum.

μ μ Plantarium tendines

ν ν Tendines Achillis.

ξ ξ Solei

ο π ε ο π ε Peronei longi π ortus à capite fibulae ε tendo, ex parte exteriore carnis naſcens

σ σ Peronei breves

τ υ τ υ Extenſores longi digitorum pedum cum Peroneis tertiis in unum conjuncti υ ortus à tibia

φ χ χ φ χ χ Peronei tertii χ χ tendo, in crure pedeque.

ψ ω a b c. ψ ω a b c Extenſores longi digitorum pedum. ψ tendo. ω a b c

quatuor, in quos se dividit, tendines, per dorsum pedis, digitorumque minorum decurrentes

d e f g h Hae tantum inscriptae digito primo minorum pedis dextri reliqui autem minoribus pedis utriusque, ob rerum parvitatem non potuerunt, facileque ex hoc uno intelligentur, cui similes sunt  d tendo communis Extensoris longi & brevis digitorum pedis, insertus ossi secundi ordinis. e tendo procurrens ad os tertium, qui procedit ab Extensore brevi digitorum pedis  nulla autem talis ad digitum minimum  f tendinis communis Extensoris longi & brevis portio, procurrens ad os tertium  g duarum ad os tertium pertinentium portionum commune extremum, ossi tertio insertum  h aponeurosis ad tendinem d accedens, procedensque partim a capsa articuli digiti cum metacarpo, partim ab Interosseo hujus lateris, partim à Lumbricali, partim à latere ossis primi ordinis

i i i k  i i i k Tendines Extensorum propriorum pollicum pedum  k extremum ossi ultimo pollicis insertum

l l l  l l l Tendinum Extensorum propriorum pollicum pedum rami, aliquando inventi

m  m aponeurosis, quas tendines Extensorum propriorum pollicum pedum accipiunt à capsis articulorum pollicum cum suis metatarsi ossibus.

n o o p p p  n o o p p p Tibiales antici  o o ortus a tibia  p p p tendo.

q r s t Ligamenti, quibus tendines in confinio crurum & dorsorum pedum obducti  r cornu superius, s affixum tibiae  t cornu inferius

u w u w Ligamenta, quae tendines juxta malleolos internos retinent  w ortus à malleolo

x  x Ligamenta, quibus Tibialium posticorum tend nes retinentur

y y  y Tendines Tibialium posticorum, partim ossib is navicularibus inse ti, partim procurrente, ad ossa cuneiformia majora

z  z Capita, quae ad I lexores longos digitorum pedum in plantis accedunt, orientia à calcaneis

A B C  A B C Abductores pollicum pedum  B ortu à latere e calcaneo  C tendo

D  D Flexores breves pollicum pedum

F  F Flexores breves digitorum pedum

F Γ  F Γ Tendines Flexorum longorum pollicum pedum

G Tendo Flexoris longi pollicis pedis, qua sub ossi primi ordinis pollicis incedit, vagina contentus, in cornua d io fissa

H I K  H I K Extensores digitorum pedum.  H portio ad pollicem pertinens  I portio decurrens ad digiti primi parvorum latus illud, quod pollici obvertit, aliquoties inventa  K portio ad primum parvorum digitorum pertinens

I L  I L Interossei primi digitorum minorum primorum

M N O P Q  M N O Q Deltoides  M primi ordinis portionum, e quibus constat, prima  N secundi prior  O P primi tertia  P ortus ejus a processu superiore scapulae  Q secundi media

R S.  R S Coracobrachiales  R hac parte cum capite breviore Bicipitis brachii conjunctus

I  T Tricipitum brachiorum partes, quae Longi

V  V Tricipitum brachiorum partes, quae Breves

W X Y Z Γ  W X Y Z Γ Bicipites brachiorum  W caput longius  X caput brevius  Y venter communis  Z Aponeurosis, quam dat vaginae tendineae cubiti, truncata  Γ tendo, quo se radio inserit

Δ Θ  Δ Θ Tricipitum brachiorum partes, quae Brachiales externi  Θ tendo, qui e superficie Brachialis externi ortus, ad condylum posteriorem humeri pertinet

Λ Λ Λ  Λ Λ Λ Brachiales interni

Ξ Supinator brevis

Π Σ  Π Σ Supinatores longi  Σ tendo

Φ  Φ Pronatores teretes

Ψ Ω  Ψ Ω Radiales interni  Ω tendo

α β γ δ ε ε ε ε ε ε  αβ Palmares long  β tendo  γδ ε ε ε ε ε ε aponeuro is is, in quatuor por iones pri num leviter distincta, deinde magis, filisque tendineis transversis firmata  δ portio, quam dat Abductori brevi pollicis  ε ε ε ε ε ε extrema, quibus haec aponeurosis & radices digitorum perti iet,

ζ η θ ι κ λ λ λ μ  ζ ζ ζ Sublimes  ϯ θ portio ad digitum medium pertinens  θ tendo  ι κ portio ad tertium digitum pertinens  κ tendo.  λ λ λ portio ad indicem  μ portio ad minimum

ϛ υ Ulnaris internus,  ξ tendo,  σ insertus ossi subrotundo carpi

τ ε π Flexores longi pollicum manuum  ς tendo

σ Profundi tendo ad ind cem

τ Pronator quadratus

υ υ Ligamenta, sub quibus incedunt tendines Abductorum longorum, & Extensorum minorum pollicum manuum

φ χ ψ ω b b  χ ω a b b Abductores longi poll. cum manuum.  χ pars superior  ψ pars inferior  ω ω tendo partis superioris.  a portio, quam dat Abductori brevi pollicis manus  b b tendo partis inferioris

c d c d Extensores minores pollicum manuum  d tendo

e Ligamentum armillare exterius

f g g g g h Radialis externus longior  g g g g h tendo,  h insertus ossi metacarpi indicis

i Radi lis externi longioris alterius mucronisque tendo.

k k l l l l Radialis externus brevior  l l l l tendo

m n o p q Extensor communis digitorum manus  n o portio ad indicem pertinens, cujus o tendo  p tendo ad digitum medium  q tendo ad annularem

r s Extensor proprius digiti minimi  s tendo

t Aponeurosis, qua tendo indicis o, & medii p conjuncti inter se  Similibus conjuncti, endi es medii & annularis, annularis & minimi  His autem, ut neque divisionibus & conjunctionibus tendinum Extensoris communis, & proprii minimi, litterae ob parvitatem non inscriptae, praesertim quoniam is totum melius intelligentur ex prima Tabula partis posticae corporis.

u u Tendo Indicatoris

w Interosseus prior indicis

x Abductor indicis

y Tendo Extensoris majoris pollicis manus

z Opponens pollicis manus

A B  Communis tendo pollicis Extensoris majoris & minoris, B ossi ultimo pollicis insertus

C Aponeurosis ambiens capsam articuli pollicis cum metacarpo, innexaque capsae illi, & adjuncta tendini communi Extensorum pollicis

D Cauda posterior Flexoris brevis pollicis.

E Aponeurosis, quam cauda posterior Flexoris brevis pollicis dat tendini communi Extensorum pollicis

F G Adductor pollicis  G extremum tendineum, insertum ossi primo pollicis.

H Aponeurosis, quae partim orta à Lumbricali primo, partim ab Abductore indicis, adjungit se communi tendini Extensorum indicis

I Tendo Lumbricalis primi

K L Communis Indicatoris & Extensoris communis tendo, ad indicem pertinens  L extremum ejus, insertum ossi secundo.

M Tendo Lumbricalis primi, accepta à tendine communi Extensorum indicis portione auctus, decurrens ad indicis os tertium

N Tendo Interossei posterioris indicis, qui accepta à tendine communi Extensorum indicis portione auctus, decurrit ad os tertium indicis

O Extremum tendineum commune, insertum ossi tertio indicis  Fit autem extremum illud ex tendinibus M & N confluentibus in unum

P P Extensoris communis digitorum tendines, qua per dorsum digitorum decurrunt cum aponeurosibus, quas accipiunt.

Q Tendo communis Extensorum minimi, qua per dorsum ejus incedit

R Tendo Interosseo priori digiti medii & Lumbricali secundo communis qui tendo accepta portione ab Extensoris communis tendine auctus, decurrit ad os tertium

S Tendo Sublimis

T Ligamentum, quo tendo Profundi una cum extremis caudis tendinis Sublimis obductus

V Tendo Profundi

Eadem S T V in digitis tribus reliquis  Litterae ob parvitatem non adscriptae

W W Ligamentum carp , quod cum sinu carpi earundem efficit, qui continet & coercet tendines a cubito ad digitos pollicemque procedentes, Sublimis, Profundi, Flexoris longi pollicis

X Opponens pollicis

Y Z Γ Δ Abductor brevis pollicis.  Z origo à ligamento carpi  Γ pars extremi tendinei, inserti ossi primo pollicis  Δ tenuitas tendinea, quae conscendit dorsum pollicis, & coit cum priore parte tendinum Extensorum pollicis, & se porro per exteriora eorundem tendinum continuat simul aponeurosi Flexoris brevis media

Θ Tendo communis Extensorum pollicis

Λ Pars Flexoris brevis pollicis, quae pro pollicis Abductore brevi altero haberi potest  extremo tendineo inserta ossi primo pollicis

Ξ Ξ Π Tendo Flexoris longi pollicis, quodammodo fissus in duos  Π extremum, quo pertinet ad os ultimum pollicis

Σ Ligamentum, quo tendo Flexoris longi pollicis retinetur ad os primum pollicis, obliquum, primo simplex, post fissum in extrema duo

Φ Cauda posterior Flexoris brevis pollicis

Ψ Adductor pollicis.

Ω I umbricalis primus

a Interosseus prior indicis.

b Abductor indicis, extremo tendineo insertus ossi primo indicis

c d e Abductor minimi  d ortus a ligamento carpi, e ab osse subrotundo carpi.

f Adductor ossis metacarpi digiti minimi.

g g Palmaris brevis

h Flexor parvus digiti minimi

i Lumbricalis quartus.

k Lumbricalis tertius

l Lumbricalis secundus.

m Interosseus prior digiti medii

n Interosseus prior digiti annularis

o Interosseus prior minimi

p Tendo communis Flexoris parvi & Abductoris digiti minimi

q Tendo communis Lumbricalis quarti & Interossei prioris digiti minimi

r Tendo Interossei posterioris digiti annularis

s Tendo communis Lumbricali tertio & Interosseo priori digiti annularis

t Tendo Interossei posterioris digiti medii

u Tendo communis Lumbricalis secundi & Interossei prioris digiti medii

v Tendo Interossei posterioris indicis

w Lumbricalis primi tendo.

x Tendo Sublimis  A cujus parte pollicem spectante, tendo Profundi, cui ob loci angustiam littera non adscripta

y z Tendo Profundi, per longitudinem quodammodo fissus, z insertus ossi tertio.

2 2 Cornua tendinis Sublimis.

3 Ligamentum, quo tendo Sublimis & Profundi, qua secundum os primi ordinis incedunt, obducti  Affixum utrique margini ossis primi

4 4 4 Tria ligamenta, quibus retinentur Sublimis & Profundi tendines circa articulum digiti cum metacarpo  Crassa sunt, medusque partibus tenuioribus continuata & inter se, & proximo ligamento 3 ejusdem digiti

5 Ligamentum, quo tendo Profundi, extremaeque caudae tendinis Sublimis, circa mediam longitudinem ossis secundi obducta  Affixum margini utrique ossis secundi

Eadem, x y z 2 2 3  2 2 4 4 4  5 in reliquis quoque digitis, quae satis apparent, etiamsi litteras non adscripserim

Partibus Sceleti, quae inter musculos eminent, aut conspicuae sunt, notas nullas apposui  haud difficulter enim intelligentur ex Tabula prima Sceleti, quae figura plane eadem & hujus fundamentum est, & quasi subjacet, ut cui, ad hanc parandam, musculos, reliquaque hujus figurae adscripsi.

# TABULAE ANATOMICAE SECUNDAE
# MUSCULORUM HOMINIS
## EXPLANATIO.

**R**EMOTIS plerifque partibus primis figurae, quam Tabula prima continet; proximum Muſculorum ordinem, pariter cum quibuſdam ligamentis hac figura exhibeo, & nudas quoque partes Sceleti, qui eorum fundamentum eſt.

Remota à capite, Epicranius, Attollens Anteriorque auriculae, auricula ipſa A faciei, Orbiculares palpebrarum, Compreſſores narium, Levatores labii ſuperioris alarumque naſi, Levatores labii ſuperioris, portiones ab Orbicularibus palpebrarum procedentes ad labium ſuperius, Zygomatici minores & majores, Depreſſores anguli oris A collo, Latiſſimi colli, Cucullares A trunco, Pectorales, Latiſſimi dorſi, Obliqui externi abdominis, penis A femoribus, Tenſores vaginarum femorum, Sartorii, Recti crurum A cruribus pedibuſque extremis, Gemelli, Tibiales antici, ligamenta quae tendines juxta malleolos internos retinent, ligamenta quibus l ibialium poſticorum tendines retinentur, Abductores pollicum pedum, aponeuroſes quas tendines Extenſorum propriorum pollicum pedum accipiunt a capſis articulorum pollicum cum ſuis metatarſi oſſibus Ab humeris, Deltoidei A cubitis manibuſque, Supinatores longi Pronatores teretes, Radriles interni, Palmares longi, ligamenta, ſub quibus incedunt tendines Abductorum longorum & Extenſorum minorum pollicum Praeterea a manu dextra, Abductor brevis pollicis, ligamenta quibus tendo Flexoris longi pollicis retinetur, Palmaris brevis, ligamenta continentia tendines Sublimis & Profundi, qua illi per digitos incedunt A cubito praeterea manuque ſiniſtra, Extenſor communis digitorum manus, Extenſor proprius digiti minimi, ligamentum armillare exterius, ligamenta, quae tendines Sublimis & Profundi in digitos continent.

In capite a cFo, preſſere xx p lu
a b a b Corrugatores ſuperciliorum b principium ab oſſe frontis oriens
c d e c d e Levatores palpebrarum ſuperiorum c pars carnea d e pars tenius aponeuroſi ſimilis, e hic ſuper tarſum, qui per eam eminet, expanſa
f f f f &c Palpebrarum pars membranacea.
g Ligamentum, quo palpebrarum commiſſura in angulo majore alligata proceſſui naſali oſſis maxillaris adnatae Idem in altero latere
h h h h Quaedam Orbicularium palpebrarum continuationes, orientes ab extremo ligamento modo dicto, ipſiſque palpebrarum oris circumductae, ductu continuo
i k l m n Temporalis k l m primum originis initium, procedens k ab oſſe frontis, l verticis, m temporum n tendo
o p q r s t u w w x r Maſſeteres o pars poſterior, qua parte non tecta priore p q partus hujus ortus, p à proceſſu zygomatico oſſis temporis, q oſſe jugali r pars prior eademque exterior s ejus principium tendinoſum t u ortus, t ab oſſe maxillari ſuperiore, u jugali w w extremum tendinoſum x extremum inſertum maxillae
y Biventer maxillae.
z Buccinator
A Pterygoideus externus
B C D E B Levatores angulorum oris C origo ab oſſe maxillari ſuperiore D hac parte conjuncti ſe cum Naſali labii ſuperioris, qua is ad Orbicularem oris jam connatus Depreſſori anguli oris, E hac parte continuatus Depreſſori anguli oris, qui juxta hanc continuationem abſciſſus
F Depreſſor alae naſi, alae inſertus Dextra quoque portio apparet
G G Naſales labii ſuperioris qui quomodo ex naſo oriantur, & ſc ad Orbicularem oris adjungant, indicatum
H I I Orbicularis oris. H pars quae eſt in labio ſuperiore I I pars, quae in rubro margine labiorum
K L K M Depreſſores labii inferioris L origo à maxilla M hac parte dexter ſiniſterque decuſſant ſe
N O Levatores menti O faſciculi, quos immiſcent pingui menti
P Biventer maxillae.
Q Mylohyoidei, inferti oſſi hyoidi.
R Stylohyoideus
S Baſioglossus
T Ceratogloſſus
V Ligamentum ab extremo cornu oſſis hyoidis deductum ad proceſſum ſuperiorem cartilaginis thyreoideae, eumque cornu illi alligans
W Stylopharyngeus.
X Conſtrictor inferior pharyngis.
Inter W & X Proceſſus ſuperior cartilaginis thyreoideae
Y Z Y Hyothyreoidei. Z origo ob hyoide.
α α β α α β Coracohyoidei β extremum, hyoidis baſi inſertum
γ γ γ δ γ γ γ δ Sternohyoidei. δ extremum, baſi hyoidis inſertum.
ε ε ε ε ε ε ε Sternothyreoidei
ζ Aſpera arteria.
η θ ι κ λ μ η θ ι κ λ ν Sternomaſtoidei cum Cleidomaſtoideis conjuncti η θ Sternomaſtoideus, θ principium ab inutio tendineum, dein tendinoſum, oriens ι ſterno ι κ Cleidomaſtoideus, κ ortus à clavicula λ Sternomaſtoideus cum Cleidomaſtoideo conjunctus in unum μ pars eorum interior ν extremum, qua proceſſum mammillarem ſcandit, tendineum, inſertumque proceſſui mammillari.

ξ Rectus capitis internus major
θ θ Scaleni medii
π π Levatores ſcapularum
ς ς Scaleni priores, qua à coſtis primis oriuntur
σ ς ς ς ς ς ς ς Subclavii ς principium tendineum, oriens à cartilagineo extremo coſtae primae, & per inferiorem partem carnis excurrens, ς ς extremum claviculae inſertum
υ φ χ ψ ω Γ Δ Θ υ φ χ ψ ω Γ Δ Θ Serrati antici φ extremum tendineum, inſer um proceſſui coracoideo ſcapulae, quod in margine hujus muſculi, qui axillam ſpectat, citius apparere incipit. χ ψ ω Γ Δ Θ capitis tria, χ capitis primi pars carnea, ψ tendinea tenuis, orientes à ſuperiore parte extrema: partis oſſeae coſtae tertiae, proximaeque cartilagineae ω capitis ſecundi pars carnea, oriens obliquo ductu a tota altitudine coſtae quartae Ι ejuſdem pars tendinea tenuis, oriens à ſuperiore parte extremi coſtae ejuſdem, proximaeque cartilaginis Δ Θ caput tertium Θ pars tendinea tenuis, oriens à ſuperiore parte extremi oſſei coſtae quintae
Λ Λ Ξ Π Λ Λ Ξ Subſcapulares Ξ extremum pars tendinea, inſerta tuberi inaequabili minori capitis ſuperioris oſſis humeri Π pars carnea, inſerta ipſi humero, infra tuber illud
Σ Σ Teretes majores
Φ Extremum tendineum Latiſſimi dorſi cum Terete majore conjunctum, inſertumque oſſi humeri
Ψ Ω A B C D E F G Ψ A B C D E F G Serrati magni Ψ pars, quae in uno oritur à coſta ſecunda Ω caput, quod oritur à coſta tertia A quod à quarta, B quod à quinta, C quod à ſexta, D quod à ſeptima, E quod ab octava, F quod à nona, G quod à decima H &c ipſa capitum à coſtis origo I &c capitum cum Intercoſtalibus externis conjunctio
K. K. &c. Intercoſtales externi
L. L. &c. Intercoſtales interni
M N O O P Q R R S T U V V M N O O P Q R R S T U W W W W X X X Y Obliqui interni abdominis M N O O P Q R R pars carnea N origo à criſta ilium, O O margo procedens à margine tendineo Obliqui externi abdominis P pars, ſub qua decurrit funiculus vaſorum ſpermaticorum, leviter eminens, per eamque conſpicuus Q pars, ſub qua eminet Pyramidalis, per eam conſpicuus R R carnea pars inſerta coſtae decimae S T aponeuroſis, hac parte ſimplex T aponeuroſis inſerta cartilagini coſtae nonae U eminens ſub aponeuroſi caro Tranſverſi V V reſciſſa lamella prior carum, in quas ſe aponeuroſis S juxta Rectum dividit W W W X X X Y limula prior earum, in quas ſe aponeuroſis S ſindit juxta Rectum haec lamella per longitudinem abdominis reſecta, ibi ubi ſe primum cum aponeuroſi Obliqui externi conjungit W W W X X X hic ſub ea Rectus eminet, per eam conſpicuus, W W W W carneis partibus, X X X linea inſerta Y hic ſub eadem lamella Pyramidalis, eminet, conſpicuus per eam
Z Z Z Z a b c d e f g. Z Z Z Z a b c d e f g Recti abdominis a b c extrema inſerta, a coſtae quintae, b ſextae, c ſeptimae d e f g lineae tendineae
h ι Linea alba ι foramen in ea, per quod in embryone exibant arteriae umbilicales, vena umbilicalis, urachus
k k k k Hinc reſciſſae aponeuroſes Obliquorum externorum, una cum adjunctis ipſis lamellis prioribus earum, in quas ſe dividunt aponeuroſes Obliquorum internorum
l m l m Pyramidales in principium oriens è ligamentis, quibus pubis oſſium ſynchondroſis à priori parte conſtricta
n Synchondroſis oſſium pubis, ligamentis ſuis conſtricta
o Truncatus penis
p q p q Cremaſteres q principium, quod abſcedit à carne Obliqui interni
r r Funiculi vaſorum ſpermaticorum
s t s t Gluteus medius t ortus à criſta ilium
u v w u v w Glutei minores. v ortus à criſta ilium w tendo, inſertus radici trochanteris majoris.
x x Rectorum crurum principia truncata.
y y Illiaci interni
z z Pſoae magni
Γ Γ Pectinei
Δ Θ Δ Θ Adductores longi femorum Θ principium oriens ε ligamentis, quibus ſynchondroſis oſſium pubis conſtricta
Δ Ξ Λ Ξ Graciles Ξ principium oriens ε ligamentis, quibus ſynchondroſis oſſium pubis conſtricta
Π Π Adductores magni femorum
Σ Φ Ψ Ω α Σ Φ Ψ Ω α Vaſti interni. Φ ortus ab oſſe femoris Ψ hac parte adjungit ſe ad tendinem Cruralis. Ω tendo, α inſertus patellae In hoc Vaſto juxta Cruralem veſtigium à Recto cruris impreſſum
β γ. β γ Crurales, γ tendo.

? ſemo tubiliv ur hui pedibui exper

δ ε ζ η η θ. δ ε ζ η η θ Vasti externi ε ε ortus ab osse femoris ζ pars principii tendinosa. η η tendo, θ insertus patellae  Juxta Cruralem insigne vestigium huic Vasto ι Recto cruris impressum  confer Tab. I

ι κ λ  ι κ λ Rectorum crurum truncati tendines  κ locus ubi se inserit patellae λ aponeurosis, quae a tendine Recti per priorem patellae partem excurrit ad ligamentum, quod à patella ad tibiam pertinet posteaque se adjungit priori parti ligamenti illius

μ ι ξ  μ ι ξ Ligamenta a patellis ad tibias pertinentia, ι locus, ubi à patella oritur  ξ hac parte tota tibiae subtus insertum

ο π  ο π Tendines Gracilium, π π tibiis inserti.

ϛ ϛ Semitendinosorum tendines, tibiis inserti.

σ  σ Poplitei

ϛ ϛ τ  ϛ ϛ τ Bicipites crurum  ϛ τ tendo extremus, ϛ pars ejus praecipua, fibulae capiti inserta, τ pars, quae ad tibiam pertinet

υ  υ Solei

φ χ ψ  φ χ ψ Peronei longi  χ ortus a capite fibulae  ψ tendo, è parte exteriore carnis nascens

ω  ω Peronei breves

A B C D E  A B C D E Extensores longi digitorum pedum cum Peroneis tertiis A communis caro Extensoris & Peronei, B ortus ejus a tibia C Peroneus tertius, D tendo ejus  F tendo Extensoris longi digitorum, qui se in quatuor tendines dividit, ad quatuor digitos parvos pertinentes, quorum qui digiti minimi est, citius, ipsoque in crure oritur, reliqui demum, ubi ex ligamento q Tab. I emersurus est Extensoris & Peronei, qui conjuncti sunt, vestigium notabile impressum ι Tibiali antico  confer Tab I

F G G  I G G Tibiales postici  F pars, quæ à fibula procedit  G G ortus à tibia

H I K L M  H I K L M Extensores proprii pollicum pedum  I tendo, K insertus ossi ultimo pollicis  L M tendinis ramus, quem aliquoties inveni, M insertus ossi primo pollicis

N O O P  N O O P Solei  O O ortus a tibia  P superficies tendinosa, qua tendo incipit

Q R R ϛ  Q R R ϛ Flexores longi digitorum pedum  R R ortus a tibia ϛ tendinis principium

I  T Plantarum tendines

V V W X  V V W X Tendines Tibialium posticorum  W extremum insertum ossi naviculari, partimque λ procurrens ad os cuneiforme majus

Y  Y Tendines Achillis

Z  Z Tendines Flexorum longorum digitorum pedum

a b  a b Capita, quae ad Flexores longos digitorum pedum in plantis accedunt, b ortus à calcaneo

c d  c d Flexores breves digitorum pedum  d ortus a calcaneo

e  e Flexoris brevis pollicis pedis cauda exterior

f f g  f f Tendines Flexorum longorum pollicum pedum  g hic vagina contentus est, fissa in cornua duo

h  h Interossei primi digitorum minorum primorum

i k l  i k Extensores breves digitorum pedum  i portio ad pollicem pertinens. k portio decurrens ad digiti primi parvorum latus illud, quod polli ci obversum, aliquoties inventa  l portio pertinens ad primum parvorum

m n o p q  m Tendo communis Extensoris longi & brevis digitorum pedum, insertus ossi secundi ordinis  n tendinis communis Extensoris longi & brevis portio, ad os tertium procurrens  o tendo ad os tertium procurrens, qui procedit ab Extensore brevi digitorum pedis p duarum ad os tertium pertinentium portionum commune extremum, ossi tertio insertum q aponeurosis ad tendinem m accedens, procedensque partim à capite articuli digiti cum metatarso, partim ab Interosseo hujus lateris, partim à Lumbricali, partim à latere ossis primi ordinis  Eadem n caeteris digitis patitur, utriusque pedis  sed ad digiti minimi tendinem nulla portio accedit ab Extensore digitorum brevi

r s  r s Supraspina ι ι tendo tuberi magno & inaequabili ossis humeri insertus

t  t Communis Coracobrachialium & capitum breviorum Bicipitum brachiorum ortus à processibus coracoideis scapularum

u  u Coracobrachiales  v v v v hac parte conjuncti cum capitibus brevioribus Bicipitum brachiorum

w x y z α β γ  w x y z α β γ Bicipites brachiorum  w x caput brevius, w pars extrinsecus tendinosa, x carnea. y z caput longius, y tendo, quo incipit, decurrens super caput ossis humeri, & deinde per sinum, qui inter ejus d ο tubera z pars carnea à venter communis β aponeurosis, quam dat vaginae tendineae cubiti, truncata γ tendo, quo se radio inserit

δ ε ζ η  δ ε ζ η Tricipites brachiorum. δ caput, quod Brevis dicitur ε quod Longus  ζ quod Brachialis externus  η tendo, qui è superficie Brachialis externi ortus, ad humeri condylum posteriorem pertinent

θ θ ι κ  θ θ ι κ Brachiales interni  ι pars depressior, cui Supinator longus adjacet  κ superficies tendinosa

λ μ  Radialis externus longior dexter  μ tendo

ι ξ ο π ϛ  Radialis externus longior sinister, hic se in duos dividens, qui singuli in tendinem abeunt  ϛ tendo praecipuus, partis praecipuae ο tendo partis minoris, qui si cum altero conjungit in tendinem π communem, ϛ insertum ossi metacarpi indicis

σ ϛ  σ ϛ Radiales externi breviores  ϛ tendo, insertus ossi metacarpi indicis & medii

τ τ ϛ υ φ  τ φ Supinatores breves  τ υ extremum insertum, ϛ radici tuberculi radii, υ radio infra tuberculum illud  φ pars posterior

χ  χ χ Profundi

ψ  Pronator teres truncatus

ω  ω Communia principia Ulnarium internorum & Sublimium, orientia a condylis majoribus humerorum, eaque tendinosa

A A B  A A B Ulnaris interni  B tendo insertus ossi subrotundo

C D E F G H I K L M N N O O P Q Q  C D E F H I M N Sublimes  D pars crassior, oriens à condylo majore humeri  E portio exili tendine

---

oriens ab ulna, juxta finem Brachialis interni  F G pars tenuior, à radio oriens, G ortus a radio  H I I portio ad digitum pertinens, I I tendo ejus  K L portio ad digitum auricularem pertinens, L tendo ejus M N N portio ad digitum medium pertinens, N N tendo ejus. O O P Q Q portio ad indicem pertinens, P tendo ejus, Q Q cornua duo, in quae se tendo findit, inserta ossi secundi ordinis indicis  Eodem modo in cornua se dividunt, inseruntque tendines I L N

R  Profundi tendo ad indicem pertinens

S T  S T V W Flexores longi pollicum  T V tendo, V hac parte per longitudinem quodammodo fissus, W insertusque ossi ultimo pollicis

X  X Supinatorum longorum truncati tendines

Y  Pronator quadratus

Z b d  a b c d Abductores longi pollicum manuum. a pars superior  b tendo partis superioris, cujus c portio truncata, quam dat Abductor brevi pollicis  d tendo partis inferioris

e f  f Extensores minores pollicum manuum  f tendo

g g  g Extensor major pollicis manus

h h i  Commune tendines pollicum Extensorum majorum & minorum. i tendo communis insertus ossi ultimo pollicis

k  Extremum recisi Abductoris brevis pollicis manus

l m n o p  Ligamentum carpi, quod cum sinu carpi canalem efficit, qui continet & coercet tendines a cubito ad digitos pollicemque procedentes, Sublimis, Profundi, Flexoris longi pollicis  m ortus ejus ab osse subrotundo carpi, n à multangulo majore, o a naviculari. p canalis, per quem penetrat tendo Radialis interni

q r s t  Opponens pollicis  r ortus ab osse multangulo majore, s à ligamento carpi  t extremum ossi metacarpi pollicis insertum

u v w  Pars Flexoris brevis pollicis manus, quae pro pollicis Abductore brevi altero haberi potest  v ortus ejus a ligamento carpi  w extremum tendinosum insertum ossi primo pollicis

x  Cauda posterior Flexoris brevis pollicis manus.

y  Adductor pollicis manus

z  Interosseus prior indicis

α β  Abductor indicis  β extremum tendineum, quo insertus ossi primo indicis

γ δ  Lumbricalis primus. δ ortus ejus a tendine Profundi ad indicem pertinente  ε tendo, qui se conjungit cum communi tendine Extensorum indicis, & dein ad indicis os tertium pertinet

ζ η θ  Lumbricales, ζ secundus, η tertius, θ quartus  In tendines abeunt ut primus, quibus notas ob angustiam locorum non inscripsi  Conjungunt se tendines cum tendinibus Interosseorum priorum

ι ι κ ι ι κ ι ι κ ι ι κ  Tendines Profundi, per longitudinem quodammodo fissi  κ κ κ κ inserti ossibus tertii ordinis.

λ  Interosseus posterior indicis cum tendine suo

μ  Interosseus prior digiti medii

ν  Tendo communis Lumbricalis secundi & Interossei prioris digiti medii.

ξ  Interosseus posterior digiti medii cum tendine suo.

ο  Interosseus prior digiti annularis

π  Tendo communis Lumbricalis tertii & Interossei prioris digiti annularis

ϛ  Tendo Interossei posterioris digiti annularis

σ  Tendo Interossei prioris digiti minimi

τ  Tendo communis Lumbricalis quarti & Interossei prioris digiti minimi

τ υ  Flexor parvus digiti minimi manus  υ ortus a ligamento carpi

φ  Tendo communis Flexoris parvo digiti minimi manus cum Abductore ejusdem

χ χ  Adductor ossis metacarpi digiti minimi

ψ ψ  Abductor digiti minimi manus, ω oriens ab osse subrotundo & a ligamento carpi

Γ  Opponens pollicis manus

Δ  Aponeurosis ambiens capitam articuli pollicis cum metacarpo, innexaque capsae illi, & adjuncta tendini communi Extensorum pollicis

Θ  Cauda posterior Flexoris brevis pollicis manus

Λ  Aponeurosis, quam cauda posterior Flexoris brevis pollicis dat tendini communi Extensorum pollicis

Ξ Π  Adductor pollicis manus  Π extremum tendineum, insertum ossi primo pollicis

Σ  Abductor indicis

Φ  Interosseus prior indicis

Ψ  Tendo Indicatoris

Ω  Interossei prioris digiti medii caput ab osse metacarpi medii oriens

1  Interossei posterioris digiti medii caput ab osse metacarpi medii oriens

2  Interossei posterioris annularis caput ab osse metacarpi auricularis oriens

3  Recisus tendo communis Extensorum digiti minimi manus, per dorsum ejus incedens

4 5  Recisi Extensoris communis digitorum tendines, qui ad digitum 4. annularem, & 5 medium, pertinent, ac deinde 5 6 6 per dorsum digitorum illorum decurrunt cum aponeurosibus, quas accipiunt

7  Recisus Extensoris communis digitorum manus tendo ad indicem pertinens

8 9  Communis Indicatoris & Extensoris communis digitorum manus tendo, ad indicem pertinens. 9 extremum ejus, insertum ossi secundo indicis

10  Aponeurosis, quae partim orta a Lumbricali primo, partim ab Abductore indicis, adjungit se communi tendini Extensorum indici

11  Tendo Lumbricalis primi.

12  Tendo Lumbricalis primi, accepta à tendine communi Extensorum indicis portione auctus, decurrens ad os tertium indicis

13  Tendo Interossei posterioris indicis, accepta à tendine communi Extensorum indicis portione auctus, decurrit ad os tertium indicis

14  Extremum tendineum commune, insertum ossi tertio indicis  Quod extremum fit ex tendinibus 12 & 13 confluentibus in unum

15  Tendo Interosseo priori digiti medii & Lumbricali secundo communis, qui tendo accepta portione ab Extensoris communis tendine auctus, decurrit ad os tertium digiti medii

In interiore parte digitorum indicati tendines Sublimis & Profundi.

# TABULAE ANATOMICAE TERTIAE
# MUSCULORUM HOMINIS
## EXPLANATIO.

RURSUS remotis plerifque partibus primis figurae, quae Tabula fecunda continetur, proximum Mufculorum ordinem, pariter cum quibufdam ligamentis hac tertia figura exhibeo, & Sceleti quoque, magis autem denudati, partes.

Remota à capite, Temporali, Maffeteres, Corrugatores fuperciliorum, Levatores palpebrarum fuperiorum, ligamenta quibus palpebrarum commiffurae in angulis majoribus alligatae proceffibus nafalibus offium maxallarum fuperiorum, palpebrae ipfae una cum Orbicularum palpebrarum continuationibus quae palpebrarum oris ductu continuo circumductae, Nafales labii fuperioris, Levatores angulorum oris, Depreffores labii inferioris A collo, Sternomaftoidei cum Cleidomaftoideis, Levatores fcapularum, Coracohyoidei, Sternohyoidei, Biventer maxillae, Stylohyoideus A trunco, Subclavii, Serrati antici, Serrati magni, Recti abdominis, Pyramidales, Obliqui interni, Cremafteres una cum teftibus A femoribus, Glutei medii, Pectinei, Adductores longi femorum, Rectorum crurum principia & extrema, Vafti interni & externi cum Cruralibus A cruribus pediufque extremis, ligamenta a patellis ad tibias pertinentia, Semitendinoforum tendines, Extenfores proprii pollicum pedum, Extenfores longi digitorum pedum praeter extrema tendinum ad digitorum parvorum primos tres pertuientium, Peronei tertii, Plantarium tendines, Solei, tendines Achillis, Flexores breves digitorum pedum, Flexoris brevis pollicis pedis cauda exterior, vagina tendinem Flexoris longi pollicis pedis continens juxta os primum pollicis Ab humeris, Suprafpinati, Bicipitis brachiorum, Longi, Breves A cubitis manibufque, Sublimes, Ulnares interni extrema Supinatorum longorum, Abductores longi pollicum, Extenfores minores pollicum A manu dextra, extremum Abductoris brevis pollicis, pars Flexoris brevis pollicis quae pro ejus Abductore brevi altero haberi poteft, Opponens pollicis, Abductor indicis, Flexor parvus & Abductor digiti minimi A cubito praeterea manufque finiftra, Indicatoris tendo, Extenfor major pollicis, communis tendo Extenforis pollicis majoris & minoris una cum adjuncta aponeurofi ambiente capfam articuli pollicis cum metacarpo, Opponens pollicis, Abductor indicis una cum aponeurofi, quam adjungit tendini communi extenforum indicis

In capite,  a  Oculorum globi  
& oculo   b  Cartilago orbiculi, per quem tendo Obliqui fuperioris oculi tranfit quae cartilago tendinem illum fuftinet, & continet  
c d  Tendo Obliqui fuperioris oculi  c pars ejus, fecundum internum latus foraminis oculi ad orbiculum meceens. d pars, quae, poftquam ab orbiculo exiit, recurrit ad globum oculi  
e  e  Recti attollentes oculorum, fcleroticis innexi  
f  f  Rectus adductor oculi, fcleroticae innexus  
g  g  Rectus abductor oculi, fcleroticae innexus  
h  h  Recti depreffores oculorum, fcleroticis innexi  
i  i k  Obliqui inferiores oculorum  k origo ab offe maxillari fuperiore in fundo foraminis oculi, juxta orum ejus inter futuram offis illius propriam, & os unguis  
l  l m  Depreffores alarum nafi, m extremum circum radicem alae infertum  
n o p p  Orbicularis oris pars, quae in labio fuperiore eft  o pars, quae in rubro margine labii, p p hinc refecti Depreffores angulorum oris, qua abeunt in exteriorem partem Orbicularis oris, qua in labium fuperius ab angulis oris juxta os ambit  
q r s t t  Orbicularis oris pars, quae eft in labio inferiore  q pars, quae in rubro margine labii eft  s hinc fubit fafciculum z, & continuatur Buccinatori paftique Levatores anguli oris & Zygomatici majoris, ad eum accedentibus  t t portiones, quae ad Orbicularem oris accedunt, procedentes à maxilla inferiore, & fe cum Orbicularis conjungentes poft fubeunt Buccinatorum portiones z, & cum Buccinatoribus fe conjungunt  
u  Sinulus, five fpetium inter Buccinatoris fafciculum z, & portionem t, quae ad Orbicularem oris accedit  in quo fpatio aliquot glandulae collocatae  
v  v w x y z a  Buccinatores. w pars, quae abit in Orbicularis oris partem, quae eft in labio fuperiore  x hic adjungit fe ei Levatoris anguli oris pars una cum parte Zygomatici majoris  y pars, quae abit in Orbicularis partem, quae eft in labio inferiore  z fafciculus, qui ad labium fuperius procedit, acceditque ibi ad interiorem partem Orbicularis oris  a hic continuat fe portioni t ad Orbicularem oris recedenti  
β.  β γ δ  Levatores menti,  γ hac parte continuati inter fe  δ fafciculi, quos pingui menti immifcent  
ε  ε  Pterygoideus externus, extremum tendinofum habens  
ζ  Pterygoideus internus  
η  Mylohyoidei, inferti offis hyoidis bafi  
θ  Bafiogloffus, oriens à bafi & a cornu hyoidis.  
ι  Ceratogloffus, oriens a cornu hyoidis  
κ λ λ  Os hyoides  κ bafis  λ. λ cornua  
μ ν  Larynx  μ cartilago thyreoidea  inter χ ψ & ω proceffus ejus fuperior  ν cartilago cricoidea.  
ξ  Afpera arteria

ο  ο  Cricothyreoidei  ο pars prior, à cartilagine cricoidea oriens ac mox infra partem illam, pars pofterior  
π π ρ  π π ρ ς  Sternothyreoidei  ρ portio accedens feparata  σ extremi pars inferta eminentiae cartilaginis thyreoideae, quae per latus ejus externum oblique excurrit  ς pars, quae fe jungit pofteriori margini Hyothyreoidei, & cum eo pertinet ad cornu Hyoidis  
σ τ υ φ  σ τ υ φ  Hyothyreoidei  τ ortus à cornu & à baf. hyoidis  υ φ extremum, infertum υ imo margini cartilaginis thyreoideae, ante eminentiam, quae per latus ejus externum oblique excurrit,  φ eminentiae illi  
χ  Communis extremi,  in quod fe conjungunt Stylopharyngeus & Palatopharyngeus cum Salpingopharyngeo, pars à Stylopharyngeo producta.  
ψ  Ligamentum, quod à proceffu fuperiore cartilaginis thyreoideae pertinet ad extremum cornu hyoidis  
ω  Conftrictor inferior pharyngis  
Γ  I  Recti interni majores capitis  
Δ ⊙  Longus colli  ⊙ extremum, ad proceffum tranfverfum vertebrae colli fecundae à dorfo per imon, cujus extremi pars tendinofa eft  vide Tab IV  
Λ  Λ Intertranfverfarii colli priores primi  
Ξ  Ξ  Levatores coftarum primarum  
Π Σ Φ Ψ Ω  Π Σ Φ Ψ Ω  Scaleni priores  Σ ortus a cofta prima  Φ Φ Ω extrema tria, quorum  Φ pertinet ad proceffum tranfverfum vertebrae colli à dorfo fecundae,  Φ ad tertiae,  Ω ad quartae  
A B C D E  A C D E  Scaleni medii  B origo à cofta prima. C D E Extrema, quorum C pertinet ad proceffum tranfverfum vertebrae colli à dorfo primae,  D ad quintae,  E ad fextae & feptimae  
E  Trachelomaftoideus  
E  Complexus  
Æ  Obliquus fuperior capitis  
F Γ  F F & inter ⌐ & ϱ Pleurae  
G H I K K L M N O P Q R S  G H I K K I M N O P Q R S  Intercoftales externi  G H I K K primus, L fecundus, M tertius, N quartus, O quintus, P fextus, Q feptimus, R octivus, & nonus  Primus orit r I a cartilagineo extremo coftae primae, H ab offea parte  K K inferunt offeae parti fecundae  Sic fequentes ab offea parte coftae fuperioris oriuntur, offeae inferioris inferuntur  
T U V W X Y Z a b c d e f  T U V W X Y Z a b c d e f  Intercoftales interni  T U V W X primus, Y fecundus, Z tertius, a quartus, b quintus, c fextus, d feptimus, e octivus, f nonus  Primus oritur U a cartilagineo extremo coftae primae, W à fterno  infertus W offeae parti coftae fecundae, X extremo cartilagineo  Sic apparet in fequentibus, quomodo ab extremo cartilagineo & ab offea parte coftae fuperioris oriuntur  pariterque cartilagineo extremo & offeae parti inferioris inferuntur  g h i k  h Intercoftalium illorum partes extremis cartilaginibus harum coftarum interfertae, ultra conjunctiones illarum cartilaginum  
I m n o p p q q r  l m n o p p q q r  Tranfverfi abdominis  l pars carnea  m aponeurofi, n ortus a cartilagineo extremo coftae undecimae  o ortus a crifta ilium  p p margo, qui procedit a margine tendineo Obliqui externi abdominis  q q hinc refciffa aponeurofis pars illa, quae ante Rectum & Pyramidalem abdominis incedit  r imus margo aponeurofis partis fuperioris, quae pone Rectum incedit, ac peritonaeum proxime complectitur  
s t t t  Lamellae pofteriores aponeurofium Obliquorum internorum abdominis,  Tranfverforum aponeurofibus fuperinductae  t t t hinc refectae, qua fi primum cum aponeurofibus Tranfverforum conjunctae  
u v u  v w  Hic aponeurofes Tranfverforum, cum fuperinductis lamellis pofterioribus aponeurofium Obliquorum interno um fe inferunt, u priori parti cartilaginis mucronatae non longe ab ipfius mucrone  v v marginibus cartilaginis illius, w w offeae partis  
λ  Triangularis fterni cum Tranfverfo abdominis conjunctus, & cum eo infertus  Sic & in altero latere  
y y  Linea alba  z foramen in ea, per quod in embryone exibant arteriae umbilicales, vena umbilicalis, urachus  
α α  α α  Hinc refciffae aponeurofes Obliquorum externorum abdominis, una cum lamellis prioribus aponeurofium Obliquorum internorum  
β β β β β γ δ δ  Peritonaeum  γ δ δ veftigia,  γ ligamenti, quod urachus fuerat,  δ δ ligamentorum, quae fuerant arteriae umbilicales  
ε ζ η ι  ε ζ η θ  Funiculi vaforum fpermaticorum  ε ζ duae venae  η arteria  venae cum arteria infra Tranfverfum abdominis per peritonaeum procedunt ad fuperiorem partem offis pubis  ad eas adjungit fe θ vas deferens, ex pelvi veniens, utrinque deinde per inguen ad fcrotum delabuntur  
ι  Synchondrofis offium pubis, ligamenti fibi conftricta.  
κ  Penis truncatus.  Vide Tab. IV

λ Sphincter ani externus

μ Accelerator   Idem in altero latere

ν Erector penis   Idem in altero quoque latere

ξ ο π ε σ   ξ ο π σ   Glutei minores   ο ortus ab osse ilium   π tendo, ς insertus radici trochanteris majoris   σ pars musculi prior

ςς ςς Iliaci interni   ς origo à crista ilium

τ υ  τ υ Psoae magni   υ tendo, cui se adjungit caro Iliaci interni

Φ Χ  Φ Χ Obturatores externi   χ ortus ob osse pubis

ψ ω Γ  ψ ω Γ Adductores breves femorum , quibus vestigia ab Adductoribus longis , & à Pectineis impressa   confer Tab. II   ω caput extrinsecus tendinosum, oriens ab osse pubis juxta synchondrosem  Γ extremum tendinosum ab hac parte

Δ Δ Θ Λ Ξ   Δ Δ Θ Λ Ξ Adductores magni femorum.   Δ Δ pars spinae ossis femoris inserta   Θ Λ Ξ pars altera , ad condylum ossis femoris pertinens   Λ superficies tendinosa , in Ξ tendinem abeuns

Π Σ Φ   Π Σ Φ Semimembranosi   Σ superficies tendinosa , in tendinem abeuns   Φ portio tenuior, quam tendo emittit, pertinens ad marginem internum tibiae

Ψ Ω Α Β   Ψ Ω Α Β Graciles , quibus vestigia ab Adductoribus femorum impressa   confer Tab. II   Ω origo u ligamento synchondrosem pubis constringente.   Λ tendo, Β tibiae insertio

CDEF   CDEF Bicipitis crurum capita breviora   DEF tendo extremus, cujus E pars praecipua, fibulae capiti inserta.   F pars ad tibiam pertinens

GHIKKL   GHIKKL Peronei longi, quibus ab Extensoribus longis a d gitorum pedum vestigia impressa   confer Tab. II   H principii superioris ortus à capite fibulae   I à tibia   K K principii inferioris ortus à spina fibulae   L tendo, à carnis parte exteriore nascens

MNN   MNNO Peronei breves   quibus vestigia ab Extensoribus longis digitorum pedum impressa   conf Tab. II   N N ortus à fibula.   O tendo

PQQRRSSIU   PQQRRSSIU Tibiales postici   Q Q ortus a tibia,   R R à spina fibulae   S S I U tendo, qui partim insertus T ossi naviculari, partim U procurrit ad os cuneiforme majus

V W W   W W Flexores longi pollicum pedum   W tendo

X Y Y Z   X Y Y Z a Flexores longi digitorum pedum   Y Y ortus à tibia   Z tendinis principium, à tibia

b c b c Capita, quae ad Flexores longos digitorum pedum in plantis accedunt   c ortus à calcaneo

d Flexores breves pollicis pedis cauda interior, hoc est, digitis parvis propior

c f g h i k l   c f g h i k l Extensores breves digitorum pedum, qui se in quinque capita dividunt   f portiones in pollicem pertinentis tendo, g insertus ossi primo   h tendo portionis, quae aliquando invenitur , decurrens ad digiti primi parvorum latus illud, quod polleci obvertitur   i tendo portionis ad digitum primum parvorum pertinentis, k id secundum, l ad tertium

n m m Interossei primi digitorum pedum parvorum primorum

Inter i & k sin Interossei secundi digitorum pedum parvorum primi

Inter k & l sin Interosseus secundus digitorum pedum parvorum secundi

n o p sin Extensorum longorum digitorum pedum tendines rescissi   n qui ad digitum primum parvorum pertinet, o qui ad secundum, p qui ad tertium   Ac sic quoque in pede dextro

q Tendo communis Extensoris longi & brevis digitorum pedis, insertus ossi secundi ordinis   r ejusdem portio, ad os tertium procurrens   s tendo idoneo, tertium procurrens, qui procedit à tendine Extensoris brevis digitorum pedis   t duarum ad os tertium pertinentium portionum communis extremum, ossi tertio insertum   u aponeurosis ad tendinem z accedens, procedens à capita iraculi digiti hujus cum metatarso, partum b Interosseo hujus lateris, partum à Lumbricali, partim à latere ossis primi ordinis   Laden in secundo & tertio digitorum parvorum pedis hujus, & tribus primis sinistri

IΓ  κ λ μ ν ξ   τ λ Subscapulares   w x extremi pars tendinea , x inserta tuberi inaequabili minori capitis superioris ossis humeri   y extremi pars carnea, inserta ipsi humero, infr. tuber illud

z α z Teretes majores   α extremum tendineum ossi humeri insertum

β γ δ ε   β γ δ ε a Capitum breviorum Bicipitis brachiorum partes, extrinsecus tendinosae, γ y hic resectae, δ δ hic manum ortum cum Coracobrachialibus habentes a processibus coracoideis scapularum, εε hic conjunctae cum Coracobrachialibus

ζ η  ζ η Coracobrachiales   η Hac parte divisi sunt, penetrunt, nervo

θ ι  θ ι Brachiales externi   ι tendo, qui ex ejus superficie ortus, ad humeri condylum posteriorem pertinent

κ λ μ ν ξ ο Brachiales interni   λ à bicorni principium, quo ab ossi humeri oritur   ν ortus à margine ossis humeri   ξ pars depressior, cui Supinator longus adjacet   ο superficies tendinosa

τ ς ρ Radialis externus longior dexter   ρ tendo

σ ς ς τ υ Radialis externus longior sinister, qui hic se in duos dividit   ς tendo partis praecipuae, qui praecipue ossi & ipsi   ς tendo partis minoris, qui se cum altero conjungit, ex quo sit tendo τ communis, υ insertus ossi metacarpi indicis

Φ Χ  Φ Χ Χ Ψ Radiales externi breviores.   χ χ tendo, ψ insertus ossibus metacarpi duobus, indicis & medii

ω Γ Δ Θ  ω Θ Supinatores breves   Γ Δ extremum, quod insertum Γ radii tuberculi radii, Δ radio infra illud tuberculum   Θ pars posterior

Λ Pronatoris teretis rescissi extremum

Ξ Ξ Pronator quadratus

Π Π Σ Φ Ω Α Β   Π Φ Ψ Ω Flexores longi pollicis manuum   Σ Σ origo a radio   Φ Ψ portio, quae ad eum accedit, oriens à condylo majore humeri, rarius occurrens   quae in Ψ tendinem abit , qui ad carnam Flexoris se adjungit, efficitque primum initium tendinis ejus Ω Α Β , cujus Ω pars carni Flexoris inhaerens,  Α pars secundum metacarpum pollicis, pollicemque incedens, ubi per longitudinem quodammodo fissus est, Β extremum ossi ultimo pollicis insertum

CCDEFGHHIIKKLLMMMM  CCDEFIKL Profundi   D ortus ab ulna   E F G tres tendines ex carne orientes, inter quos caro   Quorum primus E abit in H H tendini indicis , secundus F in I I tendini medii, tertius G in duos K L, quorum alter K K digiti annularis est, alter L L auricularis   Qua tendines illi per manum digitosque decurrunt, per longitudinem quodammodo fissi sunt, ad postremum M M M inserti ossibus tertii ordinis

NOPQR Ligamentum carpi, quod cum sinu carpi canalem efficit, qui continet & coercet tendines à cubito ad digitos pollicemque procedentes, Sublimis, Profundi, Flexoris longi pollicis   O ortus ejus à carpi osse naviculari, P ab eminentia interna ossis multanguli majoris, Q à subrotundo, R à processu incurvo cuneiformis   S canalis, per quem tendo Radialis interni penetrat

T Ligamentum, quod ab osse subrotundo pertinet ad metacarpi manus quartum

VUWXY Adductor ossis metacarpi digiti minimi   V origo ejus à processu incurvo ossis cuneiformis, W a ligamento carpi   X Y his partibus insertus ossi metacarpi minimi

Z Z a Flexor brevis pollicis manus   a extremum tendineum, insertum pollicis sesamoideo illi, quod ab indice remotius

b b Adductor pollicis manus

c d d e f Lumbricalis primus   d d ortus ejus à tendine Profundi ad indicem pertinente - & quidem à crassiore parte duarum illarum, in quas per longitudinem fissus quodammodo est   e aponeurosis, quam conjungit cum aponeurosi Abductoris indicis, unaque cum ea adjungit communi tendini Extensorum indicis, qui se conjungit cum communi tendine Extensorum indicis, & deinde ad indicis os tertium pertinet.

g h i Lumbricalis secundus   h i orgo ejus, h à tendine Profundi ad digitum medium pertinente & quidem à crassiore parte earum, in quas per longitudinem fissus quodammodo est   i à tendine Profundi ad indicem pertinente, tenuiore autem parte ejus   Tendinem suum adjungit tendini Interossei prioris digiti medii

k l m Lumbricalis tertius   l m origo ejus, l à tendine Profundi ad digitum medium pertinente, & quidem à tenuiore parte earum, in quas per longitudinem fissus quodammodo est   m à tendine Profundi ad digitum annularem pertinente, crassiore autem pa. te ejus   Tendinem suum adjungit tendini Interossei prioris digiti annularis

n o Lumbricalis quartus   o origo à tendine Profundi ad auricularem pertinente, à crassiore parte illarum, in quas per longitudinem fissus quodammodo est   Tendinem suum adjungit tendini Interossei prioris auricularis

p Tendo communis Lumbricali quarto cum Interosseo priore digiti auricularis   qui tendo se conjungit cum tendine Extensoris communis, pertinetque ad os tertium digiti hujus

q Tendo Interossei posterioris digiti annularis, quo is se conjungit cum tendine Extensoris communis, pertinetque ad os tertium digiti hujus

r Interosseus prior digiti annularis

s Tendo communis Lumbricali tertio cum Interosseo priore digiti annularis   qui tendo se conjungit cum tendine Extensoris communis, pertinetque ad os tertium hujus digiti

t u Interosseus posterior digiti medii   u tendo, quo se conjungit cum tendine Extensoris communis, pertinetque ad tertium os digiti hujus

v Interosseus prior digiti medii

w Tendo communis Lumbricali secundo cum Interosseo priore digiti medii   qui tendo conjungit se cum tendine Extensoris communis, pertinetque ad os tertium digiti medii

x y Interosseus posterior indicis   y tendo, quo se conjungit cum tendine communi Extensorum indicis, ac deinde ad os indicis tertium pertinet

z Interosseus prior indicis, Interosseo insertus insertus ossi primo indicis

a b Flexor brevis pollicis manus   b aponeurosis, quam emittit, conjungitque cum aponeurosi, quae ambit capsam articuli pollicis cum metacarpo suo , unaque cum ea adjungit tendini communi Extensorum pollicis

c d Adductor pollicis manus.   d extremum tendineum, insertum ossi primo pollicis

e f Interosseus prior indicis, oriens ab osse metacarpi indicis, & f extremo tendineo insertus ossi primo indicis

g Interossei prioris digiti medii caput ab osse metacarpi medii oriens

h Interossei posterioris digiti medii caput ab osse metacarpi annularis oriens

i Interossei posterioris annularis caput ab osse metacarpi auricularis oriens

k Recisus tendo Indicatoris

l Recisus tendo Extensoris communis digitorum ad indicem pertinens

m Communis Indicatoris & Extensoris communis digitorum manus tendo, ad indicem pertinens, n extremo suo insertus ossi secundi ordinis indicis

o p q Lumbricalis primus   p tendo   q aponeurosis, quam tendo ille producit, conjungitque cum aponeurosi Abductoris indicis, unaque cum ea adjungit tendini communi Extensorum indicis   r tendo hujus Lumbricalis conjunctus cum tendine communi Extensorum indicis, acceptaque ab eo portione auctus, s decurrens ad os tertium indicis

t Tendo Interossei posterioris indicis, qui accepta à tendine communi Extensorum indicis portione auctus, decurrit ad os tertium indicis

u Extremum tendineum commune, factum è tendinibus s & t confluentibus in unum , insertumque ossibus ossi tertio

v w Recisi Extensoris communis digitorum tendines, qui ad digitos, v medium, & w annularem, pertinent , ac deinde per dorsum digitorum illorum decurrunt, cum aponeurosibus, quas accipiunt

x Recisus tendo communis Extensorum auricularis, per dorsum ejus incedens.

y Tendo Interosseo prioris digiti medii & Lumbricali secundo communem qui tendo accepta portione ab Extensoris communis digitorum manus tendine, qui digiti medii est, id est, conjungit se cum z tendine Interossei posterioris digiti ejusdem, qui parte portione, quam ab Extensoris communis digitorum manus tendine, qui ejusdem illius digiti est, accepit ex qua conjunctione natum extremum tendineum commune, ad os tertium digiti illius pertinet,

# TABULAE ANATOMICAE QUARTAE
# MUSCULORUM HOMINIS
## EXPLANATIO.

IN hac figura, quarti Musculorum ordinis exhibendi caussa, non modo remotae figurae proxime superiores partes exteriores pleraeque: sed etiam ex cavis oculorum os-
seis quaecunque in iis praeter musculos sunt; à collo, cum larynge & aspera arteria pharynx tota & stomachus; è thorace aperto, quaecunque supra Diaphragma sunt, Pul-
mones, Cor, pericardium, pleurae; praeterea peritonaeum totum cum visceribus abdominis
quae continet, & quicquid etiam lumbis ab hac parte praeter musculos adjacet.

A figura tertia remota à capite, Globi oculorum cum extremis musculorum ipsis insertorum, Cartilago orbiculi per quem tendo Obliqui superioris
oculi transit, Depressores alarum nasi, Orbicularis oris, Buccinatores, Levatores menti, Pterygoideus externus  A collo, Mylohyoidei, Basioglossus, Ceratoglossus, O. hyoides, Larynx, Aspera arteria, Cricothyreoidei, Sternothyreoidei, Hyothyreoidei, communis extremi, in quod se
conjungunt Stylopharyngeus & Palatopharyngeus cum Salpingopharyngeo, pars a Stylopharyngeo producta, Tigumentum quod a processu
superiore cartilaginis thyreoideae pertinet ad extremum co nu hyoidis,
Constrictor inferior pharyngis, Recti interni majores capitis, Scaleni
priores, Trachelomastoideus, Complexus, Pleurae  A trunco, Intercostales externi sinistri, extrema anteriora costarum quartarum, quintarum,
sextrum, septimarum, octavarum, nonarum, decimarum, una cum inferiore parte ossis pectoris, & musculus Intercostalibus intermedius  Transversi
 abdomir is una cum lamellis posterioribus aponeurosium Obliquorum internorum ab dominis, Triangulares sterni, Linea alba, Funiculi vasorum spermaticorum, Peritonaeum  A coxis, Glutei minores  A femoribus, Adductores breves femorum Semimembranosi, Graciles, Bicipites crurum  A
cruribus pedibusque extremis, Peronei longi, Flexores longi pollicum pedum, Flexores longi digitorum pedum, Capita quae ad Flexores longos digitorum pedum in plantis accedunt, Extensores breves digitorum pedum,
Extensorum longorum digitorum pedum tendines, una cum reliquis tendinibus, & cum aponeurosibus, per dorsum digitorum pedum porrectis  praeterea a pede extremo sinistro, Flexores brevis pollicis pedis cauda interior
A scapulis, Teretes majores  Ab humeris, Coracobrachiales una cum capitibus brevioribus Bicipitum brachiorum, Brachiales externi, Brachiales in
terni  A cubitis manibusque, Radiales externi longiores, & breviores,
Flexores longi pollicum manuum, Profundi  & a cubito dextro, Pronatoris eretis rescissi extremum  Praeterea a manu dextra, Ligamentum carpi
interius, Tigamentum quod ab osse suprotundo pertinet ad metacarpi manus
quartum, Adductor ossis metacarpi digiti minimi  Lumbricales  A manu
sinistra, omnes in usculi, tendines, aponeuroses, praeter Adductorem pollicis & Flexorem brevem.

a b b  b b I evatores palpebrarum superiorum  b b extremum truncatum
c d Obliquus superior oculi  c origo ejus ab interno latere marginis foram-
nis optici  d huc, ubi orbiculum suum intravit, truncatus
e f f Recti ab oletortis oculorum  e origo partim a superiore parte marginis
foraminis optici, partim inter idem illud foramen, & quod infra illud sequitur  f extremum truncatum
g h Rectus adductor oculi  g origo a margine foraminis optici, a parte nasi
h extremum truncatum
i i k l Recti abductores oculorum  i origo ab inferiore parte marginis s foraminis illius, quod infra opticum sequitur, qua foramen illud rotundum
est, juxta ninum, k origo in quini adest, in ium  l extremum truncatum
m n n Recti depressores oc lorum  m origo ab inferiore parte portionis os-
sene, quae foramen opticum illudque quod mox infra sequitur, discriminat
o p q Obliqui inferiores oculorum, ibi ubi se globis inserunt, rescissi
p origo a margine orbis oculi  q pars interior
r Pterygoideus internus
s Obliquus superior capitis
t u v w x y z α Longi colli  t u v w x pars praecipua, quae
ad corpora vertebrarum pertinet, cujus haec u pars tendinosa  v w x capita, à principio tendinea, quae oriuntur a processibus transversis vertebrarum colli  v quod a quartae, w a tertiae, x a secundae  y z α pars,
quae ad processus transversos pertinet, cujus z α cauda pertinens ad processum transversum vertebrae colli secundae, α hac parte tendinea
β γ δ ε ζ η θ i κ λ μ ν Scaleni medii  γ origo à costa
prima  δ ε cauda pertinens ad processum transversum vertebrae colli primae, ε extremo tendinoso  ζ η cauda, ad secundae, η extremo tendineo  θ i cauda, ad tertiae, i extremo tendineo  κ λ cauda, ad quartae, λ extremo
tendinoso  μ cauda, ad quintae  ν haec pars abit in caudas
duas postremas
ξ o π π. ρ Intertransversarii colli priores  ξ quartus, o tertius, π secundus, ρ primus
σ σ Levatores costarum primarum, costis illis inserti.

ς ς ς ς τ τ τ υ φ χ ψ ω  A Intercostales externi  ς ς primus, &c Sinistri
remoti
B C C. D F F G H I K L L  B C C C D L L L Intercostales interni  B B primi, &c  I L L  L L L undecimi
M M N N O O P P Q Q R R S T U U V W X Y Z Γ Δ Θ Λ Ξ Π
Σ Σ Σ Φ Ψ Ω a b c c d e f g h i i k k k l l l l m m n n o o Diaphragma  M M N N O O P P Q Q R R S T U U V W X Y Z Γ Δ Θ Λ Ξ
Π Π Σ Σ Σ Φ Ψ Ω a b c c pars, quae abdomen respicit  d e f g h i i k k k
l l l l m m n n o o pars, quae thoricem respicit  M N O p M N O p M N O p capita prima  M M tenuitates tendineae, quae nascentes è ligamentis, quae
per superficiem corporum vertebrarum lumborum excurrunt, ad haec capita extrinsecus accedunt  N N huc subtus ab inferiore parte corporis vertebrae lumborum tertiae oriuntur, tend ne O crasso  P P carnei, in quas
tendines illi abeunt  Q Q capita secunda  R R capita tertia  b caput
quartum sinistrum  T principium, quod aliquoties in ea, enascens è superficie Quadrati lumborum  U U Diaphragmatis carneae partes primae, a
capitum conjunctione natae  V capitis primi sinistri portio accedens a carneam partem primam dextram, posteaque excurrens per marginem dextrum
foraminis, quo stomachus exit  W capitis primi dextri pars, quae post
portionem V incedens, eam decussat, & ultra eam abit in carnem primam sinistram  X foramen, quo stomachus exit  Y Z Γ Δ tendinis medii
pars sinistra  cujus Y pars è carne prima nata, abit Z in carneam partem
secundam sinistram, Γ pars superscandit praecedentem, decussans eam,
Δ pars proximam I superscandit, decussans eam, & abit in carnis sinistrae
secundae inferiorem partem  Θ pars carnea sinistra secunda, Λ ejus extremum, quod insertum costae duodecimae, Ξ ossei parti, Ξ cartilagineae  Π Π
ejusdem truncatus margo, ubi continuabatur Transverso abdominis, inter
costas duas postremas  Σ Σ Σ Φ pars carnea secundi dextra, Ψ hic primam superscandens & decussans eam, mox tendinea  Ω portio qualis
aliquando in uno, aliquando in utroque latere invenitur, faciens interiorem Diaphragmatis ab hac parte marginem, quae hic alius autem literi
oritur à processi transverso quartae lumborum vertebrae, itemque aquintae,
& primum Ψ tendinea, (pariter autem alio alioque in illis modo) deinde Ω
carne, adjungit se carneae parti secundae, Σ post a conjungit cum ea, infe-
rique b cartilagini costae duodecimae  c c truncatus margo, qui continuatus erat Transverso abdominis inter costas duas postremas  d tendo medius, in quo fasciculi tendinei se decussant  e f partes carneae, dextra & 
sinistra  g extremum carneum med un, quod ad cartilaginem mucronatam
pertinet,  qua h rescissum  i i extrema, quae se peritonaeo innectunt
k k k k extrema, quae rescissa ab interiore parte costarum septimarum
l l quae ab octavarum  m m quae a nonarum  n n quae a decimar im
o o quae inserti undecimis
p q q  p q q Quadrati lumborum  q origo a crista ossis ilium, principio extrinsecus tendinoso
r s Psoas parvus  s tendo Sinister non exhibitus
t u v w x  t u v w x Psoae magni  u caput tertium, ejusque origo ab inferiore
parte corporis vertebrae lumborum quartae, & i ligamento, quod inter
corpus illud corpusque vertebrae intercedit  v caput quartum, ejusque origo
ab inferiore parte corporis vertebrae lumborum tertiae, & à ligamenti inter corpus illud corpusque secundae intercedens  w caput quintum,
ejusque origo ab inferiore parte corporis vertebrae lumborum secundae,
& à ligamento inter corpus illud & corpus primae intercedens  x tendo,
ad quem se caro Iliaci interni adjungit
y z z z  y z z z Iliaci interni  z z z origo a crista ossis ilium
α β. α β Obturatores externi  α origo ab osse pubis
γ δ δ Penis truncatus  δ δ corpora spongiosa majora  ε corpus spongiosum minus cum urethra
ζ ζ Erectores penis
η η Acceleratores
θ Sphincter externus ani
i i Transversi perinaei
κ λ μ ν ξ o  κ λ μ ν ξ o Adductores magni femorum  κ origo ab osse pubis
λ μ ν partes leviter, & maxime fibrarum decursu distinctae inter se, quae
simul efficiunt extremum superius, femoris lineae posteriori per longitudinem insertum. ξ o pars magis distincta, abeuns deinde in extremum in-

ferius, quod ad condylum interiorem pertinet  σ tendo, è carne nascens

π ρ σ σ τ υ υ φ φ χ ψ  τ ρ σ σ τ υ υ φ φ χ ψ Tibiales poſticæ ρ principium quod à tibia oritur  σ σ origo à tibia  τ principium quod à fibula oritur  υ υ origo à fibula.  φ φ χ ψ tendo, χ inſertus oſſi naviculari, & ψ excurrens etiam portione tenuiore, ad os cuneiforme magnum

ω Γ Γ Δ  ω Γ Γ Peronei breves  Γ Γ origo a fibula  Δ tendo.

Θ  Θ Interoſſei primi pedum digitorum ſecundorum, orientes ab oſſibus metatarſi digitorum illorum

Λ  Λ Interoſſeorum ſecundorum pedum digitorum ſecundorum capita, quae oriuntur ab oſſibus metatarſi digitorum tertiorum

Ξ  Ξ Interoſſeorum ſecundorum pedum digitorum tertiorum capita, quae oriuntur ab oſſibus metatarſi digitorum quartorum

Π  Π Interoſſeorum ſecundorum pedum digitorum quartorum capita, quae oriuntur ab oſſibus metatarſi digitorum quintorum

Σ Adductor pollicis pedis

**In corpore cubiti, ut antea:** Φ Ψ Ω a  Φ Ψ Ω ı Subſcapulares  Ψ extremi pars tendinea, Ω inſerta tuberi inaequabili minori capitis ſuperioris oſſis humeri  a pars carnea inſerta oſſi humeri infra tuber modo dictum.

b c d d e e f  b c e f Supinatores breves  c tendo, quo incipit  d d inſertio circum tuberculum radii, & e e radio infra tuberculum  f pars poſterior, inter ulnam & radium conſpicua

g g h ı k k Pronatore quadrati  h ſuperficies tendinoſa  ı ortus ab ulna  k k inſertio radio

l m n o p q  l r Flexores breves pollicum manuum  m origo ab oſſe multangulo minore, n à capitato, o a cuneiformi  p cauda altera, extremo tendineo inſerta ſeſamoideo, quod ab indice remotius  q altera, extremo pariter tendineo inſerta & ſeſamoideo quod indici propius, & proximae parti oſſis primi pollicis  r aponeuroſis, quam Flexor brevis producit, quae ſe cum aponeuroſi ambiente capſam articuli pollicis cum metacarpo ſuo conjungit, unaque cum ea adjungit extremo communi tendinum Extenſorum pollicis, à quo extremo reſecta

s t u  s u Adductores pollicum manuum  t origo ab oſſe metacarpi digiti medii  u extremum tendineum, oſſi primo pollicis inſertum

v w Interoſſeus prior indicis, w extremo tendineo inſertus oſſi ejus primo

x Interoſſeus poſterior indicis  y tendo ejus, qui accepta à tendine extenſorum indicis portione auctus, decurrit ad indicis os tertium

z Interoſſeus prior digiti medii

α Lumbricalis ſecundi tendo, truncatus

β Tendo Lumbricali ſecundo & Interoſſeo priori digiti medii communis, qui tendo accepta a tendine Extenſoris communis, ad digitum medium pertinente, portione auctus, decurrit ad os tertium digiti illius medii

γ Interoſſeus poſterior digiti medii  δ tendo ejus, qui accepta à tendine Extenſoris communis, ad digitum medium pertinente, portione auctus, decurrit ad os tertium digiti illius medii

ε ζ Interoſſeus prior digiti annularis  ζ origo ab oſſe metacarpi digiti illius

η Lumbricalis tertii tendo, truncatus

θ Tendo Lumbricali tertio & Interoſſeo priori digiti annularis communis, qui tendo accepta à tendine Extenſoris communis, ad digitum annularem pertinente, portione auctus, decurrit ad os tertium digiti illius annularis.

ı κ Interoſſeus poſterior digiti annularis  κ origo ab oſſe metacarpi hujus digiti  λ tendo ejus, qui accepta ab Extenſoris communis tendine, ad digitum annularem pertinente, portione auctus, decurrit ad os tertium digiti illius annularis

μ ν Interoſſeus digiti auricularis.  ν origo ejus ab oſſe metacarpi digiti illius.

ξ Tendo Lumbricalis quarti, truncatus

ϑ Tendo Lumbricali quarto & Interoſſeo digiti auricularis communis, qui tendo accepta à tendine extenſorum digiti auricularis portione auctus, ad os tertium digiti illius decurrit.

Caeterum hac in Tabula, & in octava, exhibita quoque figura Rhinocerotis foeminae, quae ineunte hoc anno apud nos fuit, annos habens, ut cuſtodes ferebant, duos cum dimidio  Ob raritatem belluae putavi figuras ejus gratiores fore, quam alia quaecunque ornamenta ad arbitrium excogitata  Accuratae ſunt, juſtaeque magnitudinis ad rationem figurarum honum, quae his iiſdem Tabulis continentur

# TABULAE ANATOMICAE QUINTAE
# MUSCULORUM HOMINIS
## E X P L A N A T I O.

TABULAE hujus figura est pars aversa illius, quae Tabula prima continetur. Exhibet quoque syntaxin totam Musculorum primorum post integumenta communia vaginasque tendinosas, praetereaque ligamenta ad musculos pertinentia, auresque & scroti partem, nudasque partes Sceleti.

a b c  a b c d d  e Epicranius a b Occipitalis a ejus principium tendineum  b pars carnea  c d d aponeurosis inter Occipitalem & Frontalem intercedens  d d hic per eam Temporalis apparet, emineique e pars membranacea, qua Occipitales, eorumque aponeuroses conjunctae inter se, a iens supra Cucullarium ab osse occipitis ortum

f g Attollens auriculam  f ejus tendinosum principium, quo ab Epicranio abscedit  g pars carnea.

h Frontalis

i Orbicularis palpebrarum.

k Anterior auriculae.

l Helicis minor

m n o  Tres Retrahentes auriculae

p q Masseter  p portionis interioris pars posterior, quae nuda a portione externo e  q portio exterior

r Zygomaticus major

f Pterygoideus externus

s Mylohyo deus

t Latissimus colli

u w  u w x Sternomastoideus cum Cleidomastoideo conjuncti in unum  w extremum tendineum, x insertum ossi occipitis

y  y Biventres cervicis, inserti ossi occipitis

z  z Splenii capitis

Λ Levator scapulae

B C D E F G H H  B C D E F G H H Cucullares. B pars carnea  C D E F principium tendineum. C pars ejus ab osse occipitis oriens  D E F per hunc tractum cum pare sui extrinsecus cohaeret, subtus oriens a spinis dorsi omnium, duarum inferiorum colli, ligamentoque cervicis & principii plaga tendinea amplior juxta imam cervicem summumque dorsum  F ejusdem alia in infimo angulo  G Extremi pars tendinea, qua spinae scapulae non longe a basi insertum  H H extremi pars tendinosa, inserta spinae scapulae & processui superiori

I K  I K Infraspinati  K ortus a basi scapulae

L L  L L Romboidei majores, inserti basibus scapularum

M M Sacrolumbales

N N Teretes minores

O O Teretes majores

P Q R R S T V  P Q R R S T V Latissimi dorsi  P pars carnea  Q latus tendo, quo incipit. R R ortus ejus a spinis vertebrarum lumborum & ossis sacri  S ortus a processibus obliquis, qui sunt a latere hiatus ossis sacri  T cohaesio cum Gluteo magno  V ortus a crista ilium

W X  W X Obliquorum externorum abdominis partes carneae, X X cristis ilium insertae

Y Z 7 α  Glutei medii  Z ortus ab osse ilium  α tendo

β  β Tensores vaginarum femorum

γ δ δ  γ δ δ Glutei magni  δ δ hac parte oritur a crista ilium & a sacro, cohaeretque cum Latissimo dorsi

ε Levator ani Dextri quoque parva pars in latere dextro

Inter ζ & n Transversus perinaei

π Sphincter ani externus

θ θ Adductores magni femoris

ι κ  ι κ Graciles  κ tendo

λ λ Sartorii

μ μ Vasti inte ni

ν ν ξ ο  ν ν ξ ο Semimembranosi  ξ tendinis ex carne ortus. ο tendo

π ς  π ς Semitendinosi  ς tendo

σ τ τ υ φ χ  σ τ τ υ φ χ Bicipites crurum  σ caput longius  τ τ caput brevius  υ φ χ tendo, ν primum oriens e superficie carnis capitis longioris, accessione deinde brevioris auctus φ, χ extremoque insertus capiti superiori fibulae

ι ω  ι ω Vasti externi  ψ superficies tendinosa

I c  Γ c Plantares

Δ Δ Popliti

Θ l &c  Θ l &c Peronei longi

Λ Ξ Ξ Π Σ Σ Φ  Λ Ξ Ξ Π Σ Σ Φ Gemelli  Λ Ξ Ξ caput exterius  Ξ Ξ superficies tendinosa  Π Σ Σ caput interius  Σ Σ superficies tendinosa  Φ tendo

Ψ Ω  Ψ Ω Tendines Achillis, Ω Ω inserti calcaneis.

a a b. a a b Solei  b superficies tendinosa

c c Plantarium tendines

d d Tendines Tibialium posticorum

Inter tendines d & ψ in sinistro pede, & d & tendinem Plantaris in dextro, tendines Flexorum longorum digitorum pedum

e e Ligamenta, quibus retinentur tendines juxta malleolos internos, qua secundum eos incedunt

f f Flexores longi pollicum pedum

g h i k  g h i k Peronei breves  h tendinis e carne ortus  i i tendo, k insertus ossi metatarsi quinto

l m m  l m m m Peronei longi  m m m tendo

n n Ligamenta, quibus tendines Peronaeorum longorum & breviorum retinentur ad malleolos externos

o o Ligamenta Peronei brevibus propria

p p Ligamenta propria Peronaeorum longorum

q q Ligamenta, quibus tendines in confinio crurum dorsorumque pedum retinentur

r r Tendines Extensorum longorum digitorum pedum

s s Tendines Peronaeorum tertiorum, inserti ossibus metatarsi digitorum minimorum

t t Extensores breves digitorum pedum

u w x y z  u w x y z Abductores digitorum minimorum pedum  u hac parte tectus aponeurosi  w ortus a calcaneo  x aponeurosis, qua intectus est, pars ossi metatarsi digiti minimi inserta  y tendo Abductoris, insertus ossi primo minimi  z aponeurosis ad Extensorem longi digitorum pedum tendinem illum accedens, qui digiti minimi est

α β. α β Flexores breves digitorum minimorum pedum  α pars, quae superest ossi metatarsi minimi  β pars, quae ossi primo minimi, extremo tendineo.

γ γ Tendo Flexoris longi pollicis pedis, inter ossa sesamoidea incedens

δ Abductor pollicis pedis

ε Flexor brevis digitorum pedis

ζ η η θ ι κ λ μ ν  ζ η η θ κ λ μ Deltoidei  ζ η η primi ordinis portionum, e quibus constat, secunda eademque posterior, η η oriens a spina & p ocessu superiore scapulae  θ ι secundi ordinis portio posterior, ι oriens a processu superiore  κ λ primi ordinis portio quarta  λ oriens a cubito flectentis se processus superioris  μ ι secundi ordinis portio med.i, ν oriens a processu superiore

ξ ο π ε σ τ υ φ χ  ξ ο π ε σ τ υ φ χ Tricipites brachiorum  ξ Breve e Longus π Brachialis externus  ρ tendo communis trium horum capitum  σ pars tendinea, quam Longus ρ efficit & tendini communi adjungit. τ dextri brachii, par tendi ica, quam Brachialis externus efficit, adjungitque tendini communi in sin tro τ apposita ad exortum partis illius e carne  υ pars tendinea, e superficie brachialis externi oriens, & ad condylum humeri majorem pertinens  φ tendo communis olecranio inserti  χ ejusdem tendinis mucro tenuior, priori parti olecrani proximaeque spinae ulnae insertus

ψ ψ Brachiales interni

ω ω Supinatores longi

A B C D D D D  A B C Radiales externi longiores  B ortus a condylo minore humeri  C conjunctio ortusque communis cum Extensore communi digitorum & Ulnari externo  D D D D tendo, insertus ossi metacarpi indicis

E E Brachiales externi, orientes a radicibus condylorum minorum

F G H Anconei  G tendo, oriens a condylo minore humeri

H H I I I Radiales externi breviores  I I I tendo

K K Profundi, ab ulnis orientes

L L Palmares longi

M M N O P Q Sublimes  N portio ad digitum medium pertinens, O ad indicem, P ad annularem, Q auricularem

R S T V  R S T V Ulnares interni  S T principia, S alterum oriens a condylo majori humeri, cohaerensque cum capite tendineo communi musculorum a condylo illo orientium  T alterum, ab olecrano oriens  V tendo, insertus ossi subrotundo carpi

W X Y Y  W X Y Z Ulnares externi  X principium conjunctum cum principio Extensoris communis digitorum  Y Z tendo, Z pertinens ad os quartum metacarpi manus  Inter tendinem Z & tendinem e in dorso manus dextrae, tendo exilis ab hoc Ulnari externo ad digitum minimum pertinens

a b c c  a b c c Extensores proprii digitorum auricularium  b principium cum principio Extensoris communis digitorum conjunctum, c c tendo, qua per dorsum manus decurrit, leviter fissus.

**d** d e f f g h i k l m n o p p q r r s Extensores communes digitorum
manum e f f g h i k l m n o portio ad annularem pertinens, f f tendo, qui ad annularem decurrit, in progressu per dorsum manus incisuras
habens g tendinis hujus ramus, qui se deinde findit in duos, quorum
alter h adjungit se tendini e auricularis, non tamen semper inventus,
alter i rursus in duos se dividit, alteroque k pariter accedit ad tendinem
e auricularis, altero (inter k & f inferius) ad truncum f tendinis annularis l portio à tendine f abscedens, accedensque ad tendinem e auricularis m portio tendinea, qua truncus tendinis f ad annularem decurren-
tis cum tendine e auricularis conjunctus ad nutus digitorum, quae portio
sit ex portionibus k & l, & infra hanc aponeurosi à tendine f abscen-
dente, confluentibus in unum n ramus, adjungens se tendini p digiti
medii, non semper inventus o portio tendinea, qua truncus tendinis
f ad annularem decurrens, cum tendine p medii juxta digitorum radices conjunctus, fitque haec portio ex tendine n confluente cum aponeurosi, quae à trunco f tendinis annularis juxta radicem digiti illius
abscedit p p tendo ad digitum medium, in quo incisura, qua per manum incedit q r r portio ad indicem pertinens, r r tendo. s aponeurosis, quae a tendine p medii orta, ad tendinem r indicis accedit, eosque
j juxta digitorum initia connectit inter se

**t** Tendo Indicatoris

**u** Tendo per indicem deinde procedens, factus ex tendine t Indicatoris
cum tendine r Extensoris communis qui ad indicem pertinet, confluente in unum communem

**i** w x y z z 7 Tendines Extensorum digitorum, qua per digitos
incedunt, conjuncti cum tendinibus & aponeurosibus Interosseorum,
Lumbricalium, & i indicis, fact is ex tendine t Indicatoris conjuncto
cum tendine r ab Extensore communi w medii, x annularis, qui duo
sunt Extensis communis y auricularis, qui fit ex tendine e Extensoris auricularis proprii, conjuncto cum portionibus h & k l m ab Extensore communi accedentibus, portioneque ab Ulnari externo z z z extrema horum tendinum, inserta ossibus secundi ordinis

**α** Aponeurosis, quae a capsa articuli digiti hujus cum metacarpo suo, pertinet ad tendinem extensorem

**β γ** Abductor digiti auricularis γ tendo.

**δ ε** Communis tendo Abductoris Flexorisque parvi digiti minimi manus, ε conjunctus cum tendine y acceptaque ab eodem portione auctus, ε decurrens ad os tertium

**ζ** Aponeurosis, quae accedit ad tendinem y, superiore parte sui veniens è
capsa articuli hujus digiti cum metacarpo, inferiore producta a tendine
η In crossa auricularis, cum quo tendine conjunctus tendo Lumbricalis quarti

**η** Tendo Interossei auricularis, cui se adjungit tendo Lumbricalis quarti

**θ ι** Tendo qui Interosseo auricularis & Lumbricali quarto communis,
θ conjunctus cum tendine y, acceptaque ab eo portione auctus, ι decurrens ad os tertium

**κ** Commune extremum, in quod se conjungunt tendines ε ι, pertinens
ad os tertium

**λ** Aponeurosis, quae accedit ad tendinem x, superiore parte sui veniens è
capsa articuli hujus digiti cum metacarpo, inferiore producta à tendine
τ Interossei posterioris digiti annularis

**μ μ ξ ι** Interosseus posterior digiti annularis, τ tendo, qui se deinde
ξ conjungit cum tendine x, acceptaque ab eo portione auctus, ο decurrit ad os tertium

**π** Aponeurosis, quae accedit ad tendinem x, superiore parte sui veniens
è capsa articuli hujus digiti cum metacarpo, inferiore producta à tendine ς Interossei prioris digiti annularis, cum quo tendine conjunctus tendo Lumbricalis tertii

**ς** Tendo Interossei prioris digiti annularis, cui se adjungit tendo Lumbricalis tertii

**σ τ** Tendo, qui Interosseo priori annularis & Lumbricali tertio communis, σ conjunctus cum tendine x, acceptaque ab eo portione auctus,
τ decurrens ad os tertium

**υ** Commune extremum, in quod se conjungunt tendines σ τ, pertinens
ad os tertium

**φ** Aponeurosis, quae accedit ad tendinem w, superiore parte sui veniens è
capsa articuli hujus digiti cum metacarpo suo inferiore producta a tendine ψ Interossei posterioris digiti hujus medii

**χ ψ ω Γ** Interosseus posterior digiti medii ψ tendo, qui se deinde ω
conjungit cum tendine w, acceptaque ab eo portione auctus, Γ decurrit
ad os tertium

**Δ** Aponeurosis, quae accedit ad tendinem w, superiore parte sui veniens
è capsa articuli digiti hujus cum metacarpo suo inferiore producta a tendine Λ Interossei prioris digiti hujus medii, cum quo tendine conjunctus
tendo Lumbricalis secundi

**Θ Θ Λ Ξ** Interosseus prior digiti medii, Θ Θ Λ capita, orientia,
Θ Θ ab osse metacarpi indicis, Λ à medio Ξ tendo, cum quo conjunctus tendo Lumbricalis secundi

**Π Σ** Tendo, qui Interosseo priori digiti medii communis cum Lumbricali
secundo, Π conjunctus cum tendine w, acceptaque ab eo portione
auctus, Σ decurrens ad os tertium

**φ** Commune extremum, in quod se conjungunt tendines Γ Σ, pertinens
ad os tertium

**Ψ** Aponeurosis, quae accedit ad tendinem v, superiore parte sui veniens
e capsa articuli hujus cum metacarpo suo inferiore producta à tendine
2 Interossei posterioris digiti hujus indicis

**1 2 3 4** Interosseus posterior indicis 2 tendo, qui se deinde 3 conjungit cum
tendine v, acceptaque ab eo portione auctus, 4 decurrit ad os tertium

**5 6** Aponeurosis, quae accedit ad tendinem v, superiore parte sui producta ab Abductore indicis, inferiore 6 à Lumbricali primo

**7** Lumbricali primi tendo, qui se deinde 8 conjungit cum tendine v, acceptaque ab eo portione auctus, 9 decurrit ad os tertium

**10** Commune extremum, in quod se conjungunt tendines 4 9, pertinens
ad os tertium

**11** Interosseus prior indicis.

**12** Abductor indicis

**13** Tendo Extensoris majoris pollicis manus

**14 15** Ligamentum, quod coercet tendinem Ulnaris externi, oriens à radio inter Ulnarem illum & Extensorem auricularis, desinens ad tendinem Ulnaris interni, 15 hac parte conjunctum cum ligamento 16

**16 17 18 19** Ligamentum armillare exterius ortus, 17 ab osse subrotundo, 18 triquetro, 19 eminentia radii, quae sinum, per quem tendines Radialium externorum incedunt, à priori parte terminat

**20** Ligamentum, quo continentur tendines Abductoris longi & Extensoris
minoris pollicis manus, una parte oriens ab eminentia radii, à qua &
ligamentum 16

**21 22 23** Abductor longus pollicis manus 22 tendo partis superioris
23 23 tendo partis inferioris

**24 25** Extensor minor pollicis manus 25 tendo

**26** Commune extremum, in quod confluunt tendines 13 Extensoris majoris pollicis, & 25 minoris, pertinens ad os tertium

**27 28** Aponeurosis, quae accedit ad tendinem 26 tendinum
Extensorum pollicis cujus aponeurosis pars 27 ambit capsam articuli pollicis cum metacarpo suo, innexaque capsae illi, pars 28 p occidit a Flexoris pollicis brevis cauda posteriore

Inter 27 & 29 Cauda posterior Flexoris brevis pollicis manus.

**29 30** Adductor pollicis manus 30 extremum tendineum, insertum ossi
primo pollicis

**α β** Ligamentum armillare exterius, β insertum ossi subrotundo, & <sup>In acre cubiti, ioni in manuum flexibus</sup>
continuatum ligamento γ δ

**γ δ** Ligamentum quod continet tendinem Ulnaris externi, δ desinens
ac tendinem Ulnaris interni

**ε** Pronator quadratus

**ζ** Ligamentum, quod cum sinu carpi canalem efficit, quo coercentur tendines qui à cubito ad manum procedunt, Sublimis, Profundi, Flexoris
longi pollicis

**η** Tendinis Abductoris longi pollicis manus portio, quam dat Abductori brevi

**θ ι κ** Abductor brevis pollicis manus, hic partem accipit ab aponeurosi Palmaris
longi, κ extremum tendineum, una cum aponeurosi, quam dat tendini
Extensorum pollicis

**λ** Pollicis manus Flexoris brevis pars, quae pro Abductore ejus brevi altero
haberi potest, extremo tendineo inserta ossi primo pollicis

**μ** Duo ligamenta, quibus coercetur tendo Flexoris longi pollicis, alterum
superius ad locum articuli pollicis cum metacarpo suo, alterum mox infra superius, ossis primi marginibus affixum, primo simplex, dein fissum
in cornua duo

**ν ν** Tendo Flexoris longi pollicis manus, insertus ossi ultimo pollicis.

**ξ** Cauda posterior Flexoris brevis pollicis manus, inserta ossi primo, & se-
sam video posteriori

**ο** Lumbricalis primus.

**π** Adductor pollicis manus.

**ρ** Aponeurosis Palmaris longi.

**σ σ** Palmaris brevis.

**τ υ φ** Abductor digiti minimi manus υ φ ortus, υ ab osse subrotundo, φ à ligamento carpi interiore

**χ** Flexor parvus digiti minimi manus

**ψ** Tendo communis Flexori parvo digiti minimi manus cum Abductore
ejusdem, adjunctus tendini extensori digiti illius.

**ω** Tendinis extensoris digiti minimi extremum ad os secundum pertinens

**I** Tendo ad os tertium decurrens, factus ex tendine ψ, accedenteque ad
cum portione tendinis extensoris minimi

**Δ Δ** Tendinis iidem qui ε τ υ, 4 9 10, in manu dextra.

**Θ** Ligamentum, quo coercetur tendo Sublimis & Profundi, qua secundum
os primi ordinis incedunt

**Λ** Tria ligamenta, quibus coercentur tendines Sublimis & Profundi, circa articulum digiti cum metacarpo Litteram soli medio inscripsi, cui ab utraque parte unum adstat

**Ξ** Sublimis & Profundi tendines.

**Π** Tendo Profundi cum cornu uno Sublimis

**Σ** Tendo Profundi

Eadem, Θ Δ. Ξ. Π. Σ in reliquis digitis indicata.

# TABULAE ANATOMICAE SEXTAE
# MUSCULORUM HOMINIS
## EXPLANATIO.

SECUNDUM ab hac parte ordinem Musculorum hac figura expressi, una cum aliquot ligamentis, Sceletique partibus nudis, & parte scroti. Respondet figurae Tabulae secundae, cujus est facies posterior: à qua tamen figura hoc differt, quod Sternomastoidei una cum Cleidomastoideis in hac remoti sint; quos nempe Tabula quinta satis jam ab hac parte exhibui.

Eorum, quae in Tabula proxime superiore exstant, remota haec à capite Epicranius, Attollens auriculam, Anterior, & tres Retrahentes auriculae, auricula, Orbicularis palpebrarum, Zygomaticus major, Latissimus colli A collo, dorso, lumbis, Sternomastoidei cum Cleidomastoideis, Cucullares, Latissimi dorsi, Obliqui externi abdominis praeterea a dorsi parte sinistra Rhomboideus minor & major A coxis & natibus Glutei magni A femoribus Sartorii A cruribus Gemelli A pedibus extremis ligamenta quibus tendines juxta malleolos internos retinentur, ligamenta quibus tendines Peroneorum longorum & brevium retinentur ad malleolos externos, ligamenta Peroneis brevibus propria, ligamenta Peroneis longis propria, ligamenta quibus tendines in confinio crurum dorsorumque pedum retinentur, Abductores digitorum minimorum pedum, aponeuroses ad Extensorum longorum digitorum pedum tendines illos accedentes, qui digitorum minimorum sunt Ab humeris Deltoidei A cubitis manuumque principiis Supinatores longi, Extensores communes digitorum manuum, Extensores proprii digitorum auricularium, Ulnares externi, Palmares longi, ligamenta armillaria exteriora, ligamenta quae coercent tendines Ulnarium externorum Praeterea ab extima parte cubiti dextri ligamentum quo continentur tendines Abductoris longi & Extensoris minoris pollicis Praetereaque a manu sinistra Palmaris brevis, Abductor brevis pollicis, ligamenta quibus coercetur tendo flexoris longi pollicis, ligamenta quibus coercentur tendines Sublimis & Profundi circa articulos digitorum cum metacarpo, & quibus ad ossa prima digitorum

'" A B B B C D Temporalis B B B C primum originis initium, B B B ab eminentia ossis verticis C mammillaris D tendo

E F G H Masseter E F portio exterior, F extremum, maxillae insertum G H portionis interioris pars posterior, quae nuda a portione exteriore, H ortus ejus a processu zygomatico ossis temporis, & ab osse jugali

I Pterygoideus internus, maxillae insertus.

k Mylohyoideus, a maxilla oriens

L Biventris maxilla venter primus

M N M N Biventres cervicis N extremum tendineum ossi occipiti insertum Mox intra O Interspinales colli duo, qui inter spinam colli sextae & quintae

P Q R S P Q R S Splenii capitis Q principium, a ligamento cervicis oriens R S extremum tendinosum, insertum R ossi occipitis, S ossi mammillari & processui mammillari

T T U V Splenii colli U V principia, quorum alterum U oritur a spina vertebrae decimae dorsi, V alterum a nonae.

W W Trachelomastoidei

X X Longissimorum dorsi portiones ad collum excurrentes

Y Transversales cervicis

Z a Z a Levatores scapularum a principium a scapula oriens

æ b æ b c d e f g h i k l Serrati postici superiores æ pars tendinea, b carnea c d e f origo, c a ligamento cervicis, d spina imae vertebrae colli, e summae dorsi, f undecimae dorsi g h i k l quatuor extrema, quorum g pertinet ad costam secundam, h ad tertiam, i ad quartam, k l ad quintam, hac l parte insertum quintae

m n o Rhomboideus minor n principium tendineum, oriens à ligamento cervicis o extremum scapulae insertum Sinister remotus

p p q r s t u v w x x Rhomboideus major p p principium tendineum q pars carnea r s t u v origo a spinis vertebrarum, r colli imae, s dorsi duodecimae, t undecimae, u decimae, v nonae w hac parte se secundum basem scapulae curvat, non inserit. x x hac inserit Sinister remotus

ʒ Biventer cervicis

ʒ Semispinalis dorsi

α β γ δ ε ζ η θ i α β γ δ ε ζ η θ i Spinales dorsi β cauda, qua pertinet ad spinam vertebrae dorsi undecimae γ qua ad decimae δ qua ad nonae ε qua ad octavae ζ qua ad septimae η qua ad sextae θ qua ad quintae i caput, quo oritur a spina tertiae

ι λ ι λ Longissimi dorsi λ pars tendinea

μ ν ξ ο π ϱ ς τ υ μ ξ ο π ϱ ς τ υ Sacrolumbales μ pars carnea ν cauda tendinea, quae pertinet ad costam nonam ξ quae ad octavam, ο quae ad septimam π quae ad sextam ϱ quae ad quintam σ quae ad quartam ς quae ad secundam τ quae ad secundam ς primam.

φ χ ψ ω Γ Δ Δ Θ Λ ω. Γ Δ Δ Θ. Λ Intercostales externi Φ quartus cum Levatore costae quintae, χ quintus, ψ sextus, ω septimus, ι octavus, Δ Δ nonus, ς decimus, Λ undecimus.

Ξ. Ξ Intercostales interni undecimi.

Π Σ Φ Ψ Ω A B Π Σ Φ Ψ Ω A B Serrati magni Σ caput, quod oritur a costa quinta Φ quod à sexta Ψ quod a septima Ω quod ab octava A quod a nona B quod a decima

C D E E F G G H I K L C D E E F G G H I K L Serrati postici inferiores C pars tendinea. D F H K pars carnea D extremum primum, E E insertum costae nonae F secundum, G G insertum decimae H tertium, I insertum undecimae. K quartum, L insertum duodecimae

M N O O P Q R S Γ M N O O P Q R S I Obliqui interni abdominis M pars carnea N pars tendinea. O O principium tendineum, oriens a crista ilium P Q extremum insertum costae duodecimae, P parti osseae, Q cartilagineae R S extremum insertum costae undecimae, R parti osseae, S cartilagineae T extremum, quod ad costam decimam pertinet

U V W X Y Z a b b b U V W X Y Z a b b b Latissimi dorsi incipiunt V W ortus ejus a spinis vertebrarum dorsi duarum inferiorum, omniumque lumborum & ossis sacri imprimis confer Tab V k k k origo ab osse ilium. I tendo, trochanteri majori insertum X Y Z hic parte cohaerebat cum Gluteo magno. a ortu a crista ilium b b b hinc rescissus latus illic tendo, ubi subtus non am plius cohaeret cum lato tendine, quo incipiunt Serratus posticus inferior & Obliquus internus abdominis

c c Multifidi spinae

d d Coccygei

e e Levatores ani

f Sphincter externus ani

g g Transversi alteri pennaei, orientes ab ossibus pubis

h h Transversi pennaei, orientes ab ischiorum tuberibus

i k k k l i k k k l Glutei medii in quibus vestigia a magno impressa confer Tab V k k k origo ab osse ilium. l tendo, trochanteri majori insertum

m Psoas magnus

n o p n o p Pyriformes o ortus ab osse ilium p tendo

q r q r Geminorum superiore r tendineum extremum

s t u s t u Geminorum inferiore t ortus ab ischii tubere u extremum tendineum

w w x y w x x y Obturatores interni w pars in pelvi sita, cujus ibi x origo a priore parte ambitus foraminis magni ossis coxarum y pars quae per dorsum ilium inter Geminos incedit

z α α. z α α Quadrati femorum α α extremum ossi femoris insertum

β γ δ δ β γ δ δ Vasti externi γ pars tendinea δ δ ortus ab osse femoris

ε ε ζ ζ ϑ ϑ ε ε ζ ζ ϑ ϑ Adductores magni femorum ζ ζ origo ab ischii tubere π principii pars tendinosa ϑ ϑ pars extremi, ossi femoris inserta

θ ι λ λ μ ξ θ ι λ λ μ ξ Bicipites crurum. θ ι κ caput longius i κ tendo, quo incipit, onturque κ à dorso tuberis ischii, a principio conjunctim cum principio Semitendinosi. λ λ caput brevius μ ι ξ tendo communis, in quem desinunt duo capita, μ oriens princip e superficie carnis capitis longioris, ξ auctus deinde accessione capitis brevioris, ξ posteaque brevi extremo principium ad caput superius fibulae

o π ϱ ς o π ϱ ς Semitendinosi π principii pars tendinea, ς oriens à dorso tuberis ischii, & deinde conjuncta cum principio tendineo capitis longioris Bicipitis cruris, a quo principio abscedit ς carneae principii partis, quae alia tendinea, ortus à dorso tuberis ischii ς tendo

ς τ ς τ Graciles ς tendo

υ. υ Vasti interni

φ χ ψ ω Γ. Φ χ ψ ω Γ Semimembranosi χ tendinis ex carne ortus, ψ tendo ω pars tendinis insignior, inserta eminentiae obliquae & inaequabili, quae est infra posteriorem partem radicis capitis superioris tibiae, qua illud condylum interiorem femoris sustinet Γ portio tenuior, quam tendo emittit, pertinens ad marginem internum tibiae

Δ. Δ Gemellorum crurum capita interiora, Θ exteriora, recisa

Λ Ξ Π Λ Ξ Π Poplitei Ξ tendo, quo incipit Π superficies tendinosa.

Σ Φ Σ Φ Plantare. Φ tendo

Ψ Ψ Ω Ω Ω A B B Ψ Ψ Ω Ω Ω A B B Solei Ω Ω Ω superficies tendinosa, qua tendo in posteriore parte incipit A ortus à capite superiore fibulae B B nota incisurae similis, ubi intus in carne pars tendinea, carnem illam septi tendinei modo distinguens

C. C Rescissi Gemellorum tendines.

D E D E Tendines Achillis, E E inseru calcaneis,

Γ F Tendines Flexorum longorum digitorum pedum

G G Tendines Tibialium posticorum

H H Flexores longi pollicum pedum

I K L M I K L M Peronei breves K tendinis ortus ex carne L tendo, M insertus ossi metatarsi digiti minimi

N N O P Q R S T N N O P Q R S T Peronei longi O ortus a radice capitis superioris fibulae P tendinis ex carne ortus Q R S T tendo R S I nodi, R unus, qua se ad malleolum externum inflectit, S alter, qua ad eminentiam calcanei, T tertius, qua ad os cuboideum

U U Tendines Extensorum longorum digitorum pedum

V V Tendines Peroneorum tertiorum, inserti ossibus metatarsi digitorum minimorum

W W Extensores breves digitorum pedum

Infra X Caput ad Flexorum longum digitorum pedum in planta accedens

In pedis sinistro Y Y Flexores breves digitorum pedum sinistri quatuor caudae apparent

In pedis sinistro Z Z α β γ Flexores breves digitorum minimorum pedum, orientes ab ossibus metatarsi digitorum illorum α pars adnexa ossi metatarsi digiti minimi β γ pars pertinens ad os primum digiti illius, γ extremo tendineo

δ δ Flexorum brevium digitorum pedum tendines una cum tendinibus Flexorum longorum, ad digitos minimos pertinentes

ε ε Tendo Flexoris longi pollicis pedis, inter ossa sesamoidea incedens

Cap. IV lepra braslin ζ Serratus magnus

η τ Coracohyoideus

θ Subclavius

ι κ ι κ λ Supraspinati κ origo à scapula λ extremum tendineum, insertum tuberi inaequabili majori capitis superioris ossis humeri

μ ν ξ ο π ς σ μι ξ ο π ς σ Infraspinati ν ξ origo à basi scapulae, ξ ο à spina π tendo, ubi primum incipit apparere ς σ portiones carneae ad tendinem illum accedentes ς superior, quae à spina procedit, σ inferior, quae ab angulo inferiore ς extremum tendineum, ς insertum tuberi inaequabili majori capitis superioris ossis humeri

τ υ φ χ τ υ φ χ Teretes minores υ tendo ossi humeri insertus φ χ portiones carneae cum tendine insertae, φ altera à parte superiore, χ altera ab interiore Insertus tuberi inaequabili majori capitis superioris ossis humeri, finiti inaeque parti cervici

ψ ψ ψ ψ Teretes majores

ω A B B C D E F G H I K I L M N N ω A B B C D E F G H I K I L M N N Tricipites brachiorum ω A B B Brevis, cujus superior parti sinus à Deltoide impressus confer Tab. V A pars tendinosa, B B origo ab osse humeri C D Longis, cujus superior parti sinus impressus à Deltoide confer Tab. V D pars tendinosa E Brachialis externus F tendo communis trium horum capitum G pars tendinea, quam Longus efficit, adjungit se tendini communi H pars tendinea, quam Brachialis externus efficit, & tendini communi adjungit I pars tendinea, quae è superficie Brachialis externi oritur, ad condylum humeri majorem pertinet K tendo communis olecrano insertus L I hinc resessus tendinis hujus mucro tenuior, quem priori parti olecrani proximaeque spinae ulnae inserit M N N Brachialis externi pars, quae N N à radice condyli minoris, & supra eum à margine ossis humeri oritur

O O Bicipites brachiorum

P P Brachiales interni

Q R S Q R S T U Radices externi longiores R ortus à condylo minore, & supra eum à margine ossis humeri S hac parte conjunctus fuerit cum Extensore communi digitorum manus & Ulnari interno T T U tendo, U insertus ossi metacarpi indicis

V V W W X Radiales externi breviores W W tendo, X insertus ossi metacarpi digiti medii, & indicis

Σ Σ Τ Σ Τ Τ Anconaei Σ tendo, oriens à condylo minore humeri T T extremum, insertum priori parti olecrani, marginique ulnae infra partem illam olecrani

Δ Δ Θ Supinatores breves Θ tendineum principium, oriens à condylo minore ossis humeri

Λ Λ Ξ Π ς Φ Φ Abductores longi pollicum manuum Ξ pars ab ulna oriens, Π pars, à radio Σ tendo partis superioris Φ Φ tendo inferioris

Ψ Ψ Ω Extensores minores pollicum manuum Ω tendo

η b a b c Extensores majores pollicum manuum b ortus ab ulna c tendo

d c Commune extremum, in quod confluunt tendines c Extensoris majoris pollicis, & Ω minoris, insertum ossi tertio pollicis

f g f g h Indicatores g ortus ab ulna h tendo

i k i k k Profundi k k ortus ab ulna

l m n o p q l m n o p q Ulnares interni m principium oriens à condylo majore humeri, & cohaerens cum capite tendineo communi musculorum, qui à condylo illo oriuntur n principium oriens ab olecrano n o p pars lata, n o vagina tendinea cubiti abscedens, & p oriens quoque ab ulna q tendo, ossi subrotundo insertus

r Pronator quadratus

s s t u v w x y z α Sublimes t portio, quae ad digitum medium pertinet, u quae ad indicem, v quae ad annularem w quae ad auricularem x y z α tendines, x indicis, y medii, z annularis, α auricularis

β γ δ ε Lumbricales manus β indicis, γ medii, δ annularis, ε auricularis

ζ η Flexor parvus digiti minimi manus η ortus à ligamento carpi interiore

θ ι κ Abductor digiti minimi manus ι κ ortus, ι ab osse carpi subrotundo, κ à ligamento carpi interiore

λ Tendo communis Flexori parvo digiti minimi manus, cum Abductore ejusdem, adjunctus tendini extensori digiti illius

μ Tendinis extensoris digiti minimi extremum ad os secundum pertinens

ν Tendo ad os tertium decurrens, factus ex tendine λ, & accedente ad eum portione tendinis extensoris minimi.

ξ ξ Tendines iidem, qui ς χ ψ τ χ y in manu dextra

ο ο Profundi tendines

π Ligamentum, quod cum sinu carpi canalem efficit, quo tendines coercentur, qui à cubito ad manum procedunt, Sublimis, Profundi, Flexoris longi pollicis

ς ς Opponens pollicis manus ς ortus à ligamento carpi interiore. ς extremum ossi metacarpi pollicis insertum

τ υ φ Flexoris brevis pollicis manus pars, quae pro Abductore pollicis brevi alteri haberi potest υ ortus à ligamento carpi interiore. φ extremum tendineum, ossi primo pollicis insertum.

χ ψ Flexoris brevis pollicis manus cauda posterior, ψ inserta ossi primo pollicis & sesamoideo posteriori

ω Adductor pollicis manus

Γ Δ Tendo Flexoris longi pollicis manus, veluti in duos fissus, Δ insertus ossi ultimo pollicis

α β γ δ Tendines Extensorum digitorum, qua per digitos incedunt, conjuncti cum tendinibus & aponeurosibus Interosseorum, Lumbricalium, &c Ad radices digitorum truncati sunt, praeter indicis, cujus tantum truncatus tendo, quem habet ab Extensore communi digitorum

ζ η horum tendinum extrema, quae ossibus secundi ordinis inserta

ζ η Abductor digiti minimi manus η tendo

θ Communis tendo Abductoris Flexorique parvi digiti minimi manus, conjunctus cum tendine α, acceptaque ab eo portione auctus, ι decurrens ad os tertium digiti minimi

κ Aponeurosis, quae à capsa articuli digiti hujus cum suo metacarpi osse, pertinet ad tendinem α

λ Interossei auricularis tendo, cui se adjungit tendo Lumbricalis quarti

μ Tendo, qui Interosseo auriculari & Lumbricali quarto communis, conjunctus cum tendine α, acceptaque ab eo portione auctus, ν decurrens ad os tertium

ξ Commune extremum tendinum ι ν, pertinens ad os tertium

ο Aponeurosis, quae ad tendinem α accedit, superiore parte sua veniens è capsa articuli hujus digiti cum suo metacarpo inferiore producta à tendine λ Interossei auricularis, cum quo tendine conjunctus tendo Lumbricalis quarti

π σ Interosseus posterior digiti annularis π caput alterum, oriens ab osse metacarpi digiti minimi σ alterum, ab annularis σ tendo, qui se deinde ς conjungit cum tendine β, acceptaque ab eo portione auctus, ς decurrit ad os tertium

ς Aponeurosis, quae accedit ad tendinem β, superiore parte sua veniens è capsa articuli hujus digiti cum metacarpo inferiore producta à tendine σ Interossei posterioris annularis

τ Tendo Interossei prioris digiti annularis, cui se adjungit tendo Lumbricalis tertii

φ Tendo, qui communis Interosseo priori annularis & Lumbricali tertio, conjunctus cum tendine β, acceptaque ab eo portione auctus, χ decurrens ad os tertium

ψ Commune extremum tendinum ς χ, pertinens ad os tertium

ω Aponeurosis, quae accedit ad tendinem β, superiore parte sua veniens è capsa articuli hujus digiti cum metacarpo inferiore producta à tendine υ Interossei prioris digiti annularis, cum quo tendine conjunctus tendo Lumbricalis tertii

a b c Interosseus posterior digiti medii a caput alterum, oriens ab osse metacarpi annularis b alterum à medii c tendo, qui se deinde f conjungit cum tendine γ, acceptaque ab eo portione auctus, g decurrit ad os tertium

h Aponeurosis, quae accedit ad tendinem γ, superiore parte sua veniens è capsa articuli digiti hujus medii cum metacarpo inferiore producta à tendine c Interossei posterioris digiti hujus medii

i k k l Interosseus prior digiti medii i caput alterum, oriens ab osse metacarpi medii k k alterum, ab indicis l tendo, cum quo se conjungit Lumbricalis secundi

m Tendo, qui communis Interosseo priori digiti medii cum Lumbricali secundo, conjunctus cum tendine γ, acceptaque ab eo portione auctus, n decurrens ad os tertium

o Commune extremum tendinum g n pertinens ad os tertium

p Aponeurosis, quae accedit ad tendinem γ, superiore parte sua veniens è capsa articuli digiti hujus medii cum metacarpo inferiore producta à tendine l Interossei prioris digiti hujus medii, cum quo tendine conjunctus tendo Lumbricalis secundi

q r Interosseus posterior indicis r tendo, qui se deinde s conjungit cum tendine δ, acceptaque ab eo portione auctus, t decurrit ad os tertium

u Aponeurosis, quae accedit ad tendinem δ, superiore parte sua veniens è capsa articuli digiti hujus indicis cum metacarpo inferiore producta à tendine r Interossei posterioris digiti hujus indicis

v Tendo Lumbricalis primi, qui se deinde w conjungit cum tendine δ, acceptaque ab eo portione auctus, x decurrit ad os tertium

y Commune extremum, in quod se conjungunt tendines t x, pertinens ad os tertium

z ι Aponeurosis, quae accedit ad tendinem δ, superiore parte sua z producta ab Abductore indicis, inferiore ι à Lumbricali primo

2 Interosseus prior indicis

3 Abductor indicis

4 5 Aponeurosis, quae se adjungit extremo communi d tendinum Extensorum pollicis Ejus pars 4 ambit capsam articuli pollicis cum metacarpo suo, innexaque ipsae illi pars 5 procedit à cauda posteriore Flexoris brevis pollicis manus

6 Cauda posterior Flexoris brevis pollicis manus.

7 8 Adductor pollicis manus, 8 extremo tendineo insertus ossi ejus primo,

# TABULAE ANATOMICAE SEPTIMAE
# MUSCULORUM HOMINIS
## EXPLANATIO.

**T**ERTIUS ab hac parte Musculorum ordo sequitur, una cum aliquot ligamentis, Sceletique partibus nudis; remotis scilicet plerisque partibus primis figurae proxime superioris. Haec figura respondet figurae Tabulae tertiae, ejusque posterior facies est, his differens, primum, quod Sphincter ani externus in hac remotis sit, ut qui Tabula sexta satis jam exhibitus: deinde, quod in hujus manu dextra, contra quam in Tabula tertia, exhibitus sit tendo Abductoris digiti minimi, itemque communis Abductori illi cum Flexore parvo; ne hac parte deminueretur syntaxis tendinea per dorsum digiti minimi porrecta.

Remota haec, à capite Temporalis, Masseter, Biventer maxillae A cervice, dorso, lumbis, Splenii capitis & colli, Levatores scapularum, Rhomboidei minores & majores, Serrati postici superiores, Serrati magni, Serrati postici inferiores & Obliqui interni abdominis una cum latis tendinibus quibus Latissimi dorsi incipiunt. A coxis & natium locis, Glutei medii, Pyriformes, Geminorum superiores & inferiores, Quadrati femorum, Coccygei, Levatores ani, Transversi perinaei, Transversi perinaei alteri, Sphincter ani externus Testes A femoribus Semitendinosi, Bicipitum crurum capita longiora, Vasti externi & interni A cruribus Plantares, Solei cum tendinibus Achillis A pedibus extremis tendines Extensorum communium digitorum pedum, & Peroneorum tertiorum, Flexores breves digitorum minimorum pedum, Flexores breves digitorum pedum A scapulis Coracohyoidei, Subclavius, Supraspinati, Infraspinati, Teretes minores Ab humeris Bicipites brachiorum, Longi, Breves A cubitis manibusque, Anconei, Abductores longi pollicium manuum, Extensores minores eorundem, & majores, Indicatores, Ulnares externi, Sublimes A manu sinistra Abductor & Flexor brevis digiti auricularis, pars Flexoris pollicis brevis quae pro Abductore ejus brevi Itero haberi potest, Opponens pollicis A manu dextra Abductor digiti minimi manus, Interossei posteriores digiti annularis caput ab osse metacarpi auricularis oriens, Interossei posteriores digiti medii caput ab osse metacarpi annularis oriens. Interossei prioris digiti medii caput ab osse metacarpi indicis oriens, Abductor indicis, Aponeurosis, quae ambit capsam articuli pollicis cum metacarpo suo, innexa capsae illi, seseque adjungens extremo communi tendinum Extensorum pollicis

a Buccinator
b Portio ad Orbicularem oris accedens, orta à maxilla inferiore
c Pterygoideus internus, maxillae insertus
d e e Mylohyoideus e e origo à maxilla
f g h i k l l m m n Biventres cervicis f venter primus g tendo inter ventres medius h portio à spina vertebrae summae dorsi oriens, quae portio accedit partim ad tendinem medium, partim ad ventrem secundum i i venter secundus, m m extremo tendineo insertus ossi occipitis n plaga tendinea ventris secundi
o o Spinales cervicis
p q r s t Interspinales cervicis sinistri His proximi dextri p qui inter spinas vertebrae colli primae & secundae q secundae & tertiae r tertiae & quartae s quartae & quintae t quintae & sextae
u v Complexi v plaga tendinosa
w w x Obliqui superiores capitis x hac parte insertus ossi occipitis
y Obliqui inferiores capitis
z A B Trachelomastoidei A pars tendinea B extremum tendinosum, processui mammillari insertum
C C Transversales cervicis
D D Cervicales descendentes
E E Scaleni medii
F G H. Scaleni postici F principium à costa secunda oriens G cauda pertinens ad processum transversum vertebrae colli tertiae, H ad secundae
I K L M Levatores costarum I secundae, K tertiae, L quartae, M quintae
N O P Q R R S S. T U V W Intercostales externi N secundus, O tertius, &c
X X Intercostales interni undecim
Y Z α β Transversi abdominis Y pars carnea, Z latus tendo, quo incipit, α β adhaerens imo margini costae duodecimae, α parti osseae, β cartilagineae, ad mucronem usque
γ γ Lamellae interiores aponeurosium communium Serratorum posticorum inferiorum & Obliquorum internorum abdominis, ibi rescissae, ubi cum latis tendinibus, quibus Transversi abdominis incipiunt, non amplius cohaerent

crista ossis ilium, ζ parte carnea, η θ tendinea θ hac parte cum Gluteo magno cohaeret ι κ pars tendinea, oriens a tuberculis duobus superioribus, quae sunt juxta hiatum extremi canalis ossis sacri κ κ pars tendinea interrupta, constans è tendinibus, λ spinis vertebrarum lumborum duarum inferiorum, omnibusque ossis sacri orientibus λ tendo oriens a spina vertebrae lumborum tertiae μ capitis hujus communis divisio in Sacrolumbalem & Longissimum dorsi

ξ ο π ρ ς σ τ υ φ χ ψ ω Γ Δ Θ Λ Ξ Π Φ Ω Sacrolumbales cum Longissimis dorsi ξ ζ η θ ι κ κ λ μ caput commune, quo incipiunt, δ pars tendinea, ε carnea ζ η θ hac parte caput illud oritur à

ξ ο π ρ ς σ τ υ φ χ ψ ω Γ Δ Θ Λ Ξ Π &cc caudae ad costas pertinentes ξ ad undecimam, ο π decimam, ρ ς nonam, σ ς octavam, τ υ septimam, φ χ sextam, ψ ω quintam, Γ Δ quartam, Θ Λ tertiam, Ξ secundam, Π primam ρ ς σ τ υ φ χ ψ ω Γ Θ earum carneae partes, ξ π ρ σ υ χ ω Δ Λ Ξ Π tendineae

Σ Φ Ψ Ω Longissimi dorsi Φ pars tendinea capitis communis, per Longissimum excurrens Ψ cauda per cervicem adscendens, ubi portionem tendineam Ω dat Trachelomastoideo, & ad postremum se cum Cervicali descendente conjungit

a b c d e g h Semispinales dorsi b caput à processu transverso vertebrae dorsi a lumbis sextae oriens c extremum tendineum, quod insertum spinae vertebrae colli à dorso secundae, d quod primae, e quod summae dorsi, g quod undecimae, h quod decimae
i k l m n p q r s t u v w Spinales dorsi k caput, tendineo principio oriens à spina vertebrae dorsi a lumbis tertiae, l caput a secundae, m a primae, n a quintae lumborum, p a quartae. q extremum, tendine suo, in quem abit, r extremum ad vertebrae dorsi quintae, r extremum ad sextae, s ad septimae, t ad octavae, u ad nonae, v ad decimae, w ad undecimae
Inter capita Spinalium dorsi juxta spinas, & inter Longissimorum dorsi partes λ κ, Multifidi spinae
Inter spinas vertebrarum dorsi trium inferiorum, Interspinales dorsi
Inter spinam vertebrae imae dorsi summaeque lumborum, interque spinas vertebrarum lumborum, & in er spinam imae lumborum summaeque ossis sacri, Interspinales lumborum Litterae inscribi illis omnibus ob locorum angustiam nequiverunt ad cognoscendos juvabit Tabula VIII
x x Multifidi spinae
y y Psoae magni
z Γ Γ Γ Δ Glutei minores Γ Γ Γ origo a dorso ossis ilium Δ pars tendinea, quo extremum tendineum ab exteriore parte carnis incipit
Θ Λ Λ Ξ Π Θ Λ Λ Ξ Π Obturatores interni Θ pars in pelvi sita, ibique Λ Λ Λ oriens ab ambitu foraminis magni ossis coxae Ξ Π pars, quae per ischii dorsum ad os femoris incedit, Π tendo, in quem abit
Σ Σ Φ Σ Σ Φ Obturatores externi Φ extremum tendineum
Ψ Ψ Iliaci interni
Ω Ω Tendines communes Psoae magni & Iliaci interni, inserti trochanteribus minoribus
A B C D E F G A B C D E F G Semimembranosi A tendo, quo incipit, ortusque B a dorso tuberis ischii C venter carneus D caudae tendineae ortus ex carne E pars caudae illius praecipua, pertinens ad caput superius tibiae F ejusdem aponeurosis posterior, quam tibiae infra radicem capitis ejus superioris insert G aponeurosis prior, quam insert margini interno tibiae Capiti ejus, ventrique, à Semitendinoso sinus impressa confer Tab VI
H I H I Graciles. I tendo
K L M N O O K L M N O O Adductores magni femorum, quibus vestigia a Glutei magni impressa confer Tab V I pars ab osse pubis oriens M ortus ab ischii tubere, parte extrinsecus tendinea N O O extremum superius, O O ossi femoris insertum
P Q R S P Q R S Bicipitum crurum capita breviora Q rescissa pars tendinis, quae à capite longiore oritur R pars tendinea, quae augetur accessione carnis capitis brevioris S extremum tendo, insertum capiti superiori fibulae
T T Gemellorum crurum capita exteriora, U U interiora, recisa
V V Plantares, recisi.

W X Y  W X Y Poplitei  X tendo, quo incipit  Y pars tendinosa

Z a b c d e  Z a b c d e Tibiales postici  a pars, quae a tibia oritur  b pars, quae a fibula  c d superficies tendinosae  e tendo

f g  f g Flexores longi digitorum pedum  g tendo

h i k l l  h i k l l Flexores longi pollicum pedum  i origo a tibia  k tendo, l l hac parte per plantam pollicemque procedens

m n o o p q r s t.  m n o o p q r s t Peronei longi  n principium alterum, a capite fibulae oriens  o o alterum, à spina fibulae  p q r s t tendo, p hac parte ex carne oriens  r s t nodi tendinis, r primus, qua se ad malleolum externum flectit, s secundus, qua ad eminentiam, quae est in latere externo calcanei, t tertius, qua ad cubiforme

u v w x  u v w x Peronei breves  v tendinis pars  e carne oriens :  w tendo, x ansertus ossi metatarsi digiti minimi

y z α β  y z α β Extensores breves digitorum pedum  z cauda pertinens ad digitorum parvorum tertium, α ad secundum, β ad primum.

γ γ  γ γ Tendines per dorsum horum digitorum porrecti

δ δ Capita, quae ad Flexores longos digitorum pedum in plantis accedunt

ε ε Interossei digitorum minimorum

ζ Tendines Flexorum longorum digitorum pedum, una cum Lumbricalibus, obiter

η Flexoris brevis pollicis pedis cauda, quae pertinet ad os sesamoideum, quod proximi in digito primo parvorum

θ θ Tendines Flexorum longorum digitorum pedum, ad hos digitos pertinentes

ι ι Subscapulares

κ λ μ  κ λ μ Teretes majores  λ oritus ab angulo scapulae  μ pars tendinosa

ν Coracobrachiales

ξ ο ο π ϱ ς  ξ ο ο π ϱ ς Brachiales externi, quibus vestigia à Longis & Brevibus impressa conser Tab VI  ο ο ortus ab osse humeri, π a radice condyli prioris  ϱ pars tendinosa  ς pars tendinea  ε superficie Brachialis externi oriens, & ad condylum humeri majorem pertinens

ς Carnea pars Longi recisa  ς Brevi recissa pars, quae extus tendinea, intus carnea  τ Hinc recissa est pars tendinis communis trium capitum Tricipitis brachii  υ φ χ ψ Tendo communis Tricipitis brachii, φ olecrano insertus  χ pars tendinea, quam Longu. efficit & tendin communi adjungit  ψ pars tendinea, quam Brachialis externus efficit, tendinique communi adjungit

ω A  ω A Brachiales interni, quibus sinu à Supinatoribus longis impressi confer Tab VI  A cori. exteriori ortus ab osse humeri

B C C D  B C C D F F Radiales externi longiores  C C ortus à margine priore ossis humeri, & a condylo priore  D hac parte conjunctus est communemque ortum habet cum Extensore communi digitorum manus & Ulnari externo  E tendo, F insertus ossi metacarpi indicis

G  G H I Radiales extern. breviores Sinus eis ab Late.ioribus digitorum communibus impressi conser Tab VI  H tendo, I insertus ossi metacarpi digiti medii, aterique indicis

K L M N N  K L M N N Supinatores breves  L M tendinea principii pars, L a condylo priore ossis humeri oriens, & M connexa cum capsa articuli cubiti  N N pars principii ab ulnae eminentia oriens, extrinsecus tendinosa

O  O Flexores longi poll cum manuum

P  P Pronatores quadrati

Q R S S  R S S T T U U U V V W W Profundi  S S ortus ab una  T T tendo ad digitum minimum pertinens, U U U tendo ad annularem, V V ad medium, W W ad indicem

X X Y Tendo Flexoris longi pollicis manus, Y insertus ossi ultimo pollicis

Z I Δ Θ Ligamentum, quod cum sinu carpi canalem efficit, quo tendines coercen ur, qui è cubito ad manum procedunt, Sublimis, Profundi, Flexoris longi pollicis  I ortus ejus ab osse subrotundo, Δ a processu incurto cuneiformis, Θ a multangulo majore

Λ Ligamentum, quod ab osse subrotundo ad os quartum metacarpi pertinet

Ξ Π Σ Adductor ossis metacarpi quarti  Π hac parte oriens a ligamento carpi  Σ hac insertus ossi metacarpi quarto

Φ Ψ Flexor brevis pollicis manus  Φ cauda altera, extremo tendineo inserta pollicis ossi sesamoideo, quod ab indice remotius  Ψ altera, extremo tendineo inserta ossi primo pollicis, & sesamoideo, quod indici propius

Ω Adductor pollicis manus

1 2 3 4 Lumbricales manus, 1 indicis, 2 medii, 3 annularis, 4 auricularis

5 Tendo extensoris digiti minimi, 6 pertinens ad os primum minimi

7 Tendo communis Flexori parvo digiti minimi manus cum Abductore ejusdem, adjunctus tendini extensori digiti illius

8 Tendo ad os tertium digiti minimi decurrens, factus ex tendine 7, accedenteque ad eum portione tendinis extensoris minimi

9 10 Tendines idem, qui w β γ τ ψ ω in manu dextra

n Adductor ossis metacarpi quarti

---

b c d e Tendines Extensorum digitorum, quia tendines illi per digitos incedunt, conjuncti cum tendinibus & aponeurosibus Interosseorum, Lumbricalium, &c. Ad radices digitorum truncati sunt. f f f extrema illorum tendinum, quae ossibus secundi ordinis inserta

g Hinc recissus Abductor minimi digiti manus. h tendo ejus

i Communis tendo Abductoris Flexorisque parvi digiti minimi manus, conjunctus cum tendine b, acceptaque ab eo portione auctus, k decurrens ad os tertium digiti minimi

l Aponeurosis, quae à capsa articuli digiti hujus cum suo metacarpi ossi, pertinet ad tendinem b

m n Interosseus auricularis, m oriens ab osse metacarpi digiti illius n tendo ejus, cui se adjungit tendo Lumbricalis quarti

o Tendo, qui Interosseo auricularis & Lumbricali quarto communis, conjunctus cum tendine b acceptaque ab eo portione auctus, p decurrit ad os tertium auricularis

q Commune extremum tendinum k p, pertinens ad os tertium auricularis

r Aponeurosis, quae ad tendinem b accedit, superiore parte sui veniens è capsa articuli hujus digiti cum suo metacarpo inferiore producta a tendine n Interossei auricularis, cum quo tendine conjunctus tendo Lumbricalis s quarti

t Interossei posterioris digiti annularis caput oriens ab osse metacarpi annularis t capitis alterius, quod ab osse metacarpi auricularis oritur, truncati extremum u tendo, qui si deinde v conjungit cum tendine c, acceptaque ab eo portione auctus, w decurrit ad os tertium annularis

x Aponeurosis, quae accedit ad tendinem c, superiore parte sui veniens è capsa articuli hujus digiti cum metacarpo inferiore producta à tendine u Interossei posterioris annularis

y z Interossei prior annularis, y oriens ab osse metacarpi digiti illius z tendo ejus, cui se adjungit tendo Lumbricalis tertii

α Tendo, qui communis Interosseo prioris annularis & Lumbricali tertio, conjunctus cum tendine c, acceptaque ab eo portione auctus, β decurrit ad os tertium annularis

γ Commune extremum tendinum w β, pertinens ad os tertium annularis

δ Aponeurosis, quae accedit ad tendinem c, superiore parte sui veniens è capsa articuli hujus digiti cum metacarpo inferiore producta a tendine z Interossei prioris digiti annularis, cum quo tendine conjunctus tendo Lumbricalis tertii

ε In erossei posterioris digiti medii caput oriens ab osse metacarpi digiti illius ζ capitis alterius, quod ab osse metacarpi annularis oritur, truncati extremum η tendo, qui se deinde θ conjungit cum tendine d, acceptaque ab eo portione auctus, ι decurrit ad os tertium medii

κ Aponeurosis, quae accedit ad tendinem d, superiore parte sui veniens è capsa articuli digiti medii cum metacarpo inferiore producta à tendine η Interossei posterioris digiti hujus medii

λ Interossei prioris digiti medii caput oriens ab osse metacarpi medii ill us μ capitis alterius, quod ab osse metacarpi indicis oritur, truncati extremum τ tendo, cum quo se conjungit tendo Lumbricalis secundi

ξ Tendo, qui communis Interosseo priori digiti medii cum Lumbricali secundo, conjunctus cum tendine d, acceptaque ab eo portione auctus, ο decurrit ad os tertium medii

π Commune extremum tendinum ι ο, pertinens ad os tertium medii

ϱ Aponeurosis, quae accedit ad tendinem d, superiore parte sui veniens è capsa articuli digiti hujus medii cum metacarpo inferiore producta a tendine τ Interossei prioris digiti hujus medii, cum quo tendine conjunctus tendo Lumbricalis secundi

σ ς Interosseus posterior indicis, σ oriens ab osse metacarpi indicis ς tendo ejus, qui se deinde ς conjungit cum tendine e, acceptaque ab eo portione auctus, τ decurrit ad os tertium indicis

υ Aponeurosis, quae accedit ad tendinem e, superiore parte sui veniens è capsa articuli digiti hujus indicis cum metacarpo inferiore producta à tendine ς Interossei posterioris digiti hujus indicis

φ Tendo Lumbricalis primi, qui se deinde χ conjungit cum tendine e, acceptaque ab eo portione auctus, ψ decurrit ad os tertium indicis

ω Commune extremum, in quod se conjungunt tendines τ ψ, pertinens ad os tertium indicis

ι Aponeurosis, quae producta à Lumbricali primo, conjungit se cum simili aponeurosi producta ab Abductore indicis, unaque cum ea adjungit tendini e

2 3 Interosseus prior indicis, 2 oriens ab osse metacarpi indicis 3 tendineum extremum, insertum ossi primo indicis

4 5 Flexor brevis pollicis manus. 5 aponeurosis, quam producit, quae conjungit se cum aponeurosi ambiente capsam articuli pollicis cum metacarpo suo, unaque cum ea adjungit extremo communi tendinum Extensorum pollicis

6 7 Adductor pollicis manus, 7 extremo tendineo insertus ossi ejus primo.

# TABULAE ANATOMICAE OCTAVAE
# MUSCULORUM HOMINIS
## EXPLANATIO.

QUARTUS ab hac parte Mufculorum ordo, una cum Sceleto magis denudato, ob remotas partes primas plerafque figurae proxime fuperioris. Haec figura facies eft pofterior figurae Tabulae quartae, non in totum tamen, quoniam neque Pterygoideus internus, neque Sphincter externus ani, neque Tranfverfi perinaei, neque Interoffei tendinefque per digitos in manu dextra, ut in illa, fic in hac exhibiti funt: exhibiti autem Interoffei cum tendinibus in manu finiftra, ordinis cauffa, cum in quarta praeteriti fint, utpote jam expreffi in tertia

Remota à capite, Buccinator, pars ad Orbicularem oris accedens, Pterygoideus internus, Mylohoideus A cervice, Biventres cervicis, Complexi, Trachelomaftoidei, Tranfveriales cervici, Cervicales defcendentes, Scaleni poftici praeterea a parte finiftra, Spinalis cervicis A dorfo & lumbis, Sacrolumbales cum Longiffimis dorfi & Spinalibus dorfi praeterea a fpinae finiftro latere, Semifpinalis dorfi a thoracis finiftro latere, Levatores coftarum breviores, praeter primum, Levatores longiores, & Intercoftales externi A lateribus inter thoracem & coxas, Tranfverfi abdominis, una cum lamellis interioribus aponeurofium communium Serratorum pofticorum inferiorum &. Obliquorum u. dorfium abdominis, A coxis & natibus, Glutei minores, Obturatores interni A femoribus, Graciles, Semimembranofi Bicipites crurum, principia Gemellorum & Plantarium A cruribus pedumfque extremis, Poplitei, Peronei longi, Flexores longi pollicum pedum, Flexores longi digitorum pedum A pedibus ex remis, Ex enfores breves digitorum pedum, Capita quae ad Iextores longos digitorum pedum in plantis accedunt, Interoffei digitorum minimorum, Tendines Flexorum longorum digitorum pedum, una cum Lumbricalibus A fcapulis & humeris, Teretes majores, Coracobrachiales, Brachiales interni, Incipientes brachiorum A cubitus manibufque, Radiales externi longiores, & breviores, Profundi, Flexores longi pollicum manuum Praeterea a manu finiftra, ligamentum armillare interius, ligamentum ab offe fubrotundo ad os metacarpi manus quartum pertinens, Adductor offis metacarpi manus quarti, Lumbricalis, Tendo extenforum digiti minimi manus una cum tendine communi Flexori parvo digiti minimi manus cum Abductore ejufdem, adjuncto tendinulis extenforum, Tendo, communis Lumbricali primo cum tendine Extenforum indicis, ad os tertium indicis pertinens A manu dextra, omnes mufculi, tendines, aponeurofes, praeter pollicis Adductorem & Flexorem brevem

a b c c a b c c Recti capitis poftici minores b origo a benu ientia arlantis, quae fpinae loco eft a qua origo e extrinfecus tendinofus eft c c extremum, offi occipitis infertum

d e f d e f Recti capitis poftici majores c origo a fpina epiftrophaei f extremum offi occipitis infertum

g. g h i i Obliqui fuperiores capitis h origo a proceffu tranfverfo epiftrophaei i i extremum offi occipitis infertum juxta addita nentum futurae lambdoidmis

k l m k l m Obliqui inferiores capitis l origo a fpina epiftrophaei m extremum infertum proceffui tranfverfo atlantis

n n Interfpinales cervicis quinti o o quarti p p tertii q q fecundi r r primi

s t u v w x y z a b y s t u v w x y z a b y Scaleni medii t origo a cofta primi u caput ad eum accedens a proceffu tranfverfo vertebrae colli primae, v à fecundae w x y z a b y extrema, inferta proceffibus tranfverfis vertebrarum colli, w primae, x fecundae, y tertiae, z quintae, a quintae, b fextae, y feptimae

d Intertranfverfarius colli pofterior fextus e quintus, qui & in finiftro latere z z quarti t tertius, qui in dextro quoque latere th th fecundi i primus, qui etiam in latere dextro

x x &c. Levatores breviores coftarum, x x primarum, l fecundae, m tertiae, v quartae, z quintae, o fextae, r feptimae, p octavae, s nonae, z decimae, t undecimae, u duodecimae ph duodecimae principium tendinofum, x tendinofa extremi pars qualia & in undecimae, decimae, nonae, indicata ps w w in fextae indicata, ps origo a proceffu tranfverfo dorfi vertebrae octavae, w w extremum coftae infertum ex quo etiam liquorum ortus infertioque intelligentur Sinistri remoti, praeter primum

A B C D E Levator longior coftae decimae B origo a proceffu tranfverfo vertebrae dorfi octavae, C principii pars extrinfecus tendinofa D extremum coftae decimae infertum, cujus E pars tendinofa. Quae ad fequentes quoque pertinent F Levator longior coftae undecimae, G duodecimae Sinistri remoti

H I K &c Intercoftales externi, H primus, I fecundus, K tertius, L quartus, M quintus, N fextus, O feptimus, P octavus, Q nonus, R decimus, S undecimus Apparet quomodo a cofta fuperiore quaque oriantur, inferiori inferantur Sinistri remoti

T &c Intercoftales interni, T primus, U fecundus, V tertius W quar-

tus, X quintus, Y fextus, Z feptimus, a octavus, ae ae noni, b decimus, c c undecimi d d origo a cofta ac fic in primo, fecundo, tertio, feptimo, octavo, nono, decimo

e e &c Pleura

f &c Intertranfverfarii dorfi, f f primi, g g fecundi, h h tertii, i i quarti, k k quinti, l l fexti, m m feptimi, n n octavi, o o noni

p q r s t u v w x y z i Semifpinalis dorfi q r s t quatuor capita, a principio tendinea, orientia, q a proceffu tranfverfo vertebrae dorfi tertiae a lumbis, r quartae, s quintae, t fextae u v w x y z i feptem caudae in tendines abeuntes, pertinentes, u ad fpinam vertebrae dorfi octavae a lumbis, v nonae, w decimae, x undecimae, y duodecimae, z colli primae, i fecundae Sinister remotus

2 3 4 5 6 7 8 9 10 11 12 13 Spinalis cervice 3 4 5 6 7 8 fex capita, a principio tendinea, oriunda, 3 a proceffu tranfverfo dorfi vertebrae feptimae a lumbi, 4 octavae 5 nonae, 6 decimae, 7 undecimae, 8 duodecimae 9 10 11 12 13 caudae, pertinentes, 9 ad fpinam colli vertebrae a dorfo fecundae, 10 tertiae, 11 quartae, 12 quintae, 13 fextae. Sinister remotus

14 15 16 17 18 19 20 21 22 23 24 25 26 27 28 29 30 31 32 33 34 35 36 37 38 39 40 41 42 43 44 45 46 47 48 49 50 51 52 53 54 55 56 57 58 59 60 61 62 14 15 16 27 28 29 30 31 32 33 34 35 36 37 38 39 40 41 42 43 44 45 46 47 48 49 50 61 62 Multifidi fpinae 25 caput tendinofum, quod oritur a proceffu obliquo defcendente colli vertebrae quartae 16 fimile, quod a tertiae 17 quod a fecundae 18 quod a proceffu tranfverfo duodecimae dorfi 19 quod ab undecimae 20 quod a decimae 21 nonae 22 octavae 23 feptimae 24 fextae 25 quintae 26 quartae 27 tertiae 28 fecundae 29 tendinofus excurfus capitis, quod oritur a proceffu tranfverfo primae dorfi 30 fimilis illius, quod a proceffu obliquo adfcendente vertebrae quintae lumborum 31 fimilis illius, quod ab obliquo adfcendente quartae lumborum 32 illius, quod ab obliquo adfcendente tertiae lumborum 33 illius, quod a fecundae lumborum 34 illius, quod a primae 35 illius, quod a primae offis facri 36 a 35 caput, quod oritur partim 36 a ligamento, quod ab eminentia, quam os facrum in dorfo fuo ad externum latus forminis fui fecundi & ter it habet, ad finitimam offis ilium partem deductum, 37 partim ab illa ipfa eminentia 38 caput, quod oritur inde a fpina tertia fieri ufque ad tuberculum offis facri, quod fit ex concreto one proceffus obliqui defcendentis qua fac ros in tertiae cum obliquo adfcendente quintae, & ab ipfo illo tuberculo 39 &c extrema tendinofa inferta fpinis verti ararum, 39 primae lumborum, 40 fecundae, 41 tertiae, 42 quartae, 43 quintae, 44 dorfi primae, 45 fecundae, 46 tertiae, 47 quartae, 48 quintae, 49 fextae, 50 feptimae, 51 octavae, 52 nonae, 53 decimae, 54 undecimae, 55 duodecimae, 56 primae colli, 57 fecundae 58 tertiae, 59 quartae, 60 quintae, 61 fextae, 62 proceffui obliquo defcendenti ejufdem

Γ Γ Δ Δ Interfpinales dorfi Γ Γ fecundi, Δ Δ primi

Θ Θ Λ Λ Ξ Ξ Π Π Σ Σ Φ Φ Interfpinales lumborum Θ Θ fexti, Λ Λ quinti, Ξ Ξ quarti, Π Π tertii, Σ Σ fecundi, Φ Φ primi

Ψ Ψ Ω Ω aa aa Intertranfverfarii lumborum Ψ Ψ quinti, Ω Ω quarti, a a tertii, b b fecundi, y y primi Apparet, quomodo à proceffu tranfverfo inferiore oriantur, fuperiori inferantur

d e n th i x Quadrati lumborum e origo a ligamento z, quod a proceffu tranfverfo vertebrae lumborum primae ad os ilium pertinet n th i x portiones tendinofae, pertinentes ad proceffus tranfverfos vertebrarum lumborum, n fecundae, th tertiae, i quartae, x quintae l extremum ad coftam duodecimam pertinens

m Diaphragmatis pars

v v Pfoae magni

ξ ξ ξ o Iliaci interni

π π Tendines communes Pfoas magni cum Iliacis internis, inferti trochanteribus minoribus

ς ς σ τ ς ς σ τ Obturatores externi σ originis pars ab interiore margine foraminis magni offis coxae τ extremi pars tendinofa

ς υ φ χ ψ w A A B C D ς υ φ χ ψ w A A B C D Adductores magni femorum quorum fuperiori parti juxta internum latus veftigia impreff-

# TABULAE MUSCULORUM OCTAVAE EXPLANATIO.

fa, tum à Gluteis magnis, confer Tab V tum à Semitendinofis, confer Tab VI υ tota haec pars concava, ob veſtigium impreſſum à Semimembranoſo φ χ origo à dorſo tuberis iſchii, φ parte tendinoſa, χ tendinea, quae ψ per carnem excurrit ω pars è priore parte veniens, ubi per altitudinem oſſis pubis oritur A A A extremum latum oſſi femoris inſertum B C D extremum inferius, quod in tendinem C abit, D inſertum condylo interiori femoris

E F G H H I I K L E F G H I I I K L Tibiales poſtici F principium à tibia oriens, G alterum, a fibula H H origo à tibia, unde extrinſecus tendinoſus I I pars, quae à fibula oritur, extrinſecus tendinoſa K L tendo, K hac parte è carne oriens, L hac pone malleolum internum procedens

M N O P Q R M N O P Q R Peronei breves N origo à fibula O P Q R tendo, O hac parte oriens è carne, hac P, qua ſe ad malleolum inſiectit, latior & craſſior, hac Q quoque, ubi per ligamentum ſecundum juxta ſuperiorem partem eminentiae calcanei incedit, R inſertus oſſi metatarſi quinto

S ſ Interoſſeorum ſecundorum digitorum pedum quartorum capita, quae ab oſſibus metatarſi digitorum illorum oriuntur

T Interoſſei ſecundi digiti tertii pedis caput, quod ab oſſe metatarſi digiti illius oritur

V Interoſſei ſecundi digiti ſecundi pedis caput, ab oſſe metatarſi digiti illius oriens

W X Flexoris brevis pollicis pedis caudae duae, ſeſamoideis inſertae.

Y Interoſſeus ſecundus digiti quarti pedis

Z Tranſverſalis pedis

Γ Adductor pollicis pedis

Δ Δ Subſcapulares

Θ Λ Ξ Π Π Θ Λ Ξ Ξ Π Π Σ Supinatores breves. Λ tendo è condylo minore oriens Ξ Ξ Π Π pars extrinſecus tendinoſa, oriens Ξ Ξ à capſa articulum cubiti continente, Π Π ab ulna Σ extremum radio inſertum.

Φ Φ Pronatores quadrati

Ψ Ω a b c d e Ψ f Flexores breves pollicum manuum Ω ortus ab eminentia interiore oſſis multanguli majoris, a à multangulo minore b cauda prior, c extremo tendineo inſerta oſſi ſeſamoideo pollicis illi, quod ab indice remotius d cauda poſterior, e extremo tendineo inſerta oſſi ſeſamoideo pollicis illi, quod indici propius, itemque oſſi primo pollicis f aponeuroſis, quae procedit à cauda poſteriore, adjungitque ſe extremo communi tendinum Extenſorum pollicis

g g h g h Adductores pollicum manuum h extremum tendineum, inſertum oſſi primo pollicis

i Interoſſeus poſterior indicis

Juxta k Interoſſeus prior digiti medii

l l Interoſſeus poſterior digiti medii

m Interoſſeus prior digiti annularis

n n Interoſſeus poſterior digiti annularis

o Interoſſeus digiti auricularis

p Tendo Interoſſei poſterioris indicis, qui accepta portione a tendine extenſorum indicis auctus, decurrit ad os tertium indicis, conjungens ſe in extremum commune cum tendine Lumbricalis primi, aucto pariter portione a tendine extenſorum indicis accedente

q Tendo Interoſſeo priori annularis & Lumbricali tertio communis, qui accepta portione ab Extenſoris communis tendine, qui ad hunc digitum pertinet, auctus, decurrit ad os tertium hujus digiti

r Tendo Interoſſei poſterioris digiti annularis, qui accepta portione ab Extenſoris communis tendine, qui ad digitum hunc pertinet, auctus, decurrit ad os tertium hujus digiti, conjungens ſe cum tendine q in commune extremum

# TABULAE ANATOMICAE NONAE
# MUSCULORUM HOMINIS
## EXPLANATIO.

UT Tabula prima, sic hac, primus Musculorum ordo post remota integumenta communia, vaginasque tendinosas, expressus, una pariter cum quibusdam ligamentis ad eos pertinentibus, Sceletique tertii, qui hujus figurae fundamentum est, partibus, & aliarum quoque partium, nempe nasi, auris, & genitalium partibus, quae à Musculis nudae sunt.

In capar collo et nep. a b c. a b c d e. f Epicranius a b Occipitalis a ejus principium tendineum b pars carnea. c d aponeurosis inter Occipitalem & Frontalem intercedens, d per quam Temporalis hic apparet, eminetque. e pars membranacea, qua Occipitales, eorumque aponeuroses conjunctae inter se, oriens supra Cucullarium ab osse occipitis ortum f Frontalis

g h Attollens auriculam. g principium tendineum, quo ab Epicranio abscidit h pars carnea
i Anterior auriculae
k l m Retrahentes auriculae tres
n Helicis major
o Helicis minor
p Tragicus
q Antitragicus
r s t Orbicularis palpebrarum r pars per ambitum foraminis oculi ducta s pars a Corrugatore supercilii accedens t t pars, qua palpebrae obductae.
u Compressor naris.
v Nasalis labii superioris
w x w x Orbicularis oris x pars, quae est in rubro margine labii
y z Zygomaticus major z ejus origo ab osse jugali
α β Depressor anguli oris β ejus origo à maxilla inferiore
γ Buccinator
δ ε ζ η θ Masseter δ ε pars prior eademque exterior, ε ortus ejus ab osse jugali, unde extrinsecus diu tendinosa ζ η θ pars posterior, quae nuda à priore, η θ ortus ejus, η ab osse jugali, θ à processu zygomatico ossis temporis
ι κ Pterygoideus internus, κ maxillae inserti ε
λ Stylohyoideus
Inter ι & λ Styloglossus Confer Tab X Fig 2 m
Mox infra Styloglossum Basioglossum Confer Tab X Fig 1 k & Fig 2 o.
μ ν ξ ο π Latissimus colli ν ν &c Fasciculi, qui ad eum in quibusdam hominibus in latere colli accedunt ξ fasciculi sparsi, quibus in mala evanescentibus definit ο fasciculus, qui per priorem partem Depressoris anguli oris porrectus angulum illum versus π eminens sub Latissimo maxilla inferiore
ρ σ Sternomastoideus cum Cleidomastoideo, conjuncti in unum σ extremum tendineum
τ Biventer cervicis, extremo tendineo insertus ossi occipitis
υ splenius capitis
φ splenius colli
χ Scalenus medius
ψ Levator scapulae
ω ω Γ Δ ω Θ Λ Ξ Cucullares Γ Δ principium tendineum Γ pars ejus ab osse occipitis oriens Θ principiu tendinei plaga amplior, juxta imam cervicem summumque dorsum Λ Λ extremi pars tendinosa, inserta spinae scapulae & processui superiori, proximaeque claviculae parti Ξ extremi pars carnea spinae scapulae non longe à basi insertum
Π Σ Π Infraspinati. Σ ortus à basi scapulae
Φ Teres minor
Ψ Teres major
Ω Ω A B C D E F Latissimus dorsi Ω pars carnea A latus tendo, quo incipit B hic cum Gluteo magno cohaeret C ortus a crista ilium D E F capita, quae à costis oriuntur D quod ab undecima, E quod a decima, F quod à nona
G Serratus anticus.
H I Pectoralis I portio ab aponeurosi Obliqui externi abdominis accedens
K L M N O P Q R &c Serratus magnus K caput, quod oritur a costa tertia, L quod à quarta, M quod à quinta, N quod à sexta, O quod a septima, P quod ab octava, Q quod à nona R &c ipsa capitum à costis origo
S T U V W X Y Z a a a a b b b b b h c c d d d d e f f g g h h h h 1 1 i k Obliquus externus abdominis S pars carnea T U V W X Y Z capita, quorum T oritur a costa quinta, U à sexta, V à septima, W ab octava, X à nona, Y a decima, Z ab undecima a &c principii capitum pars tendinea b &c ipsa capitum origo à costis. c c carneae partis insertio cristae ilium d d d d d f f aponeurosis, e inserta cristae ilium f f hic sub ea eminet caro Obliqui interni, g hic sub eadem, simul & sub aponeurosi Obliqui interni, eminet caro Transversi, h h h hic Recti caro. i i i hic per aponeurosis illas apparent lineae tendineae Recti k hic sub iisdem eminet Pyramidalis.

In friftta coxa, re deque l Cremaster.
m Adductor longus femoris.
n Pectineus
o Psoas magnus.
p Sartorius
q r s Tensor vaginae femoris r ortus a crista ilium s extremum, unde rescissa pars tendinea, quam adjungit vaginae femoris
t u u v Gluteus medius, u u ortus ab osse ilium v tendo
w x y Gluteus magnus x hac parte oritur a crista ilium, cohaeretque cum Latissimo dorsi y tendo.
z Semitendinosus
α β γ δ ε ζ Biceps cruris α caput longius β β caput brevius γ δ ε ζ tendo, γ primum oriens ε superficie tendinosa capitis longioris, accessione deinde brevioris auctus δ, ε extremoque principio insertus capiti superiori fibulae, ζ ac portione aliqua ad tibiam pertinet
η θ ι κ Vastus externus θ superficies tendinosa ι tendo, κ insertus patellae
λ μ ξ ο Rectus cruris μ pars tendinea principii ν tendo ξ locus ubi se patellae inserit ο aponeurosis, quae η tendine Recti excurrit per priora patellae, posteaque se priori parti ligamenti ι adjungit, quod a patella ad tibiam pertinet
π ρ Vastus internus ρ tendo
σ τ υ Ligamentum a patella ad tibiam pertinens τ locus ubi a patella oritur υ tota hac parte subtus tibiae insertum
φ χ ψ Gemelli caput exterius χ superficies tendinosa ψ tendo
ω Γ Δ Soleus Γ ortus a capite superiore fibulae Δ superficies tendinosa
Θ Λ Ξ Tendo Achillis Λ pars interior Ξ hic insertus calcaneo
Π Plantaris tendo
Σ Φ Ψ Ω Ω Peroneus longus Φ ortus ejus à capite fibulae Ψ Ω Ω tendo, Ψ hac parte ex carne oriens
A Ligamentum proprium Peronei longi
B B C C D D E Peroneus brevis C C tendineus ex carne ortus D D tendo, E insertus ossi metatarsi quinto
F Ligamentum Peroneo brevi proprium
G H I K L M N O P Q R Extensor longus digitorum pedis cum Peroneo tertio G communis caro Extensoris & Peronei H ortus ejus a tibia I Peroneus tertius. K L M tendo ejus, K hic ex carne oriens, M hic insertus ossi metatarsi digiti minimi N tendo Extensoris longi digitorum, qui se in quatuor tendines O P Q R findit, per dorsum pedis decurrentes
S S T Tendo Extensoris proprii pollicis pedis, T insertus ossi ultimo pollicis
U V W W Tibialis anticus V ortus a tibia W W tendo
X Y Z Ligamentum, quo tendines in confinio cruris & dorsi pedis obductu Y cornu superius Z cornu inferius
a a b c d e Extensor brevis digitorum pedis b c d e ejus tendines, b ad pollicem pertinens, c ad primum parvorum, d ad secundum, e ad tertium
f g h i k l Tendo communis Extensoris longi & brevis digitorum pedis f pars à longo producta, g pars à brevi intermedia est divisionis nota. h extremum ossi secundi ordinis insertum i tendinis communis portio ad os tertium procurrens k tendo ab altero latere ad os tertium procurrens, qui procedit a tendine Extensoris brevis. l duarum ad os tertium pertinentium portionum commune extremum, ossi tertio insertum Eadem in reliquis digitis parvis pedis hujus nisi quod per dorsum minimi tendo Extensoris longi solus decurrat, producatque utramque portionem ad os tertium pertinentem
m Aponeurosis, quae ab hoc latere ad tendinem Extensoris brevis digitorum pedis accedit Tales etiam in reliquis digitis in minimo autem accedit ad tendinem Extensoris longi in pollice, ad tendinem Extensoris ejus proprii
n Interosseus primus digiti pedis secundi
o Caput crassius Interossei secundi digiti pedis secundi
p Caput crassius Interossei secundi digiti pedis tertii
q Caput crassius Interossei secundi digiti pedis quarti
r s t u v Abductor digiti minimi pedis s hac parte tectus aponeurosi t ortus a calcaneo u pars aponeurosis, qua intectus est, ossi metatarsi digiti minimi inserta. v tendo Abductoris, insertus ossi primo minimi
w x Flexor brevis digiti minimi pedis w pars inserta ossi metatarsi minimi x pars extremo tendineo inserta ossi primo digiti minimi
y z Tendines Flexoris digitorum brevis & longi. Qui & in proximo digito.

# TABULAE MUSCULORUM NONAE EXPLANATIO.

In pede dextro.

A B C Rectus cruris  B tendo patellae infertus  C aponeurofis à tendine ante patellam excurrens, & adjungens fe priori parti ligamenti, quod à patella ad tibiam pertinet.

D E F G Ligamentum à patella ad tibiam pertinens  E locus, ubi fubtus a patella oritur  F tota hac parte fubtus tibiae infertum  G pars ejus interior

H I Vaftus internus  I tendo extremus, lateri patellae infertus.

K L M Sartorius  L tendo, M infertus tibiae

N O Gracilis  O tendo

P Q R θ Semimembranofus  Q R tendo, Q hac parte ex carne oriens θ aponeurofis prior, infelta margini interno tibiae

T U Semitendinofus  U tendo

V W X Gemelli caput internus  W fuperficies tendinofa  X tendo, quem exteriori parti tendinis Solei adjungit  Y tendo Achillis, Z infertus calcaneo

Υ Δ Θ Θ Soleus  Δ fuperficies tendinofa  Θ Θ ortus à tibia

Λ Ξ Tendo Plantaris, Ξ infertus calcaneo.

Π Σ Flexor longus pollicis pedis  Σ tendo

Φ Ligamentum, quo tendo Flexoris longi pollicis pedis retinetur

Ψ Ω Ω Ω Flexor longus digitorum pedis  Ω Ω ortus ejus a tibia  α tendo ex carne oriens

β β γ Tibialis pofticus tendo  γ extremum infertum tuberi interno offis navicularis

δ ε Ligamentum, quod fuperinductum tendini Flexoris longi digitorum pedis, & Tibialis poftici  ε ε hic affixum malleolo interno

ζ Ligamentum, quo retinetur tendo Tibialis poftici

η θ θ θ Tibialis articus  θ θ θ tendo.

ι Ligamenti, quo tendines in confinio cruris & pedis extremi a priori parte retinentur, cornu fuperius, affixum tibiae  κ ejufdem ligamenti cornu inferius

λ λ μ Tendo Extenforis proprii pollicis pedis, μ infertus offi ultimo pollicis

ν Tendinis Extenforis proprii pollicis pedis ramus, infertus offi ejus primo, aliquoties inventus

ξ Aponeurofis, accedens ad tendinem Extenforis proprii pollicis pedis

ο Super hos digitos tendines communes extenforum

π π Cornua duo ligamenti, quo tendo Flexoris longi pollicis pedis hic loci coercetur

ρ Tendo Flexoris longi pollicis pedis, fub pollice decurrens

σ ς ς τ Abductor pollicis pedis  ς origo à calcaneo  ς tendo, τ infertus offi primo pollicis pedis

υ υ φ Flexor brevis pollicis pedis, φ hic adjungens fe tendini Abductoris

χ ψ Flexor brevis digitorum pedis  ψ ortus ejus à calcaneo.

ω Caput, quod ad Flexorem longum digitorum pedis in planta accedit, oriens à calcaneo

In brachio in fcapula dextra.

A B B C D E F G H I K L M N O Deltoides  A B B Portionum, e quibus conftat, primi ordinis fecundae eademque pofterior, B B oriens à fpina & proceffu fuperiore fcapulae  C D fecundi ordinis portio pofterior, D oriens à proceffu fuperiore  E F primi ordinis portio quarta, F oriens à cubito flectendo fe proceffus fuperioris  G H fecundi ordinis portio media, H oriens à proceffu fuperiore  I K primi ordinis portio tertia, K oriens à proceffu fuperiore  L M fecundi ordinis portio prior, M oriens à proceffu fuperiore  N O primi ordinis portio prima eademque prior, O ortus ejus à proceffu fuperiore

P Q R Biceps  Q tendo  R aponeurofis, truncata

S Brachialis internus

T U V W X Triceps  T pars ejus, quae Longus vocatur  U pars quae Brevis  V tendo, W infertus olecrano  X tendinis mucro tenuior, priori parti olecrani, proximaeque fpinae ulnae infertus

Y Ulnaris internus

Z a Supinator longus  a tendo

b Pronator teres.

c d Radialis internus  d tendo

e e Sublimis

f f Flexor longus pollicis

g Tendo Radialis externi longioris alterius

h i i i k Radialis externus longior  i i i k tendo, k infertus offi metacarpi indicis

l m m m Radialis externus brevior  m m m tendo

n o Ulnaris externus  o tendo

p q r s t Extenfor communis digitorum manus  q tendo ad indicem pertinens  r tendo ad medium pertinens  qui duo tendines non longe à digitis conjuncti portione s, à tendine medii ad tendinem indicis accedente  t tendo ad digitum tertium pertinens

u Indicatoris tendo

v w Extenfor proprius digiti auricularis  w tendo

---

x y y z z Abductor longus pollicis manus  y y tendo portionis fuperioris, qui in fine fiffus, altera parte pertinet ad Abductorem brevem pollicis, altera ad os metacarpi pollicis.  z z tendo portionis inferioris

α β Extenfor minor pollicis manus  β tendo.

γ γ Tendo Extenforis majoris pollicis manus

δ ε Communis tendo Extenforis majoris & minoris pollicis,  ε ad os ultimum pollicis pertinens

ζ ζ Ligamentum armillare externum

η Ligamentum, quo coercentur tendines Abductoris longi & Extenforis minoris pollicis manus

θ Ligamentum carpi internum

ι κ Abductor brevis pollicis manus.  κ aponeurofis, quam adjungit tendini communi Extenforum pollicis manus

λ Opponens pollicis manus,  infertus margini externo offis metacarpi pollicis

μ Aponeurofis, quae fe adjungit ad tendinem Extenforis majoris pollicis manus, partim oriens à capfa articulum pollicis cum metacarpo fuo continente, partim à Flexore brevi pollicis

ν ξ Adductor pollicis manus, ξ extremo tendineo infertus offi primo pollicis

ο Interoffeus prior indicis,  oriens ab offe ejus metacarpi

π Abductor indicis

ρ Lumbricalis primus

σ Aponeurofis, quae partim ab Abductore indicis procedit, partim ab ejus Lumbricali, & accedit ad tendinem Extenforum indicis

ς ς Communis tendo Extenforum indicis  ς ejus extremum offi fecundo indicis infertum

τ Tendo Lumbricalis primi, qui accepta à communi Extenforum tendine portione auctus,  υ decurrit ad os tertium indicis

φ Tendo Interoffei fecundi indicis,  una cum portione, quam accepit à communi Extenforum tendine,  decurrens ad os tertium indicis

χ Extremum commune tendinum υ & φ, pertinens ad indicis os tertium,  eique infertum

ψ Tendo communis Lumbricali fecundo & Interoffeo priori digiti medii  qui tendo accepta portione a tendine extenforie digiti medii auctus,  decurrit ad os tertium medii illius,  in fine cum fimili tendine ex altero digiti hujus latere veniente conjunctus in extremum commune, quod offi tertio mododicti digiti infertum

ω Tendo communis Lumbricali quarto cum Interoffeo priore digiti auricularis  qui tendo accepta portione a tendine extenforie digiti illius auctus, decurrit ad ejus os tertium

Per internam digitorum partem decurrunt tendines Sublimis & Profundi, ligamentis fuis coerciti  Quae melius cognofci poffunt ex I ab I

α β γ δ ε Triceps brachii  α pars quae Longus vocatur, β pars quae Brachialis externus vocatur  γ tendo Tricipitis, δ infertus olecrano.  ε Tendo tenuis, è fuperficie Brachialis externi oriens, & ad fuperiorem partem condyli majoris offis humeri pertinens

ζ Brachialis internus

η θ Biceps brachii  θ aponeurofis, truncata  juxta ι tendo

κ Supinator longus

λ Pronator teres.

μ Radialis internus

ν ξ Palmaris longus  Mox infra ξ tendinis principium

ο Sublimis

π ς σ Ulnaris internus  ς principium alterum, oriens a condylo majori offis humeri  σ principium alterum, ab olecrano oriens

τ Ulnaris externus

ρ Abductor brevis pollicis manus  b aponeurofis, quae a tendine ejus abfcedens, adjungit fe tendini communi Extenforum pollicis

c Pars Flexoris brevis pollicis manus, quae pro Abductore ejus brevi altero haberi poteft, extremo tendineo inferta offi primo pollicis

d Flexoris brevis pollicis manus pars, quae inferta offi fefamoideo, quod indici proprius, & proximae parti offis primi pollicis

e Adductor pollicis manus

f f Tendo Flexoris longi pollicis manus

g Duo ligamenta, quae coercent tendinem pollicis Flexoris longi, μ in manu finiftra Tab V

h Palmaris brevis

i Flexor brevis digiti minimi manus

k Abductor digiti minimi manus

l Adductor offis metacarpi manus quarti, infertus offi illi

Caeterum tendinibus & aponeurofibus per dorfum manus & digitorum porrectis, notae non infcriptae, cum ex quinta Tabula facile cognofci poffint

# TABULAE ANATOMICAE DECIMAE
# MUSCULORUM HOMINIS
# EXPLANATIO.

## FIGURAE I

HAEC Figura poſt capitis & colli imaginem Tabulae nonae ſequitur. Remoto Latiſſimo colli & Sternoclei-domaſtoideo, exhibet Muſculos, qui ante vertebras colli infra caput ſequuntur, una cum oſſe hyoide, & larynge, ac ſtomachi parte. Nulli caeterum neque capiti, neque vertebris inſcripti & vertebris ne quidem illi, qui eis à priori parte poſt pharyngem adhaerent, Rectus internus capitis major, & Longus colli, ne iis obſcurarentur reliqua.

a Pterygoideus externus
b c Pterygoideus internus, c maxillae inſertus
d Mylohyoideus cujus extremum baſi oſſis hyoidis inſertum apparet mox infra Biventris maxillae tendinem 1
e f Stylohyoideus, tendine ſuo f inſertus baſi oſſis hyoidis
g h 11 Biventer maxillae g venter primus, h venter ſecundus, 11 tendo medius
k l Baſiogloſſus l pars principii, quae a cornu hyoidis oritur.
Mox ſupra k Stylogloſſi pars. Confer Fig 2 m
m Ceratogloſſus, oriens a cornu hyoidis
n o Os hyoides n cornu, o baſis
p Commune extremum Stylopharyngei & Palatopharyngei. Cujus etiam extremi pars inter Ceratogloſſum & capita Conſtrictoris medii pharyngis conſer Figuras ſequentes
Juxta p Ligamentum a cornu hyoidis pertinens ad proceſſum ſuperiorem cartilaginis thyreoideae. Confer Fig 4. x
q r s t Hyothyreoideus rs origo ejus, r a cornu hyoidis, s a baſi t inferio thyreoideae
u Cartilago thyreoidea
v w x y Cricothyreoideus v pars ejus prior, inſerta thyreoideae w x y pars poſterior, x hic portionem adjungens ad Conſtrictorem pharyngis inferiorem, y hic inſerta thyreoideae
z Cartilago cricoidea
α Stomachus, truncatus
β γ Pharyngis Conſtrictor inferior γ origo ejus à cricoidea
δ ε ζ Pharyngis Conſtrictor medius ε caput, quod ab oſſiculo granformi hyoidis oritur ζ caput, quod oritur ab extremo cornu hyoidis
η Pharyngis Conſtrictor ſuperior

## FIGURAE II

Remotis Muſculis primis Figurae primae, una cum ſiniſtra parte maxillae inferioris, proxime inſequentem ordinem Muſculorum exhibet, ſimulque cum eis, praeter os hyoides, laryngem, ſtomachum, etiam linguam. Remoti autem cum maxillae ſiniſtra parte, Pterygoideus externus, & internus, Mylohyoideus, Stylohyoideus, Biventer maxillae, Hyothyreoideus, Cricothyreoideus.

a Os maxillare ſuperius.
b Proceſſus pterygoidei ala exterior
c d Oſſis palati portio, quae interſerta proceſſui pterygoido & oſſi maxillari ſuperiori, connectit ea inter ſe. c pars ejus, ad cavum proceſſus pterygoidei pertinens
e e Ala interior proceſſus pterygoidei, in cujus imo hamulus.
f Circumflexus palati mollis
g Levator palati mollis
h Lingua
Juxta i Conſtrictor iſthmi faucium. Confer Fig 4. L.
k l m Stylogloſſus l hic ſe continuat Ceratogloſſo m hinc ſecundum linguam decurrit, adnexus ei
n Ceratogloſſus, oriens à cornu hyoidis
o Baſiogloſſus, cujus apparet ortus à cornu hyoidis
p Lingualis
q Geniogloſſus, oriens à maxilla
r s Geniohyoideus. s principium tendinoſum, quo à maxilla oritur. Caeterum baſi ſe oſſis hyoidis, atque etiam cornu inſerit parte quoque extremi ſui decurrit pone Baſiogloſſum
t Maxilla inferior diſſecta
u v Os hyoides u baſis, v cornu
Juxta inferiorem partem extremi cornu hyoidis, pars ligamenti, quod inde pertinet ad cartilaginis thyreoideae proceſſum ſuperiorem. Confer Fig. 4. x
w Stylopharyngeus
x Commune extremum Stylopharyngei & Palatopharyngei cujus etiam extremi pars apparet inter Ceratogloſſum & capita duo Conſtrictoris medii pharyngis confer Fig 4. g
y γ z Conſtrictor pharyngis ſuperior z pars ejus, quae ex parte a maxilla

inferiore oritur, ex parte continuata eſt Buccinatori, à quibus reſciſſa.
α β γ Conſtrictor medius pharyngis β caput, quod ab oſſiculo graniformi hyoidis oritur γ caput, quod oritur ab extremo cornu hyoidis
δ ε ζ η θ Conſtrictor inferior pharyngis ε ζ η caput ejus, quo oritur à cartilagine thyreoidea, & quidem ab ε ad ζ, a latere cartilaginis illius, ζ ab ejuſdem ora inferiore, η à proceſſu inferiore θ caput, quo oritur à cartilagine cricoidea
ι κ Cartilago thyreoidea κ eminentia, a qua oritur Conſtrictor medius.
λ Ligamentum cartilaginem cricoideam thyreoideae alligans
μ Cartilago cricoidea
ν Stomachus, truncatus.

## FIGURAE III

Remotis Muſculis primis Figurae ſecundae, proximus ordo hic exhibitus. Remoti Stylogloſſus, Ceratogloſſus, Baſiogloſſus, Geniohyoideus, Stylopharyngeus

Oſſi maxillari ſuperiori, proceſſui pterygoideo, ejuſque alis, hamulo, κ a/o, itemque oſſi palati, maxillae inferiori diſſectae, litterae neque in hac, neque in proxime ſequentibus duabus Figuris inſcripti, quippe cum ex ſecunda cognoſcantur, nihilque adeo cauſſae ſit, cur has pariter atque illam obruerem.

i Circumflexus palati mollis
b Levator palati mollis
Juxta c, Conſtrictoris iſthmi faucium pars. Confer Fig 4. l
d Lingua
e f Stylogloſſus, e hic truncatus, f hac parte ſecundum linguam decurrens, eique adnexus
g Truncatus Ceratogloſſus cum Baſiogloſſo.
h Lingualis.
i k l m n o Geniogloſſus. k origo ejus à maxilla inferiore l hic tenues faſciculos per latus pharyngis curvat, quorum alii m accedunt ad Ceratogloſſum & Stylogloſſum, alii n ad Conſtrictorem ſuperiorem pharyngis, alii o in membrana pharyngis evaneſcunt.
p q r s t u Conſtrictor ſuperior pharyngis q ſumma pars, quae exit ex tendine Circumflexi palati mollis r pars, quae oritur à lamella interna proceſſus pterygoidei, & ab hamulo ejus s pars, quae reſciſſa eſt a Buccinatore t pars, quae oritur a maxilla inferiore u pars, quae procedit a lingua infra quam pars n accedit à Geniogloſſi fibris, quas ille per latus pharyngis curvat
v Hic ſpatiolum eſt inter Conſtrictorem ſuperiorem & medium, per quod demittit ſe Stylopharyngeus, Conſtrictorem medium ſubeuns
w x y Conſtrictor medius pharyngis x caput alterum, oriens ab oſſiculo graniformi oſſis hyoidis y alterum, oriens ab extremo cornu hyoidis
z α β γ δ Conſtrictor pharyngis inferior α β γ caput, quod a thyreoidea oritur ejus, ab α ad β, origo à latere thyreoideae, β a margine ejuſdem inferiore, & γ à proceſſu inferiore δ caput, oriens a cricoidea
ε Commune Stylopharyngei & Palatopharyngei extremum cujus etiam pars inter Conſtrictoris medii pharyngis capita x y confer Fig 4. g
ζ η θ Os hyoides ζ baſis, η oſſiculum graniforme, θ cornu.
Mox ſupra η exigua pars Chondrogloſſi. Confer Fig 4. t
Mox infra ι Ligamentum, quod ab extremo cornu hyoidis pertinet ad proceſſum ſuperiorem thyreoideae. Confer Fig. 4. x
κ Cartilago thyreoidea Cujus, proceſſus inferior juxta λ conf α Fig 4.
μ Ligamentum, quo thyreoidea & cricoidea colligatae inter ſe.
ν Cartilago cricoidea
ξ Stomachus, truncatus.

## FIGURAE IV.

Remotis Muſculis primis Figurae tertiae, proximus ordo hic exhibitus, pariter cum lingua, oſſe hyoide, larynge, ſtomachi principio, & praeterea cum tonſilla, & membrana faucium, ſimul denudatus. Additum autem Stylopharyngei principium, quo Muſculus ille integer appareret. Remota haec Geniogloſſi pars, quam per latus pharyngis curvat, Conſtrictor ſuperior pharyngis, mediuſque, & inferior

a Circumflexus palati mollis.
b Levator palati mollis
c c c Membrana pharyngis nuda
d e Stylopharyngeus e portio ejus, quae ſe ad ſuperiorem partem Palatopharyngei adjungit, 1 Fig 11
f f Palatopharyngeus
g g h i k Commune extremum Stylopharyngei & Palatopharyngei h pars ejus, inſerta lateri externo marginis cartilaginis thyreoideae, ad radicem proceſſus ſuperioris i k pars, inſerta i reliquo margini, & k infra in membranam pharyngis evaneſcens.
l Conſtrictor iſthmi faucium.

m Tonsilla

n Lingua

o p Styloglossus, qua ad linguam applicatus  p hic truncatus  Confer k m Fig 2

q Basioglossus & Ceratoglossus, truncati

r Lingualis

s s Genioglossus  s origo a maxilla inferiore  Remotus contextus fibrarum, quas per latus pharyngis curvat, l Fig 3

t Chondroglossus, oriens ab osficulo graniformi hyoidis

u v w Os hyoides  u basis  Mox supra v osficulum graniforme  w cornu

x Ligamentum, quod ab extremo cornu hyoidis pertinet ad processum superiorem cartilaginis thyreoideae

y z α Cartilago thyreoidea  z ejus processus superior, α inferior

β Ligamentum, quo cartilago thyreoidea & cricoidea hic loci colligatae inter se

γ Cartilago cricoidea

Juxta δ, Cricoarytaenoideus posticus.  Confer a Fig 6

ε Stomachus, truncatus

### FIGURAE V

Hic non modo aliquot Musculi primi Figurae quartae remoti, sed etiam pharynx per longitudinem incisa, rescissaque sinistra ejus parte, aperta, ut praeter concavum ejus, etiam palatum molle cum uvula, linguae radix, & epiglottis, appareant Remoti Stylopharyngeus & Palatopharyngeus cum extremo suo communi, & Chondroglossus

a Circumflexus palati mollis

b Levator palati mollis

c Palatum molle  d uvula  e palati mollis margo truncatus

f Tonsilla

g Constrictor isthmi faucium

h i Lingua  h hac parte in ore est  i hac se deorsum curvat intra fauces, basem versus ossis hyoidis

k l Styloglossus, l hic truncatus

m Basioglossus & Ceratoglossus, truncati

n Lingualis

o p q Genioglossus  p origo a maxilla inferiore  q hic ad linguam pertinet

r r s Epiglottis  r r pars gibba, s concava

t u i Os hyoides  t basis  u cornu v osficulum graniforme

w Membrana interior laryngis

x Ligamentum ab extremo cornu hyoidis pertinens ad processum superiorem cartilaginis thyreoideae

y z α Cartilago thyreoidea  z processus superior, α inferior

β Ligamentum, quo cartilago thyreoidea & cricoidea colligatae inter se

γ Cartilago cricoidea

Juxta δ Cricoarytaenoideus posticus.  Confer a Fig 6.

ε ε Concavum pharyngis incisae

ζ ζ Pharyngis membrana incisi

η Stomachus, truncatus

### FIGURAE VI

Sequitur haec Figura post laryngis imaginem, quae Figura proxime superiore continetur  Resecto autem sinistro latere cartilaginis thyreoideae, reliqua laryngis exhibet, cum Musculis, qui lateri thyreoideae subjecti sunt, itemque illis, qui in posteriore laryngis parte collocati

Cartilagini thyreoideae, cricoideae, angulo posterior basis arytaenoideae sinistrae, capitulis arytaenoidearum, & epiglottidi, litteras non inscripsi, utpote ex Figura 7 facile cognoscendis, quam hujus melius intelligentiae causa potissimum addidi

a Cricoarytaenoideus posticus, oriens a cartilagine cricoidea, & insertus basi arytaenoideae

b Cricoarytaenoideus lateralis, oriens a superiore margine cartilaginis cricoideae

c d Fasciculus ab interiore eademque superiore parte thyreoideae, non longe a fissura ejus oriens, insertusque basi arytaenoideae  d principium, a thyreoidea rescissum

e Thyreoarytaenoideus, una parte oriens a cartilagine thyreoidea, altera, a ligamento, quo cricoidea & thyreoidea colligatae inter se

f g h Fibrarum carnearum contextus tenuis, qui a cartilagine thyreoidea, juxta exteriorem partem originis Thyreoarytaenoidei ortus, f descendit per exteriorem partem Thyreoarytaenoidei illius, post g secundum latera glottis, ad epiglottidem h

i Depressor epiglottidis

k l Ligamentum, quo thyreoidea & cricoidea in priori parte colligatae inter se

l Arytaenoideus obliquus sinister

m m n Arytaenoideus obliquus dexter, n ejus pars, quae secundum glottidis imaginem ad epiglottidem procedit  pars altera, inter n & m proximam, se continuat Thyreoarytaenoideo

o Arytaenoideus transversus

p Membrana, quae lateralem partem glottidis efficit, a capitulo cartilaginis arytaenoideae ad superiorem partem epiglottidis porrecta

### FIGURAE VII

Idem est Laryngis cartilaginum contextus, qui Figurae

sextae  in totum autem nudus, remotis musculis, & membranis

a b c Cartilaginis Thyreoideae pars dextra ex interiore parte.  b hic resecta est pars sinistra, quae remota.  c processus superior

d e Cartilago Cricoidea.  e tuberculum, cui alligatur processus inferior Thyreoideae

f f g h Cartilagines Arytaenoideae  g h basis  g basis angulus posterior, tuberculi instar eminens, h basis angulus prior, hac parte sinuatus

i i Capitula, cartilaginibus Arytaenoideis addita

k l m n Epiglottis  k dorsum, l pars concava  m teres corpus instar ligamenti in concava parte Epiglottidis eminens, & n oriens ab interiore parte Thyreoideae, infra ejus fissuram.

### FIGURAE VIII

Primum exhibet ordinem Musculorum, qui circa pharyngem collocati à posteriore parte apparent  Cujus melius ostendendi caussa, praeter pharyngem eique continuatum stomachi principium, ac proximas ossis hyoidis, laryngis, arteriae asperae partes, etiam caput osseum nudum, cui adjuncta pharynx, additum est

Capitis ossei partium plenus index hic non additus, quia intelligentur ex Tabulis, quas paratas habeo, in quibus ossium imagines magnitudine naturali expressae sunt

a b  a b c d e Pharyngis Constrictores inferiores  b origo à cartilagine cricoidea  c mucro, in quem à superiore parte definunt  a c a d d, hic fibrae convenientes, angulos efficiunt  e hic dextrae sinistris incurvo ductu continuatae

f Stomachi fibrae interiores, transversae, hac parte nudae  g g exteriores, ex lateribus oblique retrorsum descendentes

h Stomachus, truncatus

Mox supra i i Cartilago cricoidea  Confer Fig 14 i x x

k k Arteria aspera, truncata

l l Extrema cornua ossis hyoidis

m m Ligamenta, quae ab extremis cornubus hyoidis pertinent ad processus superiores cartilaginis thyreoideae  Confer Fig 9 B B

n n o Pharyngis Constrictores medii  o hic fibrae eorum in angulos conveniunt

p q r  p q r Pharyngis Constrictores superiores  q hic oritur a maxilla inferiore juxta dentem molarem intimum  r hic rescissus à Buccinatore

s s Pharyngis membrana nuda

Mox infra t t Circumflexi palati molli.

u v w  u v w Stylopharyngeus  v pars superior & eadem minor  w pars inferior & eadem major

x x Processus styliformes ossium temporum  Confer Fig 9  m m

y y Processus pterygoidei ossis multiformis

z z z Os maxillare superius, qua gingivam efficit supra dentes molares intimos

α α Dentes molares intimi, hoc est, quinti, superiores

β β Dentes molares quinti inferiores

### FIGURAE IX

Remoto pharyngis Constrictore inferiore, proximam faciem exhibet  Neque additum caput osseum, ne superiora pharyngis obscuraret  eoque minus additum, quod quomodo pharynx adjuncta ei sit, ex proxime superiore Figura intelligi potest  At processus styliformes additi, ut appareret Stylopharyngeorum origo

a a b c Pharyngis Constrictores medii  b mucro superior, in quem conveniunt  c mucro inferior  A b a d c fibrae in angulos conveniunt

d e f  d e f Pharyngis Constrictores superiores  e hic rescissus à Buccinatore  f hac parte a maxilla inferiore oritur

g h i i i Pharyngis membrana nuda, h h hic sinuata, quae adjacet eminentibus extremis Rectorum internorum majorum capitis i i i hic rescissa à basi cranii, secundum superiorem partem tubarum Eustachianarum, foraminumque nasi

k k Levatores palati mollis  Confer Fig 13 & 14 g g

l l Circumflexi palati mollis  Confer Fig 14 n n & 15 h

m m n Processus styliformes ossium temporum, n n hic ad radices suas rescissi

o p q r  o p q r Stylopharyngei  p principium tendineum, oriens à processu styliformi  q pars inferior & eadem major  r pars superior eademque minor

s s t u v v Communium extremorum Stylopharyngeorum & Palatopharyngeorum partes a Palatopharyngeis imprimis ortae, atque hic, a t ad u, fibris convenientes inter se, hic, ab a ad v, in posticam partem membranae pharyngis evanescentes, hic v insertae cartilagini thyreoideae

w x y  w x y Communium extremorum Stylopharyngeorum & Palatopharyngeorum partes, quae à Stylopharyngeis oriuntur  x earum portio, inserta lateri externo marginis cartilaginis thyreoideae, ad radicem processus superioris  y portio, inserta subsequenti parti marginis usque ad radicem processus inferioris

z Pharyngis partis inferioris, eique continuatae partis stomachi, membrana nuda.

A A Cornua extrema ossis hyoidis

B B Ligamenta, quae à superioribus extremis hyoidis pertinent ad processus superiores cartilaginis thyreoideae

C C D D E E F F Cartilago thyreoidea.  C C processus superiores  D D Tubercula

D D tubercula, quae in lateribus externis ad radices proceſſuum ſuperiorum ſunt E E margines poſtici F F proceſſus inferiores

G G Cartilago cricoidea

H H Arteria aſpera, truncata

I Cricoarytaenoideus poſticus. In altero latere ſiniſter

## FIGURAE X

Remoto pharyngis Conſtrictore medio, proximam faciem oſtendit. Praeterea proceſſus ſtyliformes addere neceſſarium non viſum, quod in nona exſtant

a b c d e a b c d e f g Pharyngis Conſtrictores ſuperiores a pars inferior, quae partem ſuperiorem b decuſſat c d pars, quae hac c parte reſciſſa a Buccinatore, haec d oritur a maxilla inferiore e e portiones, quae inter Stylopharyngei partem ſuperiorem & inferiorem, & per partis ſuperioris portiones huc procedunt f mucro ſuperior, in quem dexter ſiniſterque conveniunt Ab f ad g ambo fibris ſuis in angulos conveniunt.

h Membrana pharyngis nuda, ut Fig 9 g h h i i i

i i Levatores palati mollis Confer Fig 13 & 14 g g

k k Circumflexi palati mollis Confer Fig 14 n n & 15 h h

l m n o p l m n o p Stylopharyngei m principium tendineum, n hic reſciſſum a proceſſu ſtyliformi. o pars ſuperior & eadem minor, quae in duos faſciculos abit, uſque, & utroque quidem ſeparatum, ſubit Conſtrictoris ſuperioris fibras p pars inferior & eadem major

q i s q r s Communium extremorum Stylopharyngeorum & Palatopharyngeorum partes quae a Stylopharyngeis producuntur r portio inferior lateri externo marginis cartilaginis thyreoideae, s portio inſerta ſubſequenti parti marginis uſque ad radicem proceſſus inferioris

t u u w Communium extremorum Stylopharyngeorum & Palatopharyngeorum partes, quae ab u u fibris ſuis conveniunt inter ſe, ab v w in poſticam partem membranae pharyngis evaneſcunt, & ad w inferuntur cartilagini thyreoideae

x Pharyngis partis inferioris, eique continuatae ſtomachi partis, membrani nuda

y y Cornua externa oſſis hyoidis

z z Ligamenta, quae a cornubus extremis hyoidis pertinent ad proceſſus ſuperiores cartilaginis thyreoideae

α α β β γ γ δ δ Cartilago thyreoidea α α proceſſus ſuperiores β β tubercula, quae in lateribus externis ad radices proceſſuum ſuperiorum ſunt γ γ margines poſtici δ δ proceſſus inferiores

ε ε Cartilago cricoidea

ζ ζ Arteria aſpera, truncata

η Cricoarytaenoideus poſticus Siniſter quoque indicatus.

## FIGURAE XI

Remoto pharyngis Conſtrictore ſuperiore, proxima haec facies eſt

a Membrana pharyngis nuda. Confer Fig 9 g h h i i

b b Levatores palati mollis Confer Fig 13 & 14 g g

c c Circumflexi palati mollis Confer Fig 14 n n & 15 h h

d d Hamuli proceſſuum pterygoideorum Confer Fig 16 p p

e e Palatopharyngei

f g h i k f g h i k Stylopharyngei g principium tendineum, h hic reſciſſum a proceſſu ſtyliformi i pars ſuperior & eadem minor k pars inferior & eadem major

l m n l m n Communium extremorum Stylopharyngeorum & Palatopharyngeorum partes, quae a Stylopharyngeis oriuntur m earum portio, inſerta lateri externo marginis cartilaginis thyreoideae, ad radicem proceſſus ſuperioris n portio, inſerta ſubſequenti parti marginis uſque ad radicem proceſſus inferioris

o o p q r Communium extremorum Stylopharyngeorum & Palatopharyngeorum partes, quae ab p ad q fibris ſuis conveniunt inter ſe, ab q ad r in poſticam partem membranae pharyngis evaneſcunt, & ad r inferuntur cartilagini thyreoideae

s Membrana nuda pharyngis partis inferioris, eique continuatae ſtomachi partis

t t Cornua oſſis hyoidis extrema

u u Ligamenta, quae ab extremis cornubus oſſis hyoidis pertinent ad proceſſus ſuperiores cartilaginis thyreoideae

v v w x x y y Cartilago thyreoidea v v proceſſus ſuperiores. w w tubercula, quae in lateribus externis ad radices proceſſuum ſuperiorum ſunt x x margines poſtici y y proceſſus inferiores

z z Cartilago cricoidea

A Cricoarytaenoideus poſticus. Exhibitus etiam ſiniſter

B B Arteria aſpera, truncata

## FIGURAE XII

Poſteriore pharyngis parte tota, una cum proxima ſtomachi, per laterum longitudinem reſciſſa, remotaque, interiora, quae tunc apparent, integra exhibet. Addita haec Figura, quo melius ſequentes quatuor intelligantur

a a b b c c Hinc reſciſſa pharyngis & principii ſtomachi pars poſterior

d e d e Tubae Euſtachianae eminentes e e oſtia, quibus ad latera narium foraminum poſticorum patent

f Septum narium.

g g Cava narium, in uſque h h oſſa ſpongioſa inferiora, tecta membrana mucipara

i i k l Palatum molle cum uvula k hic uvulae corpus eminet l uvulae pronendens pars

m m Arcus poſteriores, qui ſe à palati mollis lateribus per pharyngis latera demittunt.

n n Tonſillae ultra arcus poſteriores prominentes.

o o p Lingua p foſſula media, cui uvula incumbit

q Epiglottis

r r Latera membranacea glottidis

s s Hic eminent capitula, quae cartilaginibus arytaenoideis inſident Intra q r r s s Glottis

f Rimula glottidis

t Quod vocatur ligamentum laterale epiglottidis, ubi ſub membrana veſtiente pars communis extremi Stylopharyngei & Palatopharyngei pertinet ad latus epiglottidis Idem in parte ſiniſtra

u u Concava, quae ſunt à lateribus fiſtulae laryngis, inter eam & cartilaginem thyreoideam

v Fiſtulae laryngis pars poſterior, intra pharyngem eminens.

w w Levatores palati mollis Confer Fig 13 & 14 g g

x x Circumflexi palati mollis Confer Fig 14. n n & 15 h h

y y Hamuli proceſſuum pterygoideorum. Confer Fig 16 p p

z z Palatopharyngei, truncati

α β γ δ ε α β γ δ ε Stylopharyngei β principium tendineum, γ hic reſciſſum a proceſſu ſtyliformi δ pars inferior & eadem major ε pars ſuperior & eadem minor

ζ ζ Extrema cornua oſſis hyoidis

η η Ligamenta, quae ab extremis cornubus hyoidis pertinent ad proceſſus ſuperiores cartilaginis thy coideae

θ θ ι ι κ κ Cartilago thyreoidea θ θ proceſſus ſuperiores ι ι tubercula, quae in lateribus externis ad radices proceſſuum ſuperiorum ſunt κ κ proceſſus inferiores.

λ λ Cartilago cricoidea

μ μ Arteria aſpera, truncata

Indicatae quoque Cricoarytaenoideorum poſticorum partes, quae ex Figura proxima i i A cognoſcentur

## FIGURAE XIII

Remota maximam partem membrana, qua interiora, quae in Figura quarta & decima expreſſa, obteguntur, illa oſtendit, quae mox ſub membrana illa occurrunt. Remotum quoque ſtomachi principium, arteriaeque aſperae, utpote quibus nihil opus hic eſt

a a Hinc reſciſſa pharyngis pars poſterior

b b Hic Tubae Euſtachianae, adhuc tectae membrana, quae interiora faucium efficit, aut veſtit c c Oſtia, quibus ad latera narium foraminum poſticorum pertinent

d d Narium concava

e e Oſſa ſpongioſa inferiora, tecta membrana mucipara

f Septum narium

g h i g h i Levatores palati mollis h principii pars tendinea i pars inferior ſeparatum lacertum efficiens

k k Circumflexi palati mollis Confer Fig 15 h h

l l Hamuli proceſſuum pterygoideorum Confer Fig 16 p p

m Azygos uvulae, a principio implicatus extremis tendinei Levatorum palati mollis, & membranae tendinoſae, quae e naribus veniens, procedit per ſuperior palati mollis, m Fig 14

n o p n o p Palatopharyngei n pars, quae per palati in molle incedit ſupra Levatorem palati illius, o hic exiens ex membrana tendinoſa, quae e naribus veniens, procedit per ſuperiora palati mollis, m Fig 14. p pars, quae deinde procedit ſub Levatore palati

q q Salpingopharyngei, ad Palatopharyngeos ſeſe adjungentes

r s t u v r s t u v Stylopharyngei s principium tendineum, t hic reſciſſum a proceſſu ſtyliformi u pars Stylopharyngei ſuperior eademque minor v pars inferior eademque major

w w Communium extremorum Palatopharyngeorum, Salpingopharyngeorum, & Stylopharyngeorum partes, quae ſe per latera pharyngis demittunt, eminentque intra eam, faciuntque arcus poſteriores, qui per latera faucium a palato molli deſcendunt

x y x y Communium extremorum Stylopharyngeorum & Palatopharyngeorum partes a Stylopharyngeis productae quarum haec x pars decurrit intus per ligamentum laterale epiglottidis ad marginem epiglottidis lateralem, y haec inſerta margini ſuperiori cartilaginis thyreoideae, inter proceſſum ejus ſuperiorem & epiglottidem.

z z Palati mollis margines poſtici

α Uvula

β β Tonſillae, qua ultra Palatopharyngeos eminent

γ Lingua

δ Epiglottis

ε ε Glottidis latera membranacea

ζ ζ Capitula cartilaginibus arytaenoideis addita

η η Arytaenoidei obliqui, qui in duos fines abeunt, ſuperiorem, per glottidis latera membranacea decurrentem ad epiglottidem inferiorem, continuantem ſe Thyreoarytaenoideo

θ θ θ θ Arytaenoideus tranſverſus

ι ι κ κ ι κ κ Cricoarytaenoidei poſtici, κ κ orientes à cartilagine cricoidea.

λ Cartilago cricoidea

μ μ Cartilago thyreoidea

ν ν Ligamenta, quae ab extremis cornubus oſſis hyoidis pertinent ad proceſſus ſuperiores cartilaginis thyreoideae.

ξ ξ Cornua extrema oſſis hyoidis.

# TABULAE MUSCULORUM DECIMAE EXPLANATIO

## FIGURAE XIV

Remotis Salpingopharyngeis, Azygo uvulae, Palatopharyngeorum partibus, quae supra Levatorum palati mollis extrema decurrunt, membrana, quae latera glottidis inter cartilagines arytaenoideas & epiglottidem efficit, Arytaenoideis obliquis, & transverso, Cricoarytaenoideis posticis, proximam haec Figura faciem exhibet

a a Hinc rescissa pharyngis pars posterior
b c b c Tubae Eustachianae, adhuc tectae membrana, quae interiora faucium efficit, aut vestit  c c Ostia, quibus ad latera narium foraminum posticorum pertinent
d d Narium concava
e e Ossa spongiosa inferiora, tecta membrana mucipara
f Septum narium
g h i k l  g h i k l Levatores palati mollis  h principii pars tendinea  i portio, quae se fine tendineo tenui innectit membranae tendinosae, quae incedit per superiora palati mollis, veniens e naribus  k hic dexter sinisterque se contiguant inter se  l pars inferior, separatum lacertum efficiens
m Membrana tendinosa, quae incedit per superiora palati mollis, veniens e naribus
n n Circumflexi palati mollis  Confer Fig. 15 h h & 16 i i
o o Hamuli processuum pterygoideorum  Confer Fig. 16 p p
p q r s t  p q r s t Stylopharyngei  q principium tendineum,  r hic rescissum à processu styliformi  s pars superior eademque minor,  t inferior eademque major
Ab u d v Rescissa communium extremorum Stylopharyngeorum & Palatopharyngeorum partes, quae per posteriorem partem membranae pharyngis decurrunt
w w Palatopharyngeorum partes, quae per palati in molle incedunt sub extremis Levatorum palati illius  Remotae partes eorum, quae incedunt supra extrema illa modo dicta,  n n Fig. 13
x x Communium extremorum Palatopharyngeorum, Salpingopharyngeorum, & Stylopharyngeorum, partes, quae se per latera pharyngis demittunt, eminentque intra eam, ac faciunt arcus posteriores, qui per latera faucium à palato molli descendunt
y y z Communium extremorum Stylopharyngeorum & Palatopharyngeorum partes à Stylopharyngeis productae  quarum haec y pars decurrit intus per ligamentum laterale epiglottidis ad lateralem epiglottidis marginem,  z haec inserta margini superiori cartilaginis thyreoideae, inter processum ejus superiorem & epiglottidem
α α Palati mollis largines postici
β Uvula
γ γ Tonsillae
δ Lingua
ε Epiglottis  ζ corpus teres instar ligamenti
η η Capituli cartilaginibus arytaeno deis addita
θ θ Cartilagines arytaenoideae
ι x x Cartilago cricoidea  x x superficies, à quibus oriuntur Cricoarytaenoidei postici
λ λ μ μ Cartilago thyreoidea  λ pars interior
ι ν Ligamenta, quae ab extremis cornubus ossis hyoidis pertinent ad processus superiores cartilaginis thyreoideae
ξ ξ Extrema cornua ossis hyoidis

## FIGURAE XV

Sequens in hac facies, postquam remoti Levatores palati mollis, & cartilago cricoidea cum arytaenoideis, & quae eis insident additamentis

a a Hinc rescissa pharyngis pars posterior
b c d  b c d Tubae Eustachianae,  b hic adhuc tectae membrana, quae interiora faucium efficit, aut vestit  c hic nudae, qua parte adjacebant Levatores palati mollis  d d ostia, quibus ad latera narium foraminum posticorum pertinent
e e Ossa spongiosa inferiora, tecta membrana mucipara
f f Narium concava
g Septum narium
h i k  h i k Circumflexi palati mollis  i tendo, in quem abit  k pars tendinea prima
l Parietes externi processus pterygoidei  qui etiam in parte sinistra.  m m hamuli processuum illorum  Confer Fig 16 p p
n Aponeurosis Circumflexorum  Confer m m Fig 16
o o Constrictorum pharyngis superiorum partes, quae oriuntur ab aponeurosibus Circumflexorum palati mollis, truncatae
p q  p q r Palatopharyngeorum partes, quae per palatum molle incedunt sub extremis Levatorum palati illius  q q hic exeunt ex aponeurosibus Circumflexorum  r hic se continuant inter se
Ab s ad s rescissae communium extremorum Stylopharyngeorum & Palatopharyngeorum partes, quae per posteriorem partem membranae pharyngis decurrunt
t t Communium extremorum Palatopharyngeorum, Salpingopharyngeorum, & Stylopharyngeorum, partes, quae se per latera pharyngis demittunt, eminentque intra eam, arcusque faciunt posteriores, qui per latera faucium à palato molli descendunt
v w  v w w Communium extremorum Stylopharyngeorum & Palatopharyngeorum partes à Stylopharyngeis productae  quarum haec v pars decurrit intus per ligamentum laterale epiglottidis ad lateralem epiglottidis marginem,  w haec inserta margini superiori cartilaginis thyreoideae, inter processum ejus superiorem & epiglottidem

---

x y z α β  x y z α β Stylopharyngei  y principium tendineum,  z hic rescissum à processu styliformi  α pars superior & eadem minor,  β pars inferior & eadem major
γ Uvula
δ δ Margines postici palati mollis
ε ε Tonsillae
ζ Lingua
η θ Epiglottis.  θ corpus teres instar ligamenti  ι origo ab interiore parte cartilaginis thyreoideae
x x λ λ μ ν ξ ξ Cartilago thyreoidea  x x latera interna  λ tuberculum inaequabile  μ μ processus inferiores  ν ν processus superiores  ξ ξ tubercula, quae in lateribus externis ad radices processuum superiorum sunt
ο ο Ligamenta, quae à cornubus extremis ossis hyoidis pertinent ad processus superiores cartilaginis thyreoideae
π π Cornua extrema ossis hyoidis

## FIGURAE XVI

Haec post superiorem partem proxime praecedentis sequitur, remotis portionibus Constrictorum pharyngis superiorum, proximisque partibus Palatopharyngeorum.

a a Hinc rescissa pharyngis pars posterior
b c b c d Tubae Eustachianae,  b d hic adhuc tectae membrana, quae interiora faucium efficit, aut vestit  c c hic nudae, qua parte adjacebant Levatores palati mollis  d d ostia, quibus ad latera narium foraminum posticorum pertinent
e e Ossa spongiosa inferiora, vestita membrana mucipara
f f Concava narium
g Septum narium, vestitum membrana mucipara
h h Hinc refecta membrana, quae narium concavum ex interiore parte tegit
i k l m  i k l m n Circumflexi palati mollis  k principii pars tendinea  l tendo in aponeurosin,  m ad posticum marginem palati ossei pertinens  n hic conjunctae inter se
o p  o p Parietes externi processuum pterygoideorum  p p hamuli

## FIGURAE XVII

Rictum oris, faucesque exhibet, ad ostendendos musculos, qui, remota membrana vestiente, ad palatum molle ab hac parte apparent pertinere

a a Gingivae
b b Tonsillae
c c Margines postici palati mollis  inter quos uvula
d d Fauces
e Lingua
f g  f g h i Constrictores isthmi faucium  f hac parte a lingua ad palatum ante tonsillas procedunt,  g hac per palatum molle  h hic conveniunt inter se, subtilibus praeterea portionibus in uvulam excurrentes,  i hic
k k Palatopharyngeorum partes, quae per palatum molle decurrunt supra Constrictores modo dictos,  sub Levatoribus palati molli

## FIGURAE XVIII

Pes extremus ab inferiore parte, in quo expressa, quae mox post integumenta communia sequuntur, aponeurosis, musculi, ligamenta

A B C D E F G H Media plantae aponeurosis, ab altera parte conjuncta cum aponeurosi tegente Abductorem pollicis, ab altera cum illa, quae tegit Abductorem pollicis  B ortus ejus a calcaneo tubere  C D E F G Quinque portiones ejus ad digitos pertinentes, quae ad postremum bifidae, complectuntur tendines, pollicis quidem Flexoris longi, reliquorum autem digitorum Flexoris brevis & longi  ab his portionibus propagines quoque tenues excurrunt ulterius per pinguem illam pulpam, quae sub extremis aut enormis ossium metatarsi & ad radices digitorum est, quae non obscurarent figuram, non expressi  H Portio, quae conjuncta cum aponeurosi Abductorem pollicis tegente, accedit ad principium pollicis Flexoris brevis.
I K L M N Aponeurosis Abductoris digiti minimi tegens  K ortus ejus a tubere calcanei  L portio, quam inserit capiti primo ossis metatarsi digiti minimi  M portio, quae conjuncta est cum aponeurosi plantae media  quae tamen portio non semper talis inventa  N portio, quam dat principiis Flexoris parvi digiti minimi, & Interossei ejusdem digiti
O P Aponeurosis tegens Abductorem pollicis  P ortus ejus a calcaneo
Q R S Abductor pollicis  R tendo,  S conjunctus cum ligamento, quod ab osse sesamoideo exteriore pertinet ad os primum pollicis, cum eoque ligamento ossi illi primo insertus
T Ligamentum, quod ab osse sesamoideo pollicis exteriore ortum, pertinet ad os primum pollicis, eique se inserit, cum tendine Abductoris pollicis.
U V W Flexoris brevis pollicis pars pertinens ad os sesamoideum exterius,  V hac parte inserens se ossi sesamoideo illi, hac W adjungens tendini Abductoris longi pollicis  X Flexoris ejusdem pars, pertinens ad sesamoideum interius.
Y Z Commune Flexoris brevis Adductorisque pollicis, & Transversalis pedis ligamentum tendineum, insertum ossi sesamoideo interiori pollicis, ac deinde conjunctum cum ligamento, quod à sesamoideo illo ad os primum pollicis pertinet, & cum eo ossi illi insertum, Z

a Ligamentum, quod ab offe fefamoideo interiore pollicis ortum, conjungit fe cum extremo tendinis Adductoris pollicis, & cum eo pertinet ad os primum pollicis, eique fe inferit

æ b Tendo Flexoris longi pollicis, b infertus offi pollicis ultimo

c Ligamentum, quod tendinem Flexoris longi pollicis continet circa articulum pollicis cum metatarfo fuo

d d Ligamenta duo, quae fe decuffant, continentque tendinem Flexoris longi pollicis, qua fecundum pollicis os primi ordinis occurrit.

e f g h Lumbricales e primus, f fecundus, g tertius, h quartus.

i i i Tranfverfalis pedis

k Interoffeus fecundus digiti primi parvorum

Primi ab altero latere adeft quoque portio, inter Lumbricalem primum & os metatarfi digiti primi illius, efque primi ordinis Ob anguftiam loci littera infcribi nequivit Ad eum cognofcendum juvabit Fig 22 m

l Interoffeus fecundus digiti hujus fecundi parvorum

Primi quoque portio ab altero latere adeft, inter Lumbricalem fecundum & os primi ordinis hujus digiti Confer Fig 22 s

m m Interoffeus fecundus digiti tertii parvorum

Primi quoque portio adeft ab altero latere, inter Lumbricalem tertium & os metatarfi ofque primi ordinis digiti hujus Confer Fig 22 γ

n Flexor brevis digitorum pedis

o Interoffeus digiti minimi, ejus portio quoque adeft inter Lumbricalem quartum & os primi ordinis hujus digiti Confer Fig 22 ε

p Flexor brevis digiti minimi

q r Abductor digiti minimi r tendo, infertus offi primi ordinis minimi illius

s s in hoc digito, fic in ceteris parvis, Ligamenta, quae continent tendines Flexor digitorum brevis & longi, circa capita anteriora offium metatarfi

t, ut in hoc, fic in reliquis digitis parvis, Ligamenta, quae continent tendines Flexorum digitorum brevis & longi, circa mediam longitudinem offium primi ordinis

u, ut in hoc, fic in reliquis parvis, Ligamenta, quae continent tendines Flexoris longi digitorum, circa os fecundi ordinis

v v Tendo Flexoris brevis digitorum w w cornua ejus, quae ad os fecundi ordinis pertinent A cujus tendinis latere pollicem fpectante, etiam tendo Flexoris longi Atque haec in reliquis quoque digitis parvis

x Tendo Flexoris longi digitorum, infertus offi tertio Ejus etiam portio cum ab illo tendinis Flexoris brevis digitorum x latere, quod pollicem refpicit, tum inter ejusdem cornua w w Confer Fig 19 Et fic pariter in reliquis digitis parvis

### FIGURAE XIX

Primus Mufculorum ordo, remotis aponeurofibus & ligamentis plerifque Figurae proxime praecedentis

A B C D E Abductor digiti minimi, ex duabus partibus, A & B, conftans C D origo a tubere calcanei unde extrinfecus tendinofus, qua parte cum poneurofi, qua tegit, cohaeret E tendo, infertus offi primo minimi

F G H I Abductor pollicis C oritur a tubere calcanei, unde extrinfecus tendinofus, eaque parte a principio diu cohaeret cum aponeurofi tegente H tendo, I ad poftremum conjunctus cum ligamento, quod ab offe fefamoideo pollicis exteriore pertinet ad os pollicis primum, cum eoque ligamento offi illi primo inferis

K Ligamentum, quod ab offe fefamoideo pollicis exteriore ortum pertinet ad os primum pollicis, eique fi infit, conjunctum cum tendine Abductoris pollicis

L M N O P Q R S T U V Flexor brevis digitorum pedis M oritus ejus a tribus calcaneis, unde extrinfecus tendinofus, ea parte a principio diu cohaeret cum media plantae aponeurofi, ut oritur ab ea viue ur N portio ad digiti primum parvorum pertinens O ejus tendo, quod poftremum abit in cornua P Q duo R portio ad digitum fecundum partorum pertinens S ejus tendo, ad poftremum eodem modo bicornis T portio pertinens ad tertium U ejus tendo, pariter bicornis ad poftremum V tendo ad quartum pertinens, fimiliter ad poftremum bicornis

W Pars tendinea, quae oritur ab offi cubiformis tubere imo, & abit in principia Flexoris brevis digiti minimi a, Interoffei ejusdem Z, & Interoffei fecundi digiti tertii parvorum X

X Y Interoffeus fecundus digiti tertii parvorum Y extremum tendineum, infertum offi primo digiti illius

Primi adeft quoque ab altero latere portio, inter Lumbricalem tertium, & os metatarfi ofque primum digiti hujus Confer Fig 22 γ

Z Interoffeus digiti minimi cujus ex remum apparet inter Lumbricalem quartum, & os primi ordinis ejusdem minimi Confer Fig 22 ε

a b Flexor brevis digiti minimi b extremum tendineum, infertum offi primo minimi

c d e f Lumbricales c quartus, d tertius, e fecundus, f primus Confer Fig 20 Z X W S

g g h Tranfverfalis pedis h principium tendineum Confer Fig 21 f

i Interoffeus fecundus digiti fecundi parvorum

Primi quoque portio ab altero latere adeft, inter Lumbricalem fecundum & os metatarfi ofque primi ordinis digiti hujus Confer Fig 22 s

k Interoffeus fecundus digiti primi parvorum

Primi portio ab altero latere quoque adeft, inter Lumbricalem primum & os metatarfi ofque primi ordinis hujus digiti Confer Fig 22 m

l m Tendo Flexoris longi digitorum, m infertus offi tertio Supra quoque ab illo tendinis Flexoris brevis digitorum latere, quo fpectat pollicem, adeft pars hujus tendinis Flexoris longi Idem tendo in reliquis digitis parvis Confer Fig 20 N O P Q

---

n o Tendo Flexoris longi pollicis, o infertus pollicis offi ultimo.

p Adductor pollicis

q q Flexoris brevis pollicis pars ad os fefamoideum interius pertinens

r s t Extremum tendineum commune Flexoris brevis pollicis, Adductorifque, & Tranfverfalis pedis s hac parte infertum offi fefamoideo interiori, t hac conjunctum cum ligamento, quod ab offe fefamoideo interiore pertinet ad os primum pollicis, cum eoque cidem offi infertum

u Ligamentum, quod ab offe fefamoideo interiore pollicis pertinens ad os ejus primum, conjungit fe cum parte illa extremi communis Flexoris brevis pollicis, Adductorifque, & Tranfverfalis pedis, quae Adductoris eft

v Pars portionis, quam aponeurofis plantae media dat principiis Flexoris brevis pollicis Confer Fig 18 H

w x y Flexoris brevis pollicis pars ad os ejus fefamoideum exterius pertinens x hac parte adjungit fe tendini Abductoris pollicis, y hic inferit offi fefamoideo

### FIGURAE XX

Secundus ordo Mufculorum, remotis, Abductore digiti minimi, maxima parte Abductoris pollicis, Flexore brevi digitorum pedis

A B Tendo Flexoris longi digitorum pedis B nodus quo fe ad calcaneum attinet C D E F G Caput, quod ad Flexorem digitorum longum in planta accedit, e duabus a principio conftans portionibus, C & D Partis alterius C, origo E a calcaneo Alteri D, tanta tendine F incipit, G a calcaneo oriente H Portio, quam tendo Flexoris longi digitorum adjungit continuatque tendini Flexoris longi pollicis I K L M quatuor tendines, in quos una cum capite, quod ad ipfum accedit abit tendo Flexoris longi ad digitos quatuor parvos pertinent N O P Q, per longitudinem quodammodo fiffi, R in tertique offibus tertius

S T V Lumbricalis primus, T oriens a tendine primo & fecundo Flexoris longi digitorum V tendo ejus ex quo & reliquorum tendo i eligitur

W Lumbricalis fecundus

X Y Lumbricalis tertius, Y oriens a tendine fecundo & tertio Flexoris longi digitorum

Z a Lumbricalis quartus, a oriens a tendine tertio & quarto Flexoris longi digitorum

b c d e Tendo Flexoris longi pollicis pedis, c hic portione a Flexoris longi digitorum pedis tendine accepta auctus, dein d per longitudinem quodammodo fiffus, e poftremum e fertus eft offi ultimo pollicis

f g h Tendo Tibialis poftici f nodus ejus, qua ad caput tali applicatus g h e fubtus offi naviculari infertus h hic infertus cuneiformi magno

i k Tendinis Tibialis antici extrema duo, quorum alterum i in tertium offi cuneiformi magno alterum k pertinet ad os metatarfi pollicis

l Pars portionis, quam aponeurofis plantae media dat principiis Flexoris brevis pollicis Confer Fig 18 H

m n Tendo Abductoris pollicis, truncatus n extremum in, quo fe cum ligamento quod ab offe fefamoideo pollicis exteriore pertinet ad os ejus primum, conjungit, infertque offi primo pollicis

o Ligamentum, quod ab offe fefamoideo exteriore pollicis pertinet ad os ejus primum, conjunctum cum extremo tendinis Abductoris pollicis

p q r Flexoris brevis pollicis pars, quae ad os fefamoideum pollicis exterius pertinet q hac parte adjungit fe tendini Abductoris pollicis r hic infert fefamoideo exteriori

r s Flexoris brevis pollicis pars, quae pertinet ad os fefamoideum interius pollicis

t t Adductor pollicis

u v w Extremum tendineum commune Flexoris pollicis brevis, Adductoris pollicis, & Tranfverfalis pedis v hic infertum offi fefamoideo interiori pollicis, w hic conjunctum cum ligamento, quod ab offe fefamoideo interiori pollicis pertinet ad os primum pollicis, eique offi cum ligamento illo infertum

x Ligamentum, quod ab offe fefamoideo interiore pollicis pertinet ad os primum pollicis, & conjunctum eft cum extremo tendine Adductoris pollicis

y Tendo Peronei brevis

z α β Tendo Peronei longi α nodus, qua juxta calcanei eminenti m incedit β nodus alter qua fe ad os cubiforme inflectit

γ δ ε Ligamentum, quod a calcaneo oriens ε, infert fe cubiformi eminentiæ, ad quam fe inflectit tendo Peronei longi s hac parte infertum eminentiae illi

ζ Pars tendinea, quae oritur a cubiformis tubere imo, abitque in principia Flexoris brevis digiti minimi, Interoffei ejufdem, & Interoffei fecundi digiti tertii parvorum n Excurfus ligamenti, cui γ infcripta, qui adjungens fe parti tendineae mododictae ζ, cum ea efficit partem tendineam communem δ, quae accedit ad principia Flexoris brevis digiti minimi, Interoffei ejufdem digiti, utriufque Interoffei digiti tertii parvorum, Adductoris pollicis

i x Flexor brevis digiti minimi, x extremo tendineo infertus offi primo digiti minimi

λ Interoffeus digiti minimi Ejus extremum tendineum, quod infertum offi primo hujus digiti, apparet inter Lumbricalem quartum & os primi ordinis digiti hujus confer Fig 22 ε

μ ν Interoffeus fecundus digiti tertii parvorum ν extremum tendineum, infertum offi primo digiti illius

ξ Interoffeus primus digiti tertii parvorum, cujus Interoffei extremum tendineum, infertum offi primi ordinis ejufdem digiti, adeft inter Lumbricalem tertium & os metatarfi ofque primi ordinis digiti hujus confer Fig 22 γ

o Interossei secundi digiti secundi parvorum extremum tendineum, insertum ossi primi ordinis digiti illius.

Ab altero hujus digiti latere, pariter adest extremum tendineum Interossei primi hujus digiti, inter Lumbricalem communem, & os metatarsi osque primi ordinis digiti illius. Confer Fig 22 s

π Interossei secundi digiti primi parvorum extremum tendineum, insertum ossi primi ordinis digiti illius.

Ab altero quoque hujus digiti latere est extremum tendineum Interossei primi, inter Lumbricalem primum, & os metatarsi osque primi ordinis digiti illius. Confer Fig 22 m.

## FIGURAE XXI

Musculorum ordo tertius, remotis, capite, quod ad Flexorem digitorum longum in planta accedit, tendine Flexoris longi digitorum pedis, Lumbricalibus, tendine Flexoris longi pollicis pedis

A Tendo Peronei brevis

B C D Tendo Peronei longi C nodus ejus, qua ad calcaneum applicatus D nodus alter, qua se ad cubiforme inflectit. Caeterum inter r & l portiones, quae insertae ossi cuneiformi magno confer Fig 22 g h

E F G H I Tendo Tibialis postici, E hic truncatus F nodus, qua ad calcaneum applicatus G hic subtus naviculam insertus, H hic insertus ossi cuneiformi magno I portio, quae se inserit ossi cuneiformi tertio, excurritque praeterea ad os metatarsi secundum, & ad tertium, datque portionem Flexori pollicis brevi

K L M M Ligamentum, quod a calcaneo I oriens, pertinet ad os cubiforme, hic M M insertum et

N Pars tendinea, quae oritur a cubiformis tubere imo, abitque in principia Flexoris brevis digiti minimi, Interossei ejusdem, & Interossei secundi digiti tertii parvorum O Excursus ligamenti, cui K inscribi, qui adjungens se parti tendineae modo dictae N, cum ea efficit partem tendinam communem P, quae accedit ad principia Flexoris brevis digiti minimi, Interossei ejusdem, utriusque Interossei digiti tertii parvorum, Adductoris pollicis

Q R Flexor brevis digiti minimi, R extremo tendineo insertus ossi primo digiti illius minimi

S Interossei digiti minimi Juxta T extremum tendineum, insertum ossi primi ordinis

U V Interosseus secundus digiti tertii parvorum V extremum tendineum, insertum ossi primi ordinis

W X Interosseus primus digiti tertii parvorum X extremum tendineum, insertum ossi primi ordinis

Y Z Interosseus secundus digiti secundi parvorum Z extremum tendineum, insertum ossi primi ordinis

a b Interosseus primus digiti secundi parvorum b extremum tendineum, insertum ossi primi ordinis

c d Interosseus secundus digiti primi parvorum d tendo, insertus ossi primi ordinis

e tendo Interossei digiti primi parvorum, insertus ossi primi ordinis

f g h Transversalis pedis g hac parte oritur a capsa articulum digiti tertii parvorum cum suo osse metatarsi continente h principium tendineum i extremum, quod se adjungit extremo tendineo communi pollicis Adductoris Flexorisque brevis

k l m i Adductor pollicis l pars quodammodo separata m pars tendinea principii n tendineum extremum

o p q r s Flexoris brevis pollicis pars, quae pertinet ad os sesamoideum interius pollicis p tenuo a calcaneo q oriens, cujus tendinis pars illut r principium hujus Flexoris r tendineum principium hujus partis Flexoris brevis, oriens ab osse cuneiformi medio s tendinei extremi origo

t u v Extremum tendineum commune Flexori brevi pollicis, Adductorique & Transversali pedis u hic insertum ossi sesamoideo interiori pollicis v hac parte conjunctum cum ligamento, quod ab osse sesamoideo interiore ad os primum pollicis pertinet, cum eoque ossi illi insertum

w Ligamentum, quod ab osse sesamoideo interiore pollicis oritur, seseque inserit ossi primo pollicis, conjunctum cum Adductoris pollicis tendine

x Pars illius portionis aponeurosis plantae mediae, quae abit in principia utriusque partis Flexoris pollicis

y z α Flexoris brevis pollicis pedis pars, quae pertinet ad os sesamoideum exterius pollicis z hac parte accedit ad tendinem Abductoris pollicis α hac inserta ossi sesamoideo exteriori pollicis

β γ δ Truncatus Abductor pollicis γ tendo ejus, extremo suo δ conjunctus cum ligamento, quod ab osse sesamoideo exteriore pollicis pertinet ad pollicis os primum ordinis illi insertus

ε Ligamentum, quod ab osse sesamoideo exteriore pollicis pertinet ad pollicis os primum ordinis, conjunctum cum tendine Abductoris pollicis

ζ η Duae portiones extremae tendinis Tibialis antici quarum altera, ζ, inserta ossi cuneiformi magno altera, η, ad os metatarsi pollicis pertinent

## FIGURAE XXII

Ordo quartus Musculorum, remotis, tendine Tibialis postici, ligamento, quod a calcaneo oriens, pertinet ad os cubiforme, Flexore brevi digiti minimi, Transversali pedis, Adductore pollicis, Flexore brevi pollicis, ligamentis, quae ab ossibus sesamoideis ad os primum pollicis pertinent, Abductoriis pollicis extremo.

a Tendo Peronei brevis

b c d e f g h i Tendo Peronei longi. c nodus, qua applicatus ad calcaneum d nodus insignior, qua se flectit ad cubiformis eminentiam e extremum ossi metatarsi pollicis insertum f portio a tendine abscedens, in duasque partes abiens g h, insertas ossi cuneiformi magno i portio a tendine abscedens, inserta ossi metatarsi secundo.

k l Extrema duo tendinis Tibialis antici quorum alterum k insertum cuneiformi magno, alterum l ossi metatarsi pollicis

m n o Interosseus primus digiti primi parvorum n ortus ejus ab osse metatarsi secundo o tendo, insertus ossi primi ordinis

p q r Interosseus secundus digiti primi parvorum q principium tendineum, oriens ab osse metatarsi secundo & tertio r tendo, insertus ossi primi ordinis

s t u Interosseus primus digiti secundi parvorum t ortus ejus ab osse metatarsi tertio u tendo, insertus ossi primi ordinis

v w x Interosseus secundus digiti secundi parvorum w ortus ejus ab osse metatarsi tertio x tendo, insertus ossi primi ordinis

y z α Interosseus primus digiti tertii parvorum z ortus ejus ab osse metatarsi quarto α tendo, insertus ossi primi ordinis

β γ δ Interosseus secundus digiti tertii parvorum γ ortus ejus ab osse metatarsi quarto δ tendo, insertus ossi primi ordinis

ζ η Interosseus digiti minimi ζ ortus ejus ab osse metatarsi quinto η tendo, insertus ossi primi ordinis

## FIGURAE XXIII

Syntaxis ossium pedis extremi, ab inferiore parte. Haec addita, ut ex ea ossium partes, quae in praecedentibus pedis extremi Figuris exstant, intelligerentur, praeterquam quod etiam ob hoc addenda erat, quod in Sceleti figuris exhiberi non potuit

A B C D E Calcaneus B tuber, quod calcem efficit C tuberculum laevi cartilagine crustatum, quod sustinet tendinem Peronei longi D eminentia, a qua subtus oritur ligamentum K Fig 21 E sinus, per quem incedit tendo Flexoris longi pollicis

F G H Talus G H caput laevi cartilagine crustatum, cujus capitis pars G ad articulum cum calcaneo pertinet, pars autem H committitur cum ligamento, quod a calcaneo ad naviculare sub hoc capite deductum

I K L Os cubiforme K eminentia, secundum quam incedit tendo Peronei longi L tuberculum eminens, laevi cartilagine crustatum, ad quod admotus nodus insignis ejusdem illius tendinis

M N Os naviculare N tuber eminens, cui tendo Tibialis postici inseritur

O P Q Os cuneiforme magnum P eminentia, cui tendo Tibialis postici inseritur Q eminentia, cui inseritur pars tendinis Tibialis antici, k Fig 22

R Cuneiforme minus

S T Cuneiforme medium T tuberculum, a quo oritur tendineum principium Flexoris brevis pollicis, r Fig 21

U V W X Os metatarsi primum, id est, pollicis V pars, cui inseritur pars tendinis Tibialis antici, l Fig 22 W superficies, cui inseritur tendo Peronei longi X Caput anterius, laevi cartilagine crustatum

Y Z Ossa sesamoidea, apposita ad articulum pollicis cum suo metatarsi osse Y exterius, Z interius

a f b f c f d e f Ossa metatarsi digitorum parvorum a primi, b secundi, c tertii, d quarti cujus e tuber eminens f f f f capita anteriora, laevi cartilagine crustata

g l i k l In Ossa primi ordinis, g pollicis, h i k l digitorum parvorum in orbita laevi cartilagine crustata qualis & in reliquis

n o p q r Ossa secundi ordinis digitorum parvorum r orbita laevi cartilagine crustata qualis & in reliquis

s t Os ultimum pollicis t tuberculum extremum, quale & in ossibus ternis digitorum parvorum

u v w x Ossa tertia digitorum parvorum

## FIGURAE XXIV

Musculi sub pectore, una cum parte proxima thoracis, ex interiore parte

a b c d e f g h i k l m n o p q r s t u v w Triangularis sterni a caput, oriens a costa tertia, b principio c origo a cartilaginea parte costa, d ab ossea e Caput, oriens a costa quarta, f principio tendineo g origo ab ossea parte costae, h a cartilaginea i Caput, oriens a costa quinta, k principio tendineo l origo a cartilaginea parte costae, m ab ossea n Pars tendinea communis duorum capitum superiorum, quae in aliis conjuncta cum a parte tendinea capitis inferioris, in aliis separata o ossi ab ossea, inserta, p extremae cartilagini costae quartae, q ossi pectoris inter extremas cartilagines costae quartae & quintae, r extremae cartilaginei costae quintae, s ossi pectoris inter extremas cartilagines costae quintae & sextae, t extremae cartilagini costae sextae, u septimae, v ossi cartilaginis mucronatae, w ipsi cartilagini mucronatae

x y z α Musculus, Triangulari sterni hic respondens, nonnunquam inventus y origo ejus ab ossea parte costae secundae, z a cartilaginea α extremum tendineum, insertum cartilagini costae tertiae

β γ δ ε ζ η θ Costae β secunda, γ tertia, δ quarta, ε quinta, ζ sexta, η septima, θ octava μ λ μ μ ν ν ξ ξ ο Extrema cartilaginea costarum illarum

π ε σ τ Os pectoris π os primum, quod superius ε secundum, quod medium σ tertium, quod inferius, & idem cartilaginis mucronatae τ cartilago mucronata Reliqua autem ossis pectoris hujus praeterea, cum quod ad rem praesentem non pertinet, tum quod in Tabulis ossium explicabuntur

# TABULAE ANATOMICAE UNDECIMAE
# MUSCULORUM HOMINIS
## EXPLANATIO.

Equentibus Tabulis singuli Musculi separatim exhibiti sunt, una cum ossibus, quibus affixi, adjectique; partibusque aliis, ad quas pertinent; ut opportunum visum est. Omnia duplo majora quam in Tabulis superioribus, eodem autem positu, & in quantum in iis exstant, plane eadem: paucis exceptis, ad quae positis alius requirebatur, aut naturalis etiam magnitudo; de quibus suis in locis monitum.

Ossium, & aliarum partium figurae, quae pleraeque omnes tantummodo lineares sunt, aut per se satis cognoscentur, aut ex Tabulis Sceleti, & Ossium: quocirca index non nisi paucis additus.

### MUSCULI PALPEBRARUM AMBITUSQUE OCULI, & SUPERCILII

Adde *Frontalis* Fig 7

#### FIGURAE I
*Orbicularis palpebrarum cum Corrugatore supercilii*

Quia Corrugator supercilii cum Orbiculari palpebrarum ita conjunctus est, ut pro parte ejus haberi possit, una cum eo exhibitus

a *Corrugator supercilii*, accedens ad superiorem & ad interiorem Orbicularis partem A quo Corrugatore extimus Orbicularis margo per canthum minorem genamque fit

b Origo ejus ab osse frontis, in glabella, & capite supercilii, principio uno, latiore.

*In Syntaxi*, Tab II a in capite In prima non apparet principium ejus, utpote sub Frontali delitescens.

c d e f g h i k l m *Orbicularis palpebrarum*

c Principii superioris pars crassior, quae oritur tum ab osse frontis, statim supra priorem partem ossis unguis, tum a vicina parte ossis maxillaris superioris. Ipsa autem origo exhiberi nequivit at facile intelligetur, si conferatur Tab I Sceleti

d Principii inferioris pars crassior, quae in cantho majore oritur ab inferiore parte ligamenti n & in primis subtus ab ora foraminis oculi, facta a processu nasali ossis maxillaris superioris Nequivit pars eripsi ab osse origo hic exhiberi confer autem Sceleti Tab I

e f g Pars crassior, ambitum oculi tenens hoc est, e supercilium, f magnam genae partem, & g quod ab angulo minore usque in tempus est, circum quem angulum fibrae continuae fiunt

h Pars tenuior principii superioris, qua oritur a superiore parte ligamenti n

i Pars tenuior principii inferioris, qua oritur ab inferiore parte ligamenti n

k l Partes tenuiores, quibus palpebrae obductae, quaeque à ligamento n oriuntur, principiis h, i, & suis fibris ultra canthum minorem conveniunt in angulos acutos n, seseque ibi decussant, implicantque

*In Syntaxi*, Tab I m m n o o p q r in capite ubi juxta canthum majorem, porroque in supercilio, tectus Frontali d e f g

n Ligamentum, quod ab osse maxillari superiore, è regione commissurae palpebrarum in cantho majore, ex transverso ad commissuram illam deductum

*In Syntaxi*, Tab I s in capite & Tab II g in capite.

o Os frontis Confer Sceleti Tab I

p Processus nasalis ossis maxillaris superioris. Confer Sceleti Tab I

#### FIGURAE II
*Ciliaris*

a Pars, quae marginem palpebrae superioris tenet, b oriens à ligamento f

c Pars marginem tenens palpebrae inferioris, pariterque oriens d a ligamento f

e Duae illae partes canthum minorem circumeunt continuae

*In Syntaxi*, Tab II h h in capite

f Ligamentum, quod ab osse maxillari superiore, e regione commissurae palpebrarum in cantho majore, ex transverso ad commissuram illam deductum

### AURICULAE

Adde *Attollentem* & *Retrahentes* Fig. 6, & *Attollentem* & *Anteriorem* Fig. 7

#### FIGURAE III.
*Auriculae Attollens, Anterior, Retrahentes, ex interiore parte.*

a b c c *Attollens.*

a Principium tendineum, tenue

b Pars carnea

c c Extremi tendinei insertio, superiori & eidem priori parti eminentiae, quae in dorso cartilaginis auriculae est, qua extrinsecus cavum illud, quod medium inter crura anthelicis

Fibrae prioris magis in anteriora vergunt, quam posteriores in priori

Adde Fig 6 g h, & Fig 7 o p p q

d Eminentia, quae in dorso cartilaginis auriculae est, qua extrinsecus cavum illud, quod medium inter crura anthelicis

e f g *Anterior*

e Principium tendineum

f Pars carnea, abeuns in extremum tendineum, quod insertum dorso g helicis eminentiae illius, quae concham distinguit, excurrens per eam

Adde Fig 7 r r s

h i k l m *Retrahentes*

h Principium tendineum Retrahentis superioris

i Principium tendineum Retrahentis medii, qui hic insignior est, longiusque veniens.

k Venter carneus communis superioris & medii Quod ut in corpore, è quo hanc figuram sumsi, sic in aliis animadverti Venterque ille abit in extremum tendineum, hic insertum inferiori parti dorsi illorum auriculae cavorum, in quae concham helicis eminentia distinguit.

m Retrahentium inferior, ut illo in corpore fuit, insertus dorso inferioris illorum auriculae cavorum, in quae concham distinguit excurrens helicis eminentia.

Adde Fig 6 i k l

#### FIGURAE IV
*Helicis major & minor, Tragicus, Antitragicus*

a b *Helicis major*, principio tendineo oriens a superiore parte partis exterioris acuti helicis processus æ

b Extremo in aliis helici extrinsecus hic insertus, in aliis per exteriorem Attollentis auriculae excurrens

*In Syntaxi*, Tab I O in capite & Tab IX n in capite

c *Helicis minor*, helici d e, ubi illa e concha per priora auriculae adscensura, incisuram habet, extrinsecus adjacens, & altero extremo, infra incisuram illam affixus, altero supra eam

*In Syntaxi*, Tab I E in capite & Tab IX o in capite

f *Tragicus*, oriens à media exteriore parte cartilaginis conchae g, juxta tragum, & ad superiorem partem tragi, vicinamque conchae desinens

*In Syntaxi*, Tab I A in capite & Tab IX p in capite

h k k *Antitragicus*, h oriens ab exteriore parte cartilaginis antitragi i, qua ille maxime eminet k k extremo tendineo insertus margini conchae l, in ipso angulo incisurae, quam cartilago auriculae pone intutragum ad imum helicis habet

*In Syntaxi*, Tab I Π in capite & Tab IX q in capite

#### FIGURAE V
*Transversus auriculae*

a b c c d Pars ad anthelicem pertinens, cujus partis fibrae longiores sunt a b principio tendineo oritur à posteriore parte dorsi a b cavi superioris conchae c c extremo tendineo inserta cavo anthelicis dorso c c, & parva etiam parte eminenti dorso scaphae d

a e e f Pars ad scapham pertinens, è fasciculis constans brevioribus, laxisque conjunctis, & magnam partem tanquam in plures musculos minores distinctus, ac fere tendineus. Oritur à superiore parte dorsi a f cavi superioris conchae e e inserta inferiori parti eminenti dorsi scaphae e e.

Hic in praecedentibus Tabulis exhiberi nequivit.

## CUTIS CAPITIS, FRONTIS SUPER-CILIORUM, DORSI NASI

### FIGURAE VI

*Occipitalis cum Frontali Attollens auriculam, & Retrahentes*

a b b c d e e *Occipitalis*

a Principium tendineum, oriens ab offe occipitis b b, & temporis

c Pars carnea

d e e Aponeurofis, in quam caro abit e e hic Temporalis, qui fubjacet, eam attollit

*In Syntaxi*, Tab V a b c d d in capite & Tab IX a b c d in capite

f *Frontalis*

*In Syntaxi*, Tab V h in capite

Vide Fig 7 a a b &c

g h *Attollens auriculam*

g Principium tendineum, tenuibus fparfifque filis fenfim abfcedens ab Epicranio, rotundi ambitus initio

h Pars carnea, auriculam fubeuns

Adde Fig. 7 o p p q, & Fig. 3 a b c c

*In Syntaxi*, Tab V f g in capite & Tab IX. g h in capite

i k l *Retrahentes* auriculam fubeuntes

i Superior, k medius, principio tendineo orientes ab offe occipitis

l Inferior, pariter ab offe occipitis oriens

Adde Fig 3 h i k l m

*In Syntaxi*, Tab V m n o in capite & Tab IX k l m in capite

### FIGURAE VII

*Frontales cum Comprefforibus narium Auriculae Attollens, & Anterior*

a a b b c d e f g i k *Frontales*

a a Frontalium aponeurofis, quae cum Occipitalibus conjuncti

b b Partes carneae, ovato mucrone incipientes, & circa fuperiorem eandemque medium frontis partem fe conjungentes in unum c

d Pars pe glabellam excurrens, porroque per dorfum nafi, ubi ad poftremum in aponeurofem tenuem abit, quae confiuit cum fimili tenuitate Compref-for um narium, quibus e hic pars implicata, f hac continuata

g Portio, quae accedit ad exteriorem partem principii Levatoris labii fuperioris alaeque nafi in quo refifit

h Mucro, qui fe offi frontis in angulo majore oculi inferit, mox fupra ligamentum, quo angulus major oculi alligatus offi maxillae fuperiori, n Fig 1

i Hic fibrae fe ex latere fecundum fuperculium flectunt ad angulum majorem

k Hac parte ad Orbicularem palpebrarum definit Ubi in aliis animadverfae fibrae, quae fe Corrugatori circa tempus adjungebant, circumeuntes cum eo canthum minorem

*In Syntaxi*, Tab I a a b b c d d e e f f g g h h i a l in capite

l m n n *Compreffores narium*

l Principium, oriens ab exteriore parte radicis alae nafi

m Hic fe in membranae fpeciem extenuat, quae fe cum fimili membraneo Frontalium extremo conjungit, implicatque e, ac fafciculis fubtilibus dorfum nafi confcendit, donec eos dexter finifterque commifceant, n n

*In Syntaxi*, Tab I t u u capite ubi ex parte tectus Levatore labii fuperioris alaeque nafi, x v

o p p q *Attollens auriculam*

o Principium tendineum, p p tenuibus fparfifque filis fenfim abfcedens ab Epicranio

q Pars carnea, auriculam fubeuns

Adde Fig 6 g h, & Fig 3 a b c c

*In Syntaxi*, Tab. I Γ Δ in capite

r r s *Anterior auriculae*

r r Principium tendineum, quod tenuibus fparfifque filis nafcitur ex Epicranio, fupra zygoma fere medium.

s Pars carnea, auriculam fubeuns

Adde Fig 3 e f g

*In Syntaxi*, Tab I Z in capite Et Tab. V k in capite & Tab IX i in capite

t Aponeurofis Occipitalis

*In Syntaxi*, Tab I a

## NASI

Adde *Frontalem* & *Comprefforum narium* Fig 7 & *Levatorem labii fuperioris a'aeque nafi* Fig 10

### FIGURAE VIII

*Depreffor alae Nafi*

a a b Principium, quo oritur ab offe maxillari fuperiore, extrinfecus uoi gingiva, ab alveolis dentium inciforum a a, & canini b.

c c Hic fe inferit circum alae radicem

d Hic fubtus fe inferit, à fepto nafi fecundum foramen nafi, qua is cum labio cohaeret, ufque ad alam.

*In Syntaxi*, Tab III l m in capite, ubi tecta pars Orbiculari oris n Dein Tao II F in capite, ubi magnam partem tectus Nafali labii fuperioris G, & Orbiculari oris H

## ORIS ET LABIORUM, QUORUM ALII ETIAM AD GENAS PERTINENT, ALII AD BUCCAS, ALII AD LOCA, QUAE SUNT A MENTI LATERIBUS

Adde *Latiffimum colli* Fig. 16

### FIGURAE IX

*Depreffores Labii inferioris*

a a. a Origo ab exteriore parte maxillae inferioris, paullo fupra imum ejus marginem, à latere menti

b b Extrema, quae pertinent ad totam prope longitudinem labii inferioris, hoc ubi rubrum effe incipit, definentia

c Hic fe decuffant

Adde Fig 16 m f

*In Syntaxi*, Tab. II K K L M in capite Dein Tab I M M N in capite, ubi majorem partem tecti Deprefforibus angulorum oris Q Q, & fafciculis fubtilibus L L, qui partim procedunt a Zygomaticis majoribus, partim à Depref-foribus angulorum oris veluti abludunt

d e Orbicularis oris pars, quae eft in subro margine labiorum Haec addita, quo appareat, quomodo Depreffores labii inferioris ad eam in labio inferiore definant.

### FIGURAE X

*Levator labii fuperioris alaeque nafi Levator labii fuperioris Portio ab Orbiculari palpebrarum accedens ad labium fuperius Zygomaticus minor, & major Depreffor anguli oris Nafalis labii fuperioris Orbicularis oris*

H omnes fimul exhibiti, quod ideo cohaerent inter fe

a b c *Levator labii fuperioris alaeque nafi*

a Origo a proceffu nafali offis maxillaris fuperioris, juxta canthum majorem oculi, principio tendineo.

b Extremum, quod per labium fuperius juxta nafi latus decurrit per priora Nafalis labii fuperioris, fenfim extenuatum, perque labium evanefcens Ubi juxta alam nafi procedit, fafciculo inferere folet fuperiori ejus parti juxta genam quod exhiberi hic non potuit

c Portio tenuis, quam per pingue lateris nafi demittit ad alam, eam verfus paull tum evanefcentem

d Portio, quae ad exteriorem ejus partem accedit a Frontali, g Fig 7 à quo refcifia

*In Syntaxi*, Tab I w x y in capite ubi principium ejus ex parte tectum Orbiculari palpebrarum q

e e f *Levator labii fuperioris*

e e Principium fimplex, quo in gena fupra foramen, quod infra orbem offeum orti h eft, oritur, fecundum inferiorem partem orbis illi h

f Extremum, quod per labium fuperius fuper Orbicularis oris partem, quae a Nafali labii fuperioris efficitur, excurrens, infigniter extenuat in fenfim eva-nefcit Ii fine conjungit fe cum Levatore labii fuperioris alaeque nafi

*In Syntaxi* Tab I z A in capite ubi principium ejus tectum Orbiculari palpebrarum q m

g h *Portio ab Orbiculari palpebrarum accedens ad labium fuperius*

g Hic refcifia ab Orbiculari illo

h Extremum, quod fe mox ab altera parte adjungit ad Levatorem labii fuperioris, poft ad alterum ad Zygomaticum minorem, & cum iis fe per labium fuperius extenuat, definitque

*In Syntaxi*, Tab I B in capite

i k *Zygomaticus minor*

i Ortus a priori parte lateris externi offis jugalis, aliquanto infia quam a medio lateris illius altitudine

k Extremum extenuatum, quo per labium fuperius fupra Orbicularem oris excurrit, ut proxime praecedentes

*In Syntaxi*, Tab I C in capite ubi principium contectum eft Orbiculari palpebrarum m

l m n *Zygomaticus major*

l Origo ab externo latere offis jugalis, paullo fupra ejus marginem inferiorem, ibi ubi proceffum pofteriorem inchoat.

m Hic abit in Deprefforem anguli oris

n Subtiles fafciculi, qui per exteriori primum Dep(fforis anguli, dein Deprefforis labii inferioris, excurrunt, a latere anguli per proximam labii inferioris partem in latus oppofitum.

Adde Fig 13 a b c d

*In Syntaxi*, Tab. I E F G in capite ubi principium ex parte tectum Orbiculari palpebrarum m

o o m *Depreffor anguli oris*

o o Origo, ab exteriore parte imi marginis maxillae inferioris, à latere menti.

m Extremo fuo fe exteriore parte continuat Zygomatico majori

Adde Fig 11 a b c, & Fig 12 e f g, & Fig 13 f g h i

*In Syntaxi*, Tab I Q R R S in capite

p Subtiles fafciculi, a Depreffore anguli velut abludentes, unaque cum fimilibus Zygomatici majoris n, per exteriora Depref foris labii inferioris excurrentes

*In Syntaxi*, Tab I L in capite

q r *Nafalis labii fuperioris*, qui pro capite ad Orbicularem oris accedente haberi poteft.

q Pnn-

q Principium, oriens in globo nasi ab apice cartilaginis, è qua cum pare ejus
g globus ille majorem partem sit indeque continuo secundum marginem septi,
ex ejus involucris, usque qua labium septo continuatum

r Hic se ad Orbicularem oris adjungit
Adde Fig 11 f
*In Syntaxi*, Tab II G in capite Dein Tab I H in capite ubi (ut hic)
ex parte tectus, extremo Levatoris labii superioris alteque nasi y, Levatoris labii
superioris A, portionis ab Orbiculari palpebrarum accedentis B, Zygomatici
minoris C

s t *Orbicularis oris*
t Pars, quae est in rubro margine labiorum
Adde Fig 11 gh 11, & Fig 12 h 1, & Fig 13 m o, & Fig 14 fg h 1 k l
*In Syntaxi*, Tab I I KK in capite ubi (ut hic) in labio inferiore tectus est
Zygomaticis majoribus L L, & Depressoribus labii inferioris I Q L Q.

u *Depressor labii inferior* s, hic magnam partem tectus Depressore anguli
oris o o m itemque subtilius fasciculis, ab eo veluti abludentibus p, & excurrente portione tenui Zygomatici majoris n, ut in *Syntaxi*, Tab I M N
tectus Q L in capite
Vide Fig 9 a a b c
Ex sinistris his dextri facile cognoscentur

## FIGURAE XI

*Zygomaticus major Depressor anguli oris Levator anguli*
*Nasalis labii superioris Orbicularis oris*

k l m *Zygomaticus major*
l Hic resecta pars exterior, quae se continuat Depressori anguli, & excurrit
per labium inferius Confer n o Fig 10
m Pars tenuis, quae decurrit pone continuationem Depressoris Levatorisque
anguli oris, c Fig 13
1 b *Depressor anguli oris*
b Hic resecta pars exterior, quae se continuat Zygomatico majori Confer
o o m Fig 10
c Pars, quae abit in Nasalem labii superioris, inque exteriorem partem Orbicularis oris, qua labium superius ab oris angulo juxta os ambit. Jacet haec
pars Depressoris sub fibris Zygomatici majoris, n Fig 10, his remotis
Adde Fig 12 c l g, & Fig 13 f g h i
d d e *Levator anguli oris*, hic a principio quodammodo biceps
a d Origo a fossula, quae in priori parte ossis maxillaris superioris, inter dentes molares primos & foramen, quod infra orbem osseum oculi est
e Hae parte se continuat Depressori anguli.
Adde Fig 12 a b c d
*In Syntaxi*, Tab II BC in capite Dein Tab I DD in capite, ubi tectus Zygomatici majoris parte exteriore G, quae se continuat Depressori anguli oris, &
per labium inferius excurrit tectus & Zygomatico minore C, & portione ab Orbiculari palpebrarum accedente ad labium superius B, & Levatore labii superioris A
f *Nasalis labii superioris*, nudus qui se ad Orbicularem oris in labio superiore adjungit, continuatque Depressori anguli oris c
Vide Fig 10 q r
*In Syntaxi*, Tab II G in capite
g h 1 1 *Orbicularis oris*
g Pars, quae est in labio superiore, hic continuatio Depressorum anguli oris e
1 Pars, quae in labio inferiore
1 1 Partes, quae in rubro margine labiorum
Adde Fig 12 h 1, & Fig 13 m o, & Fig 14 f h 1 k l
*In Syntaxi*, Tab III n o p p q r s in capite Dein Tab II H I I in capite,
ubi in labio inferiore tectus Depressoribus labii illius KKM Dein Tab I IKK
in capite, ubi in labio inferiore tectus est Depressoribus labii inferioris LQ LQ,
& Zygomaticis majoribus L L

## FIGURAE XII

*Levator anguli oris, Depressorque Orbicularis oris*

a b c d *Levator anguli oris*
a b Quodammodo biceps à principio
c Pars ejus, quae se continuat interiori parti Depressoris anguli oris
d Pars, quae ad exteriorem partem Orbicularis oris accedit, qua se per
labium inferius flectit
Vide Fig 11 d d e.
e *Depressor anguli oris*
f Hinc resecta Depressoris pars exterior, quae ex parte se continuat Zygomatico majori, in Fig 10, & b Fig 11, ex parte accedit ad Orbicularem oris,
c Fig 11
g Pars interior, quae Levatori anguli oris continuata
Vide Fig 10 o a m
h 1 *Orbicularis oris*
h Pars, quae est in labio inferiore, hic continuatio Levatorum angulorum
oris d
1 Pars, quae in labio superiore
Vide Fig 11 g h 1
k Nasalis labii superioris Vide Fig 11 f
l Hic Orbicularis oris truncatus est, remotaque illa ejus pars, quae Levatorem anguli oris tegit in Fig 11
m Zygomaticus major, ut Fig 11 k l m

## FIGURAE XIII

*Zygomaticus major Depressor anguli oris.*
*Orbicularis oris Buccinator*

a b c d e *Zygomaticus major*

---

b Hic resecta pars exterior, quae se continuat Depressori anguli, & excurrit
per labium inferius ut Fig 11 l
c Pars tenuis, quae decurrit pone continuationem Depressoris Levatorisque
anguli oris eadem, quae Fig 11 m Eaque deinde
d se potissimum adjungit exteriori parti Buccinatoris, cum eoque pergit ad
Orbicularem oris, ejus deinde partem in labio superiore efficiens
e praetereaque aliqua parte se deorsum curvat, continuatque interiori parti
Depressoris anguli oris
f g h 1 *Depressor anguli oris*
g Hinc, ut Fig 12 f, resecta pars exterior, quae ex parte se continuat Zygomatico majori, m Fig 10, & b Fig 11, ex parte accedit ad Orbicularem oris,
c Fig 11
h Hic resecta pars interior, quae continuata Levatori anguli, g Fig 12
1 Pars, quae id interiorem partem Orbicularis oris in labio superiore accedit
k k *Buccinator* Vide Fig 14 a &c
l Nasalis labii superioris, k Fig 12
m Orbicularis oris pars, quae est in labio superiore, i Fig 12
n Hic truncata, ut 1 Fig 12
o Orbicularis oris pars, quae est in labio inferiore, h Fig 12
p Hic truncata, ubi ad eam extrinsecus accedit pars Levatoris anguli, d
Fig 12

## FIGURAE XIV

*Buccinator Orbicularis oris*

a b c d e *Buccinator*
b Pars, quae abit in Orbicularis oris partem, quae est in labio superiore
c Pars, quae abit in Orbicularis oris partem, quae est in labio inferiore
d Buccinatoris fasciculus, qui ad labium superius procedit, accedit tone ibi ad
interiorem partem Orbicularis
e Hac parte Buccinator continuat se portioni k l, ad Orbicularem oris accedenti
Vide Fig 13 k k, & adde Fig 23 Tab XII
*In Syntaxi*, Tab III v w x y z in capite Dein Tab II z in capite, ubi
parte tectus Levatore anguli oris B, & Depressore E, pars pone Masseterem i
delitescit Dein Tab I T in capite, ubi pariter tectus Levatore anguli oris D,
& Depressore Q S, & pone Masseterem V delitescit, & praeterea tectus Zygomatico majore E G, & Latissimo colli δ γ γ
f g h 1 *Orbicularis oris*
f Pars, quae in labio superiore oris
g Hic resectus Depressor anguli oris, qua abit in exteriorem partem Orbicularis oris, qua is labium superius ab angulo oris juxta os ambit, c Fig 11
h Pars, quae est in labio inferiore
1 Hic subit fasciculum d, & continuatur Buccinatori Extrinsecus autem accipit partem Levatoris anguli, d Fig 12, hic remotam
k l Portio, quae ad Orbicularem oris accedit, procedens à maxilla inferiore
k Origo ejus ab exteriore parte maxillae inferioris, infra eminentem alveolum dentis canini
l Hinc porro se continuat Buccinatori
Adde Fig 11 g h 11 & f, & Fig 12 h 1 d & k, & Fig 13 m o 1 & l
*In Syntaxi*, Tab III t u in capite, ubi primum initium tectum Levatore
menti β Dein Tab II N O in capite, ubi inter Depressorem labii inferioris K J & Depressore anguli oris partem E in capite caeterum tectus ibi utroque, & quae ibi
nuda pars, ea in Tab I Depressor anguli Q R R S in capite, subjecta

### MENTI

## FIGURAE XV

*Levatoris menti*

a Principium oriens a priori parte maxillae inferioris, mox infra marginem
ejus superiorem, ab alveolo incisoris lateralis, ab eoque ab altera parte usque ad
alveolum incisoris medii, ab altera usque ad caninum alveolum
b Hic ad se mutuo curvati, se in mento commiscent, partimque continuant.
c Fasciculi, quos pingui mento immiscent
*In Syntaxi*, Tab III β β γ δ in capite, ubi a principio tecti Orbiculari oris 1
Dein Tab II N O in capite, ubi pars major subjecta Depressoribus labii inferioris K K Dein Tab I O P in capite, ubi pariter pars major subjecta Depressoribus labii inferioris M M

### ORIS, LABII INFERIORIS, VICINAE MALAE, AURICULAE, CUTIS COLLI QUAE EST INFRA MALAM, USQUE IN PECTUS ET HUMERUM

## FIGURAE XVI

*Latissimus colli, cum Depressore labii inferioris*

a a a &c *Latissimus colli*
a a 1 Principium e tenuibus magnamque partem sparsis fasciculis constans
quo in pectore infra claviculam, & in humero incipit
b.b b Fasciculi, qui in quibusdam hominibus in latere colli accedunt
c c Fasciculi sparsi, quibus in mala evanescentibus desinit
d Fasciculus, qui per exteriorem partem Depressoris anguli oris porrectus
angulum illum versus
e e Pars tenuis, quae subit Depressorem anguli oris, cum eoque decurrit,
seseque conjungit
f Hic portionem dat Depressori labii inferioris
g g Hic se maxillae inserit, infra ortum Depressoris anguli oris.

h h Hic maxilla, quam conscendit, eminet
1 k Hic eminent, 1 Sternomastoideus, k Cleidomastoideus, quos vestit
ll Hic clavicula eminet.
*In Syntaxi,* Tab I Ω &c in collo
m *Depressor labii inferioris* Vide Fig 9 a a b c
n Depressor anguli oris hic truncatus

*PALPEBRAE SUPERIORIS GLOBI OCULI*

### FIGURAE XVII

*Syntaxis Musculorum, qui in cavo osseo oculi sinistri collo-*
*cati sunt, a superiore parte exhibita, una cum tarso*
*palpebrae superioris, globo oculi, nervo optico,*
*cartilagine orbiculi Obliqui superioris*

a Levator palpebrae superioris. Vide Fig 21 A principio ex parte subjacet Obliquo superiori Confer Figuram eandem
b Tarsus palpebrae superioris
c Rectus attollens, qui Levatori palpebrae magnam partem subjacet Vide
& confer Fig 23
g Rectus deprimens Vide Fig 18 d d, & Fig 19 1 k
f Rectus abducens Vide Fig 18 a b, & Fig 19 a b c d Ex parte in fine
subjacet Levatori palpebrae superioris Fig 18 Ab initio Recto attollenti confer Fig 18 Itemque nervo optico vide Fig 18
d Obliquus superior, cum cartilagine orbiculi, circa quam se tendine suo
inflectit Vide Fig 22 Tendo in fine subjacet Levatori palpebrae superioris,
& Recto attollenti Confer Figuram eandem
e Rectus adducens, subjectus Obliquo superiori Vide Fig 18 c, & Fig
19 e f g h
h Obliquus inferior Vide Fig 19 l l m
i Globus oculi Vide Fig 18 g
k Nervus opticus, truncatus Vide Fig 18 i
Initia Obliqui superioris, Levatoris palpebrae superioris, Recti attollentis,
ambiunt nervum opticum quemadmodum ab inferiore parte initia Recti abducentis, deprimentis, adducentis, Fig 20

### FIGURAE XVIII

*Remotis Musculis primae figurae proxime praecedentis, Levatore*
*palpebrae superioris cum tarso, Recto attollente, Obliquo supe-*
*riore cum cartilagine orbiculi sui, proxima facies exhibita*

a b Rectus abducens b tendo scleroticae insertus Principium crassius
jacet sub nervo optico Vide Fig 19 c
c Rectus adducens Caput crassius subjacet nervo optico Confer Fig 19 f
d d Rectus deprimens Vide Fig 19 1 k
e f Obliquus inferior Vide Fig 19 l l m
Ejus extremum latum e scleroticae innexum, in externo globi latere, inter
nervum opticum, & mediam rotunditatem n, quae inter eum & corneam intercedit
g h Globus oculi h cornea
i Nervus opticus

### FIGURAE XIX

*Musculos eosdem exhibet, quos Figura octava & decima,*
*remoto globo oculi cum nervo optico*

a Rectus abducens, c caput principium, ab initio tendineum, a Fig 26
b caput gracilius, tendineum, c Fig 26 d tendo, in quem abit Confer Fig
18 a b
c Rectus adducens f caput principium, majorem partem tendineum, a
Fig 25 g caput gracilius, tendineum, b Fig 25 h tendo, in quem abit
Confer Fig 18 c
i Rectus deprimens, qui a principio subjacet Recto abducenti a, & addu-
centi e k tendo, in quem abit Confer Fig 18 d d
l l Obliquus inferior m principium tendineum Confer Fig 18 e f

### FIGURAE XX

*F s Syntaxis Figurae octavae decimae, ab inferiore parte exhibita*

a Rectus adducens c caput crassius, majorem partem tendineum, a Fig
25 b tendo, in quem abit Confer Fig 18 c, & Fig 19 e
d e f Rectus abducens e caput gracilius, tendineum, c Fig 26 f tendo,
in quem abit Confer Fig 18 a, & Fig 19 a
g g Rectus deprimens Vide Fig 24 & confer Fig 18 d d, & Fig 19 1 k
h Obliquus inferior i principium tendineum Extremo suo subit Rectum
abducentem d Confer Fig 18 e f, & Fig 19 l l m
l l Globus oculi l cornea
m Nervus opticus

### FIGURAE XXI

*Levator palpebrae superioris*

a a Principium tendineum, quo i principio cum Recto attollente oculi cohaeret, unaque cum eo & oritur a superiore, & à proxima interiore parte foraminis ossis multiformis, quo nervus opticus cavum osseum oculi intrat, & subtus etiam cohaeret cum vagina nervum opticum continente, portionibus tendineis exiguis, tanquam excursu quodam tendineo
b Pars carnea

c Aponeurosis, in quam abit, pertinens ad palpebrae superioris cartilaginem, cui tarsi nomen
d Tarsus palpebrae superioris
e e Globus oculi
f f Nervus opticus
*In Syntaxi,* Fig 17 a, ubi principium ejus ex parte subjacet principio
Obliqui superioris d
Adde & Fig 27 a

### FIGURAE XXII

*Obliquus superior*

a Principium tendineum, quo oritur à superiore & eadem laterali extenore
parte ambitus foraminis, quo nervus opticus intrat, & subtus etiam quodam
veluti excursu tendineo cum vagina nervi optici cohaeret.
b Venter carneus.
c Tendo, qui d curvat se circum cartilaginem orbiculi, quem transit post
recurrit ad superiorem partem globi, ad quem appropinquans latescit & ex-
tenuatur, ad postremumque se scleroticae oblique inserit e, & quidem, si
globum a priore parte in posteriorem metiaris, paullo post mediam summam
partem ejus si per transversum, aliquanto ultra medium, in latus externum i
f Cartilago orbiculi alterius, ossi frontis juxta canthum majorem sub su-
perculo affixa quem tendo Obliqui superioris transit
*In Syntaxi,* Fig 17 d, ubi tendo sub Levatore palpebrae superioris a primum, dein Recto attollente, incedit Adde Fig 27 d
g h Globus oculi h cornea
i Nervus opticus

### FIGURAE XXIII

*Rectus attollens*

a a Principium tendineum, quod ab initio cohaeret cum Levatore palpebrae
superioris, unaque cum eo oritur ab interno latere partis superioris foraminis
optici praetereaque a margine ossis multiformis, qui inter foramen optici, &
quod mox infra illud sequitur, medius & subtus etiam exiguis portionibus tendineis, tanquam tendineo quodam excursu, cohaeret cum vagina nervi optici
b Venter carneus
c Superficies tendinosa, qua tendo d hic incipit, scleroticae extremo suo
innexus
*In Syntaxi,* Fig 17 c, ubi ex parte tectus Levatore palpebrae superioris a
Adde Fig 27 b c c
e f Globus oculi f cornea.
g Nervus opticus

### FIGURAE XXIV

*Rectus deprimens, ab inferiore parte*

a Principium tendineum, nihil quicquam cum optici nervi vagina cohaerens,
oriensque ab inferiore & eadem cavum osseum oculi respiciente parte portionis
osseae, quae foramen optici, & quod mox infra illud sequitur, discriminat
Animadverti & ex qua parte oriens a ligamento illo, quod a latere inferiore is
parte foraminis optici, qua respicit foramen, quod mox infra sequitur, perti
net ad illius foraminis marginem oppositum, qua foramen illud rotundum est,
juxta principium rimae, in quam abit, marginem inferiorem
b Venter carneus
c Superficies tendinosa, qua tendo d hic incipit, extremo suo scleroticae
innexus
*In Syntaxi,* Fig 20 g g, & Fig 19 1 k, ubi a superiore parte a principio
tectus Recto adducente c, & abducente a Adde & Fig 18 d d, & Fig 17 g
Adde & Fig 27 l
e f Globus oculi f cornea
g Nervus opticus

### FIGURAE XXV

*Rectus adducens, à latere*

a Caput crassum, idque tendineum, quo oritur ab inferiore parte foraminis
optici, & a proxima lateris ejus illius, quo respicit nasum Cum vagina nervi
optici nihil quicquam cohaeret.
b Caput gracile, pariter tendineum, quod ab initio cohaerens cum Levatore
palpebrae superioris & Recto attollente, unaque cum iis cum Obliquo superiore, cum iis & à foramini optici oritur, & cum nervi illius vagina cohaeret
c Venter carneus
d Superficies tendinosa, qua tendo e hic incipit, scleroticae innexus extremo suo
*In Syntaxi,* Fig 17 c, ubi subjacet majorem partem Obliquo superiori d, &
à principio etiam Levatori palpebrae superioris Dein Fig 18 c, & Fig. 19 e,
& Fig. 20 a Adde Fig 27 e f g
f g Globus oculi. g cornea

### FIGURAE XXVI

*Rectus abducens, à latere*

a Caput crassius, à principio tendineum quod primum cum Recto depressore oritur, ab inferiore autem parte foraminis optici, juxta latus externum
continuoque inde inferiore parte sui à ligamento i, & ubi ligamentum illud
desinit, continuo inferiore pariter parte sui (hic truncata b) oritur a proxima
parte marginis foraminis, quod mox infra opticum sequitur Atque hoc caput nihil quicquam cum optici vagina cohaeret
c Caput gracilius, tendineum, quod ab initio cohaeret cum Recto attollente,

te, unaque cum eo & à foramine optici oritur, & cum vagina nervi illius cohaeret.

d Venter carneus

e Superficies tendinosa, qua tendo f hic incipit, extremo suo innexus scleroticae.

*In Syntaxi,* Fig. 17 f, & Fig. 18 a, & Fig. 19 a, & Fig. 20 d    Adde Fig. 27 h i k

g h Globus oculi   h cornea.

i Ligamentum, quod a latere inferioris partis foraminis, quo nervus opticus intrat, qua parte foramen illud respicit foramen quod mox infra sequitur, incipit, indeque pertinet ad oppositum sibi marginem foraminis illius, qua id rotundum est, juxta inferiorem marginem principii rimae, in quam abit

### FIGURAE XXVII

*Musculi oculi omnes cum Levatore palpebrae superioris, in cavo ossei oculi, à priori parte Rescissae partes anteriores Rectorum, Obliqui superioris, & Levatoris palpebrae*

Haec Figura aliquantum differt a Tab. IV quemadmodum in aliis animadverti.

a *Levator palpebras superioris*   Cujus origo ob Rectum a tollentem exhiberi nequivit   Confer Fig. 25 a
*In Syntaxi,* Tab. IV a b b in capite  Rescissa autem pars anterior, Tab. II e d in capite   qua in Tab. I jacet post Orbicularem palpebrarum, o in capite

b *Rectus attollens,* c c oriens superiore parte foraminis optici, & à margine ossis multiformis, qui inter foramen illud, illudque, quod mox infra sequitur, medius   Adde Fig. 2, a a
*In Syntaxi,* Tab. IV e f in capite  Rescissa pars anterior, Tab. III e in capite   quae in Tab. II jacet post Levatorem palpebrae superioris, c d in capite

d *Obliquus superior*   Exhiberi origo nequivit, utpote hic delitescens post principia Recti adducentis, & attollentis, Levatorique palpebrae   Adde Fig. 22 a
*In Syntaxi,* Tab. IV c d in capite   Rescissa pars anterior, Tab. III c d in capite   quae ibi subit Rectum attollentem e, & qua parte nuda, e in Tab. II jacet post Levatorem palpebrae superioris, c d in capite

e f g *Rectus abducens,* f cap. e graciliore oriens a superiore parte lateris externi foraminis optici   ubi ab initio cohaeret cum Recto attollente, Levatore palpebrae superioris & Obliquo superiore   Adde Fig. 19 g, & Fig. 25 b
g Crassiore capite oritur ab inferiore parte foraminis optici, & à proxima lateris ejus illius, quo respicit nasum   Adde Fig. 19 f, & Fig. 25 a
Inter caput cristinia & nervum opticum procedit arteriola a carotide interna
*In Syntaxi,* Tab. IV d in capite   Rescissa pars anterior, Tab. III f in capite

h i k *Rectus abducens,* i capite graciliore oriens à margine ossis multiformis, qui inter foramen optici, & quod mox infra illud sequitur, medius   eoque capite cohaerens cum Recti attollenti initio   Adde Fig. 19 h, & Fig. 26 c
k Crassiore, ab inferiore parte foraminis optici, juxta latus externum   Adde Fig. 19 c, & Fig. 26 d
Inter illa capita procedit, osseumque oculi cavum intrat truncus sexti paris nervorum cerebri, & tertii, ejusque ramus ad Rectum attollentem
*In Syntaxi,* Tab. IV l in capite  Rescissa pars anterior, Tab. III g in capite

l *Rectus deprimens,* cujus origo exhiberi hic nequivit, qua propter quae delitescat sub principia adducentis & abducentis, g h   Vide Fig. 24 a
*In Syntaxi,* Tab. IV m in capite Rescissa pars anterior, Tab. III l in capite

m n o p *Obliquus inferior*   m Pars exterior, n interior   o Principium tendineum, oriens in fundo foraminis oculi, juxta orum ejus, ab osse maxillari superiore, inter suturam bi loci illius propriam, & os unguis   Adde Fig. 19 l l m
p Extremum a globo resectum
*In Syntaxi,* Tab. IV o p q in capite   Et Tab. III i k in capite, ubi extremo suo Rectum abducentem g subit

q Foramen, quo nervus opticus intrat
r Foramen, quod mox infra opticum sequitur

### MALLEI & MEMBRANAE TYMPANI STAPEDIS

Hi in Tabulis superioribus exhiberi nulla ex parte potuerunt  In hac, ob parvitatum, magnitudine naturali exhibiti.

### FIGURAE XXVIII.

*Musculi, qui vocantur auris internae, una cum ossiculis auditus, osseque temporis, in quo siti, & multiformis parte*

a *Laxator tympani,* oriens a superiore parte marginis tympani, juxta finem pori acustici, ibi ubi membrana tympani adhaeret   Insertus manubrio mallei juxta radicem processus brevioris   Confer Fig. 30

b c d *Externus malleus*
b Origo ab exteriore parte acuti processus, quem ultimus ossis multiformis angulus, inter os squamosum & petrosum intersertus, exigit
c Venter tumidulus
d Tendo, qui intrat rimam s, quae ad finem commissurae ossis squamosi & petrosi relicta   posteaque pergit per eum extrem ossei partis illius, quae porum acusticum continet, sinum, per quem malleus processum suum longissimum eundemque gracillimum porrigit, totique se processus illius longitudini affigit   Confer Fig. 31
Mox supra e *Tensoris tympani* tendo, exiens ex ostiolo canalis ossei, in quo continetur   Vide & Fig. 29 d  & confer Fig. 32
Mox infra i *Stapedis* tendo, exiens ex ostio colli cavernulae, in qua Stapedius ille continetur, decurrensque ad stapedem   Confer Fig. 29 f, & Fig. 34
k Tympanum

---

n Canalis osseus continens Tensorem tympani  Vide Fig. 29 s
o Collum cavernulae, quae continet Stapedium
p Pori acustici pars integra, quae est in osse squamoso, & mammillari
q q Hinc rescissa pori acustici pars, quae sit ab osse petroso   r hic illa ab osse squamoso rescissa.
s Rima, ad finem commissurae ossis squamosi & petrosi (quae commissura hic tecta musculo Externo mallei) relicta, qua rimam intrat Externus malleus
Supra rimam illam s, qua tendo o conspicuus, ut conspicuus sit, per longitudinem incisus & apertus sinus, qui in extremo ossei partis illius est, quae porum acusticum continet, u, per quem malleus processum suum longissimum eundemque gracillimum porrigit, tendoque procedit d Externi mallei, processui illi insertus
t Os squamosum
u u Os petrosum
v Pars ossis multiformis  w acutus processus, quem ultimus ossis multiformis angulus, inter os squamosum & petrosum intersertus, exigit
x Foramen, quo exit tertius ramus quinti paris nervorum ce ebri
Malleus, incus, stapes, fenestrae, aquaeductus, in Figura proxime sequente indicata

### FIGURAE XXIX

*Tensor tympani, & Stapedius, una cum ossiculis auditus, osseque temporis, in quo sita, & portione partis mollis tubae Eustachianae Remotus Laxator tympani, & Externus malleus*

a b c d *Tensor tympani*
a Principium tendineum, tenuissimum, oriens b à superiore parte tubae Eustachianae qua tuba illa calvariae basem spectat, ussimilisque est naturae cartilagineae, circa ossis multiformis foramen admittens vasa ad durum matrem  suo squami ossis multiformis, quae ad internum latus foraminis illius cum ohe petroso connexa
c Pars carnea, quae illa procedit per canalis ossei principium n, quod semicanalis est une porro per canalem illum pergit  post tenuiae suo ex ossi o canalis illui exit, juxta d, flectitque se circum illud, ac deinde procedit, pertinetque id ad mallei manubrium, infra processum ejus gracillimum, qua i manubrium illud spectat fundum tympani, oppositum membranae  Vide Fig. 32 & 34
e f *Stapedius*
e Venter, haerens in cavernula ossis petrosi, quae in tympano ante inferiorem partem aquaeductus Falloppii est  & ab ea i principio oriens  f Tendo, qui in cavernula ortus, exit deinde ex ejus rotundo ore, & quinprimum exit, flectit se, rectaque deinde petit posteriorem partem capituli stapedi, cui se inserit   Adde Fig. 28 i  & confer Fig. 34
g Incus
h Malleus   Vide Fig. 32 d e f g
i Stapes, base sua insidens fenestrae ovali   Confer Fig. 34 d e
k Aquaeductus Falloppii, cujus etiam pars apparet inter malleum & incudem
l Cavernulae, quae Stapedium continet, paries anterior, in qua eminens, per longitudinem a fundo cavernulae, ad ostiolum ejus usque truncatus
m Truncatum os petrosum  qua hic finem facit pori acustici  Truncatum usque ad posteriorem partem cavernulae, quae Stapedium continet  eaque ossis pars crassa est
Itaque inter l & m aperta cavern ula est, excisso osse intermed o, quo cerni Stapedius integre possit
n Fenestra rotunda
o Ossis petrosi pars usque ad tubae Eustachianae osseam partem truncata
p Truncatum os squamosum  Confer Fig. 28
Quicquid ossis est inter duas illas truncatas partes, o & p, id remotum, quo cerni integre possit canalis r r s, & musculus e
q Hinc rescissa squam a ossis petrosi, quae cum osse squamolo convenies, tympanum hic loci i n cavo calvariae discerni
r r s Canalis osseus, hic principio semicanalis r r, post integers, (in illis autem in totum semicanalis s s) qui, recipiendo Tensori tympani par it s, partim supra tubae Eustachianae osseam partem est, partim in superiore & eadem priore parte tympani, e regione membranae tympani
t u Pars ossea tubae Eustachianae  u hic ad tympanum patet
v v w Tubae Eustachianae pars, quae ussimilis naturae cartilagineae  x x x x hinc resecta pars membranacea  y portio partis membranaceae, quae continuo ductu id finem tubae usque truncata  v v partis, quae naturae cartilagineae assimilis, partes exteriores  u pars interior, magnam partem concaui tubae efficiens
z Ossis petrosi pars ad cavum calvariae pertinens
α Tympani concavum
β β Hinc rescissa pori acustici pars, quae sit ab osse petroso  ut q q Fig. 28
γ Hinc rescissa pori acustici pars, quae continuata ossi squamoso  ut r Fig. 28
δ Pori acustici pars integra, quae est in osse squamoso, & mammillari
ε Os petrosum

### FIGURAE XXX

*Laxator tympani*

a Laxator tympani insertus manubrio mallei, juxta radicem processus brevioris
*In Syntaxi,* Fig. 28 a, posito eodem
De malleo vide Fig. 32  d e f g

### FIGURAE XXXI

*Externus malleus*

a Venter
b Tendo, insertus longitudini toti processus mallei gracillimi longissimique

In Syntaxi, Fig. 28 b c d, pofitu eodem.
De malleo vide Fig 32 d e f g.

### FIGURAE XXXII
*Tenfor tympani*

a Principium tendineum.
b Venter
c Tendo
In Syntaxi, Fig 29 a b c d, pofitu eodem    Adde Fig 33
d e f g Malleus d e caput e proceffus gracilimus idemque longiffimus. f
proceffus brevior g manubrium

### FIGURAE XXXIII
*Tenfor tympani, à parte oppofita Fig 32*

a Principium tendineum
b Venter
c Tendo, d infertus manubrio mallei, infra proceffum gracilimum, qua
manubrium fpectat fundum tympani, oppofitum membranae
De malleo vide Fig 32 d e g

### FIGURAE XXXIV
*Stapedius*

a Venter
b Tendo, c infertus capitulo ftapedis, qua illud pofteriora fpectat.
In Syntaxi Fig 28 1, & Fig 29 e f, pofitu eodem
d Stapedis capitulum, unde crura duo procedunt ad bafem e

---

## OSSIS HYOIDIS
### FIGURAE XXXV
*Coracohyoideus*

a a Principium, oriens à fumma ora fuperioris marginis fcapulae, juxta
finulam, quae ad radicem proceffus coracoidei eft    Unde fe flectit b
c Venter primus
d Tendo medius
e Venter fecundus
f Infertus bafis offis hyoidis inferiori eidemque priori parti, juxta cornu,
extremo tendinofo
In Syntaxi, Tab II α α β in collo, ubi tectus Sternocleidomaftoideo π θ ι κ,
& a principio pone claviculam, Subclavium σ, & Serratum magnum ψ delitefcit    Et quibus partibus nuatus in Tab II us fubjacet Latiffimo colli Tab I
Ω in collo    Subjacet & Cucullari

### FIGURAE XXXVI
*Geniohyoideus, à parte inferiore*

a Principium tendinofum, quo oritur ab inferiore parte afperae eminentiae
b, quam mixalis inferior ex interiore parte ex adverfo menti habet
c Corpus carneum
d e Extremum, infertum d fcrobi, quae in fuperiore & eadem priore parte
bafis hyoidis, juxta bafis illius medium eft, continuoque reliquae parti bafis,
e fcrobe ad cornu ufque, e proximaeque parti cornu    Craffius qua fcrobi in-
fe tum, tenuias qua reliquae parti bafis, cornuque
In Syntaxi à latere exhibitus Tab X Fig 2 r s, ubi parte extremi fui
fitus pone Bafioglofium o    In Fig 1 non apparet, utpote jacens poft Mylohyoideum d
f f Maxilla a parte interiore  eadem quae in Tabulis offium exhibita
g h i i k k Os hyoides a parte inferiore g h h bafis, g pars anterior, h h
pofterior  i i cornua  k. k officula graniformia

### FIGURAE XXXVII
*Stylohyoideus*

a Exilis tendo, quo incipit, quique oritur a pofteriore parte proceffus fty-
lohform is offis temporis, juxta officulum, quod illi proceffui adjunctum, in
multis mobile eft
b Venter carneus
c Tendo, d infertus priori & eidem inferiori parti bafis hyoidis, qua cornu
cum ea connexum
e Fiffura in carne, inque tendine, per quam tranfit Biventer maxillae inferioris  fupra quam fiffuram finus impreffus ab adjacente Biventre illo.
In Syntaxi, Tab X Fig 1 e f, ubi ex parte tectus Biventre maxillae g 1
Dein Tab IX λ in capite, ubi ex parte tectus Latiffimo colli μ, ex parte
Sternocleidomaftoideo ϱ    A priori parte, Tab II R in collo
g h i Os hyoides g bafis, h cornu, i officulum graniforme
k Hic proceffus mammillaris refectus juxta radicem proceffus ftyliformis
l l Proceffus ftyliformis offis temporis

### FIGURAE XXXVIII
*Mylohyoideus, à parte inferiore*

a a Principium majorem partem tendinofum, oriens ab eminentia b per
longitudinem maxillae, à dente molare intimo fere ufque ad fymphyfin
maxillae, ex inferiore parte oblique porrecta.

---

c Hic fe dexter cum finiftro conjungit, continuatque, parte carnea  c d
hic lineam tendineam cum eo efficit  e hic aponeurofem
f Aponeurofis infertio priori eidemque inferiori parti bafis hyoidis.
g Hic eminet, qua circum Geniohyoideum incedat.
In Syntaxi, à latere exhibitus Tab X. Fig. 1 d, ubi partem Biventer maxillae h i tegit  In Fig. IX ob fuperinductum Latiffimum colli, μ in collo, nihil
ejus apparet  A priori parte, Tab III π in collo, & Tab II Q in collo
De maxilla & offe hyoide vide Fig. 36

### FIGURAE XXXIX
*Sternohyoideus*

a b c d Principium tendineum, oriens a ab offis pectoris interiore parte, &
quidem ab eminente margine partis ejus illius, qua fuftinet claviculam, juxta
cartilaginem coftae primae  b continuoque à cartilaginis illius finitima fuperiore
eademque pofteriore parte, c ligamentoque, quo clavicula cartilagini illi alligatur, d & praeterea a capitis claviculae parte proxima, eadem & pofteriore
& inferiore
e Extremo tendinofo infertus inferiori parti bafis hyoidis, juxta ejus medium
In Syntaxi, Tab. II γ γ δ in collo, ubi ex parte tectus Sternomaftoideo υ θ,
& clavicula, fterno, coftae primae cartilagine  Dein Tab I ι in collo, ubi
maximam partem Latiffimus colli Ω fuperinductus
f f g h Truncatum f f fternum, g coftae primae cartilago, h clavicula  quo
apparere poffit principium Sternohyoidei, pone ea fitum

---

## LINGUAE
### FIGURAE XL
*Stylogloffus    Ceratogloffus    Bafiogloffus*

a b c d Stylogloffus
a Hic oritur à priore eademque in iniore parte extremae fere illius partis proceffus ftyliformis, quae mobilis in junioribus
b Hic fe primum ad linguam applicat, jux a finem Ceratogloffi  ideque
juxta eum, juxtaque finem Bafiogloffi, ultenufque in priora ad apicem linguae
excurrit c
c Hic partem aliquam deorfum curvat, eaque fe continuat Ceratogloffo
Adde Fig 43 e f g
In Syntaxi, Tab X Fig. 2 k l m  ubi a principio deu efcit pone proceffum
mammillarem offis temporis. Dein Fig 1 mox fupra k, ubi maximam partem
tectus Mylohyoideo d, & Stylohyoideo e, & Biventre maxillae g  Dein Tab
IX inter κ & λ in collo, ubi tectus Stylohyoideo λ
c e f Ceratogloffus
e e Origo à parte exteriore marginis inferioris cornu hyoidis, ab ipfo ejus
extremo ad eam partem fere ufque, qua cum bafi connexum
f Hic ad linguam pertinet
d Hic continuat fe Sylogloffo
Adde Fig 43 h
In Syntaxi, Tab X Fig 2 n  Dein Fig 1 m, ubi tectus ex parte Biventre maxillae g i, ex parte Stylohyoideo e  In Tab IX poft Sternomaftoideum,
ϱ r collo, delitefcit.    A parte priore, Tab III i in collo, & Tab II T in
collo
g h i Bafiogloffus
g h Origo, g a bafis hyoidis inferiore & eadem priore parte, juxta cornu.
& h ab ipfius cornu proxima priore
i Hic ad linguam pertinet
Adde Fig 43 h
In Syntaxi, Tab X Fig 2 o, ubi pars principii, quae à bafi hyoidis oritur,
tecta Geniohyoideo r  Dein Fig 1 k l, ubi ex parte tectus Mylohyoideo d,
& Stylohyoideo e f, & Biventre maxillae inferioris i  Dein Tab IX mox infra
Stylogloffum, qui inter κ & λ in collo
k Pars Lingualis    Vide Fig. 41 e
l m Lingua  l pars, quae in ore eft    m pars, quae fe in fauces curvat
Confer Tab X Fig 5 h i
n Hic truncatus proceffus mammillaris, ut Fig 37 k.
o Proceffus ftyliformis offis temporis
Os hyoides eft idem, quod Fig 37

### FIGURAE XLI
*Chondrogloffus  Geniogloffus  Lingualis*

a b Chondrogloffus
a Origo a fuperiore parte principii officuli graniformis offis hyoidi
b Hic fe Geniogloffo intermifcet, immergitque deinde linguae, juxta I in-
guais initium
In Syntaxi, Tab. X Fig 4 t  Dein Fig. 3 mox fupra π, ubi maximam
partem tectus fafciculis Geniogloffi, quos per latus pharyngis curvat l  & quod
in ea nudum, id in Fig. 2 poft Ceratogloffum o delitefcit
c d Geniogloffus
d Principium tendinofum, quo ftatim fupra Geniohyoideum oritur ab af-
pem eminentia k, quae in interiore parte maxillae inferioris eft, propter ejus
fymphyfem  Inde ad linguam pertinet
Remotus autem cb eo fafciculus, quem infert officulo graniformi hyoidis.
Remoti & tenues illi, quos in latus per membranam pharyngis curvat.
Adde Fig 42 & Fig 43 k l l l m n o p
In Syntaxi, Tab. X Fig 5 o p q  Dein Fig 4 s f  Dein Fig 3 ι k  Dein
Fig 2 q, ubi pars tecta Bafiogloffo o. & quod nudum eft, id in Fig 1 jacet
poft Mylohyoideum d.

e *Lin-*

*e Lingualis.* Vide Fig 43 a b c d

*In Syntaxi*, Tab X, Fig 5 n. Dein Fig. 4. x, & Fig 3 h. Dein Fig 2 p, ubi pars tecta Basiogloffo o

*f Stylogloffus* Vide Fig 40 a b c

Inter Stylogloffum f, Chondrogloffum a b, & Lingualem e, truncatus Ceratogloffus, & Bafiogloffus Confer Fig 40 f 1

*g Epiglottis*

*h* Maxillae inferioris pars interior a parte tecta, ut Tab X Fig 2 t

*k* Afpera eminentia, quae in interiore parte maxillae inferioris eft, propter ejus fymphyfem

De Lingua vide Fig 40 l m De offe hyoide, Fig 37 g h 1

### FIGURAE XLII
#### *Genioglossus, ab inferiore parte*

*a* Principium tendinofum, quo ftatim fupra Geniohyoideum oritur ab afpera eminentia b, quae in interiore parte maxillae inferioris eft, propter ejus fymphyfem

*c d d* Tendinofa tenuitas, quae d d ad bafem hyoidis pertinet, inferitque fe e officulo granformi

*f* Hic truncati fafciculi tenues, qui accedunt ad interiorem partem Ceratogloffi

*g* Hic, qui per latus pharyngis decurrunt, & qui fe Conftrictori fuperiori pharyngis continuant

Adde Fig 41 c d, & Fig 43 k l l l m n o p

Maxilla, & os hyoides, cognofcentur ex Fig 36.

### FIGURAE XLIII
#### *Linguam in longitudinem porrectam exhibet à parte inferiore. cum Lingualibus, Geniogloffis, Styloglofforum, & Ceratoglofforum, Bafigloffforumque extremis*

*a b c d Lingualis*

*a b* Duo principia, quibus haec in lingua circa radicem ejus inter Geniogloffi fibras procubat & primo quidem e, inter Geniogloffi partem illam, quae fe in latus curvans, accedit ad Ceratogloffum, illamque, quae fe linguae ibidem inferit

*c* Hic conjungit fe cum Stylogloffo, cum eoque deinde decurrit ad apicem linguae d

Vide Fig 41 e.

*e f g Stylogloffus*

*e* Hic truncatus

*f* Hic conjungit fe cum Linguali, cum eoque decurrit ad apicem linguae g

Vide Fig 40 a b c

*h i Ceratogloffus cum Bafigloffo*, qui ad linguam accedunt inter Stylogloffum & Lingualem i hic truncati

Vide Fig 40 e e f g h i

*k l l l m n o p Geniogloffus* Quia autem refciffus ab origine fua, linguaque in longitudinem tota porrecta, mutavit figuram fuam, ut apparet, fi conferatur Fig 41 c d

*k* Principium à maxilla refciffum

*l l l* Hic ad linguam pertinet, juxta Lingualem

*m* Fibrae, quae fe ad interiorem partem Ceratogloffi adjungunt, & cum eo ad linguam pergunt

*n* Fibrae, quae per latus pharyngis curvant, quarum aliquae ad Conftrictorem fuperiorem pharyngis accedunt

*o* Tendinofa tenuitas, ad bafem hyoid s pertinens p portio, inferta fuperiori parti principii officuli granformis hyoidis

Vide Fig 41 c d

*q Lingua*

De offe hyoide vide Fig 36

### LARYNGIS
Adde *Stylopharyngeum* Fig 27 28 & 30 Tab XII

### FIGURAE XLIV
#### *Sternothyreoideus*

*a b c* Principium latum, a b oriens ab amplitudine interna offis pectoris, è regione inferioris partis cartilaginis coftae primae, & a margine ejufdem offis, juxta eandem dictae cartilaginis partem atque b c ab illius etiam ipfius cartilaginis finitima interiore parte

*d e* Principium alterum, anguftius, oriens d a fuperiore & eidem pofteriore parte mediae longitudinis cartilaginis coftae primae, & e à vicino ligamento, quo clavicula ad cartilaginem illam alligata

*f g* Extremi pars lata tenuifque, g hic tendinea eaque inferta externae parti lateris cartilaginis thyreoideae, primum mox fupra marginem inferiorem juxta partem priorem, indeque oblique retrorfum furfumque, tuberculum verfus, quod cartilago illa ad priorem partem proceffus fuperioris habet, quo loc thyreoidea in quibufdam eminet

*h* Extremi pars anguftior, craffiorque, i extremo tendineo inferta k tuberculo modo dicto

*In Syntaxi*, Tab III π π σ ς n in collo, ubi principium poft claviculam, fternum, coftae primae cartilaginem Dein Tab II 4 4 4 in collo, ubi ectus Sternohyoideo γ γ, & Coracohyoideo α β, & Sternocleidomaftoideus n x & quod ejus ibi tum fupra tum infra Sternomaftoideum nudum eft, id in Tab I poft Latiffimum colli, Ω in collo Dein Tab I v in collo

*l m m n* Cartilago thyreoidea m m proceffus fuperiores, n inferior

*o* Cartilago cricoidea

*p p p* Truncatum fternum q r s truncata coftae primae cartilago, ut appareat hujus mufculi principium, quod poft ea fitum

### FIGURAE XLV
#### *Hyothyreoideus*

*a b* Origo, a ab inferiore & eadem interna parte bafis hyoidis juxta cornu, b & bafi propinquae ipfius cornu longitudinis fere d m d re

*c d e* Infertio, c d inferiori parti lateris externi cartilaginis thyreoideae, mox fupra infertionem extremi latioris Sternothyreoidei, f g Fig 44 & inte infertionem illam, exteriori parti imi marginis thyreoideae d e, juxta partem priorem mediam

*In Syntaxi*, Tab III 5 in collo, ubi magnam partem ectus Coracohyoideus α β, & Sternohyoideus γ δ & qua parte ibi nudus, ea poft Latiffimum colli, Ω in collo Tab I A latere, Tab X Fig 1 q

### FIGURAE XLVI
#### *Cricothyreoideus, à parte priore*

Hic e duabus partibus conftat, priore & pofteriore

*a b* Pars prior, quae a oritur fuperiore margine cartilaginis cricoideae, in latere partis prioris b infertur exteriori parti marginis inferioris thyreoideae, juxta partem ejus mediam priorem

*c d d* Pars pofterior, quae c oritur in exteriore parte cricoideae, à media longitudine lateris ejus, fere per totam illius latitudinem d d in fine fe ex eriore parte fui adjungit ad Conftrictorem inferiorem pharyngis

Adde Fig 47 & 48

*In Syntaxi*, Tab III e in collo ub tecta pars magna Sternothyreoideo π π & quod nudum, id in Tab II jacet poft Sternohyoideum, γ n collo

### FIGURAE XLVII
#### *Cricothyreoideus, à latere*

*a b* Pars prior, quae huc oriebat a ab ipfo ufque inferiore margine partis prioris lateris externi cricoideae b inferta exteriori parti marginis inferioris thyreoideae, juxta partem ejus mediam priorem

*c d d* Pars pofterior, quae fe in fine d d ex eriore parte fui adjungit ad Conftrictorem inferiorem pharyngis, unde hic refciffa

Adde Fig 48 & 46

*In Syntaxi*, Tab X Fig 1 t v w x y

*e* Cartilago thyreoidea

*f* Cartilago cricoidea

### FIGURAE XLVIII
#### *Cricothyreoideus pars pofterior, a latere*

*a a* Oritur in exteriore parte cricoideae, à media longitudine lateris ejus, fere per totam lateris illius altitudinem

*b* Hic refecta pars ejus exterior, quae fe adjungit ad Conftrictorem inferiorem pharyngis fub qua fe inferit thyreoideae, ecc implens totum lunatum marginem, qui fit tum a proceffu inferiore thyreoideae, tum ab ipfo cartilaginis illius margine imo, à proceffu modo dicto ufque ad tuberculum, quod è media fere margine longitudine eminet

Pars, quae ad interiorem marginem thyreoideae ibi pertinet, exhiberi hic in Figura non potuit.

Adde Fig. 47

# TABULAE ANATOMICAE DUODECIMAE
# MUSCULORUM HOMINIS
## EXPLANATIO.

●●●●●●●●●●●●●●●●●●●●●●●●●●●●●●●●●●●●●●●●●●●●●●●●●●●●●

### GLOTTIDIS & EPIGLOTTIDIS
#### FIGURAE I
*Arytaenoïdeus tranfverfus, à pofteriore parte*

a a Hic affixus cartilagini arytaenoïdeae finiftrae, margini interiori partis ejus pofterioris, qui fupra bafem eft

b b Hic eidem margini dextrae

In Syntaxi, Tab. X Fig 13 θθθ, ubi ex parte tectus Arytaenoïdeis obliquis π π Caeterum in Fig 12 velatus membrana pharyngis v A latere, Tabula eadem, Fig 6 o, pariter ex parte tectus obliquis I m m

Laryngis cartilagines tum hujus, tum proxime fequentis Figurae, cognofcentur ex Fig 14 Tab X

#### FIGURAE II
*Arytaenoïdeus obliquus, & Cricoarytaenoïdeus pofticus, à pofteriore parte*

a b c *Arytaenoïdeus obliquus*

a Origo a fuperiore parte partis pofterioris ejufdemque exterioris bafis cartilaginis ary aenoïdeae

b Extremi pars inferior, quae fe Thyreoarytaenoïdeo continuat

c Extremi pars fuperior, ad epiglottidem procedens

Antequam in extrema illa abeat, flectit fe in priora tum circum pofteriorem partem verticis arytaenoïdeae, tum circum cartilagineum verticis illius additamentum

Adde Fig 3 c b c d

In Syntaxi, Tab X Fig 13 π, ubi dextrum decuffat finifter In Figura autem 12 velati membrana pharyngis v

d d d e *Cricoarytaenoïdeus pofticus*

d d d Origo a cartilagine cricoidea, cujus occupat finuatam fuperficiem, quam in poftica parte a latere eminentiae mediae habet

e Extremum infertum extremo tuberculo, quod bafis arytaenoïdeae à poftica parte in latere externo exigit

Adde Fig 4 f f g

In Syntaxi, Tab X Fig 13 ι, ex parte fubeuns cartilaginem thyreoideam μ In Fig 12 velatus membrana pharyngis v, praeter partem exiguam, infra x, quae & in Fig 11 A, & in Fig 10 π, & in Fig 9 I

#### FIGURA III
*Arytaenoïdeus obliquus, Thyreoarytaenoïdeus, Thyreoepiglotticus major, & minor, à latere*

a b c d *Arytaenoïdeus obliquus*

b Extremi pars inferior, quae fe Thyreoarytaenoïdeo e continuat

c d Extremi pars fuperior, quae fecundum glottidis marginem, qui inter arytaenoïdeam & epiglottidem intercedit, porrigit fe ad epiglottidem, ad marginem ejus lateralem pertinens d

Adde Fig 2 a b c

In Syntaxi, Tab X Fig 6 l m m, ubi finifter l decuffat dextrum m m

e *Thyreoarytaenoïdeus* Vide Fig 4 a a b c d e

f g h *Thyreoepiglotticus major*

g Origo ejus à cartilagine thyreoidea juxta exteriorem partem partis fuperioris originis Thyreoarytaenoïdei unde primum per exteriorem partem Thyreoarytaenoïdeae illius, & per fuperiorem quidem partis illius, adfcendit, dein fecundum latus glottidis, h pertinetque ad marginem lateralem epiglottidis, adjungens fe extremo Arytaenoïdeo obliqui, ad eundem marginem pertinenti

Adde Fig 7 a a b c d e f g

In Syntaxi, Tab X Fig 6 f g, ex parte tectus Thyreoarytaenoïdeo altero e

ι *Thyreoepiglotticus minor*, five depreffor epiglottidis

k Origo ejus ab interiore parte cartilaginis thyreoideae, juxta ejus medium

l Pertinet ad marginem lateralem epiglottidis, fupra radicem ejus

In Syntaxi, Tab X Fig 6 ι, extremo fuo ibi delitefcens poft Thyreoarytaenoïdeum alterum ε

Cartilagines laryngis tum hujus, tum proxime fequentium quatuor Figurarum, cognofcentur ex Fig 7 Tab X

#### FIGURAE IV
*Thyreoarytaenoïdeus, Cricoarytaenoïdeus pofticus, à latere*

a a b c d e *Thyreoarytaenoïdeus*

a a Origo ab inferiore parte partis internae thyreoideae, juxta ejus medium

b Principium alterum, oriens a ligamento, quo colligatae à priori parte funt cricoïdea & thyreoïdea

c Pars exterior, quae magis adfcendit

d Pars, quae praecedentem fubeuns, magis tranfverfa, decuffat eam. Et pars ejus major exterior illi fubjacet

e Extremum infertum exteriori parti marginis prioris cartilaginis arytaenoï-

deae, fupra bafem ejus, atque adeo fupra finem Cricoarytaenoïdei lateralis, b Fig 5

Adde Fig 3 e

In Syntaxi, I ab X Fig 6 e, ubi partem ejus integit Thyreoepiglotticus major f g, & Thyreoarytaenoïdeus alter c

f f g *Cricoarytaenoïdeus pofticus*

f f Origo à cartilagine cricoidea.

g Extremum infertum extremo tuberculo, quod bafis arytaenoïdeae à poftica parte in latere externo exigit

Adde Fig 2 d d d e.

In Syntaxi, Tab X Fig 6 a Et in Fig 5 δ, ubi maximam partem delitefcit poft cartilaginem thyreoideam α, & poft membranam pharyngis fic & Fig 4. δ Et quod nudum, id in Fig. 3 delitefcit poft Conftrictorem inferiorem pharyngis z δ

#### FIGURAE V
*Cricoarytaenoïdeus lateralis*

a a Origo à cricoïdeae fummi marginis exteriore parte, in latere, ftatim juxta infidentem ei arytaenoïdeam

b Extremum infertum bafi arytaenoïdeae, à latere, mox ante finem Cricoarytaenoïdei poftici, g Fig 4

In Syntaxi, Tab X Fig 6 b, ubi extremo majorem partem fubit Thyreoarytaenoïdeum alterum c

#### FIGURAE VI
*Thyreoarytaenoïdeus alter, minor*

a Origo ab interiore eademque fuperiore parte thyreoideae, non longe a fiffura cordiformi

c Extremum infertum arytaenoïdeae, mox fupra Cricoarytaenoïdeum lateralem, b Fig 5

Adde Fig 7 h ι

In Syntaxi, Tab X Fig 6 c d

d Ala finiftra cartilaginis thyreoideae, e hic truncata.

#### FIGURAE VII
*Thyreoepiglotticus major, & Thyreoarytaenoïdeus alter*

a a b c *Thyreoepiglotticus major*, qualis nonnunquam animadverfus

b Origo ejus a cartilagine thyreoidea, juxta exteriorem partem partis fuperioris originis Thyreoarytaenoïdei unde primum per exteriorem partem Thyreoarytaenoïdeae illius adfcendit, dein fecundum latus glottidis, ad epiglottidem

c Fafciculus ejus, qui per Thyreoarytaenoïdeum alterum h tranfit cum caeterum procedat pone eum

d d e Portio acceffona, d oriens ab exteriore parte marginis fuperioris cartilaginis cricoïdeae, à latere

f Commune extremum, g pertinens id marginem epiglottidis

Adde Fig. 3 f g h

h *Thyreoarytaenoïdeus alter*, ι hic ab ortu refciffus Vide Fig 6 a c

🔹🔹🔹🔹🔹🔹🔹🔹🔹🔹🔹🔹🔹🔹🔹🔹🔹🔹🔹🔹🔹🔹🔹🔹🔹🔹🔹🔹🔹🔹🔹

### UVULAE
#### FIGURAE VIII
*Azygus uvulae, à parte fuperiore eademque pofteriore*

a Principium, quod initio endineo tenui implicatum membranae tendinofae d d, & extremis tendinibus Levatorum palati illius, juxta futuram palati offet, ut ab procedere videatur

b Hinc decurrit per medium palatum molle, c perque uvulae longitudinem

In Syntaxi, Tab. X Fig 13 m

d d Membrana tendinofa, quae ex naribus veniens, incedit per fuperiora palati mollis, fubejus tegumento, quod per membranae illius ambitum hic tanquam incitum exhibitum Vide Tab X Fig 14. m.

e e Palatum molle

f Uvula

g g Arcus pofteriores, qui fe à palato molli per latera faucium demittunt

Caetera cognofci poterunt ex Fig 27

🔹🔹🔹🔹🔹🔹🔹🔹🔹🔹🔹🔹🔹🔹🔹🔹🔹🔹🔹🔹🔹🔹🔹🔹🔹🔹🔹🔹🔹🔹🔹

### PALATI MOLLIS

Adde Palatopharyngeum Fig 27 h &c & Fig 28 f &c & Fig 29 a &c & Fig. 11 f g.

#### FIGURAE IX
*Levator palati mollis, & Circumflexi palati, à parte inferiore, una cum palato molli, uvula, faucium in narium concavum aditu, tubis Euftachianis.*

a b c d e f *Levator palati mollis*

k Pars summa, quae è parte superiore marginis postici tendinis Circumflexi palati exit, ubi ille ultra hamulum jam processit in palatum  Vide ejus ortum Tab X Fig. 15 o

l Pars, quae oritur ab interiore parte totius longitud nis hamuli processus pterygoidei ossis multiformis, & lamellæ internæ processus illius, ad hamuli radicem

m Hic medio Buccinatoris principio continuatus

n Pars, quae oritur ab interna parte maxillae inferioris, juxta super ora fossulae molaris postremæ  unde rescissa

o Pars pertenuis, quae procedit a latere radicis lingue, ubi primum Stylo glossus attingit Ceratoglossum

p Pars, quae accedit a Genioglossi fibris, quas ille per latus pharyngis curvat  Adde Fig 1 & Fig 26

*In Syntaxi*, Tab X Fig 3 p q r s t u n, ubi (ut hic) partem integri Constrictor medius w  Dein Fig 2 x y z, ubi sic aliter partem integri Constrictor medius x, & praeterea delitescit post Stylopharyngeum w, & Styloglossum k.  Dein Fig 1 n, ubi eodem modo pars tecta Constrictore medio δ, & praeterea pone Buc trem maxillae g delitescit

q Buccinator

r Origo ab exteriore parte extremi hamuli processus pterygoidei ossis multiformis

s Origo a fundo intercœpedinis, quae est inter hamulum & lamellam externam processus mododicti

t Hic a maxilla supe iore oritur extrinsecus pone molarem intimum, statim supra gingivam

u Hic parte oritur a maxilla inferiore, at eminentia oblonga, quam ejus illa crusta habet inter intimi molaris exteriorem partem & radicem processus coronoide  unde rescissus

m Intermedio loco continuatus Constrictori superiori pharyngis  Add Tab XI Fig 14 n e & Fig 13 k k

*In Syntaxi*, Tab IX γ in capite, tectus porro Zygomatico majore y, Masstere δ Latissimo coll ξ ο

v Lingua  Confer Tab XI Fig 41

w Styloglossus, w hic truncatus  Conter Tab XI Fig 41 f

y Lingualis  Confer Tab XI Fig 41 e

z Truncatus Ceratoglossus cum Basioglosso Confer Tab XI Fig 41 interfbc

α Genioglossus, ββ oriens ab aspera eminentia, quae in interiore parte maxillæ inferio is est, propter ejus symphysem  γ hic tenues fasciculos per latus pharyngis curvat, quorum alii δ accedu t ad Ceratoglossum & Styloglossum, alii ε in membra pharyngis evanescunt, alii p accedunt ad Constrictorem su periorem pharyngis  Confer Tab XI Fig 41 c d, & Fig 42

ζ Maxilla inferior, ηη hic truncata

Cætera cognoscentur ex Fig 2 Tab X

## FIGURAE XXIV

### *Constrictores pharyngis inferiores, medii, & superiores, à parte posteriore.*

a a Constrictores inferiores pharyngis

b b Origo a cartilagine cricoidea

c Mucro, in quem à superiore parte desinunt

d—d Hic fibrae convenientes, angulos efficiunt, eo minores, quo quaeque supe iores

e Hic dextra, sinistra incurvo ductu continuatae

Adde Fig 23 n

*In Syntaxi*, Tab X Fig 8 a b n b c d e

f Stomachi fibræ inter ores, transversæ, hac parte nudæ  g g exteriores, ex h rubu obliq e recto n n descendentes

h Stomachus, truncatus

*In Syntaxi* Tab X Fig 8 f g g

i i Constrictores medii pharyngis, qui magnam partem subjacent inferioribus a c

k Mucro, in quem à superiore parte desinunt  qui in multis tendineus tenuis repertus, affixusque ossi occipiti, ante foramen magnum, a parte inferiore.  Adde Fig 25 & Fig 23 i g h

*In Syntaxi*, Tab X Fig 9 i a b c  Dein Fig 8 n n o, ubi (ut hic) magnam partem subjacent Constrictoribus inferioribus a a e

l l Constrictores superiores pharyngis, qui magnam partem si bjacent me iis i i l

m m Partes, quae n n oriuntur à maxilla inferiore, juxta dentes molares intimos.

o o Hic rescissi à Buccinatoribus

Vide Fig 26 & adde Fig 23 i—p

*In Syntaxi*, Tab X Fig 10 i n g i—g, ubi ex parte post Stylopharyngeos o p  Dein Fig 9 d e f d e f, ubi pariter post Stylopharyngeos p r q u & praeterea magnam partem (ut h c) subjecti Constrictoribus medii a n a  Eodem modo Fig 8 p q r p q r, magnam partem subjecti medii n n o, & praeterea Styloph ryngeis v w r w

p p Dentes molares intimi

Cætera ex Tab X Fig 8 si opus, cognoscentur

## FIGURAE XXV

### *Constrictores pharyngis medii, à parte posteriore*

a Mucro superior, in quem conveniunt

b Mucro inferior

Inter quos mucrones, ab a ad c, fibrae in angulos conveniunt  supremæ in acutos deorsum patulos  sequentes, ut sequuntur, in majores, donec directo conveniant  post has sequentes in angulos sursum patulos, eoque minores, quo inferiores

Adde Fig 24 i i k, & Fig 23 f g h

c c Cornua extrema ossis hyoidis

## FIGURAE XXVI

### *Constrictores pharyngis superiores, à posteriore parte*

a Pars inferior, quae partem superiorem b decussat

c Pars, quae d oritur ab interna parte maxillæ inferioris, juxta dentem molarem intimum

e Hic rescissa à Buccinatore

f Mucro, in quem dexter sinisterque à superiore parte conveniunt  Inter f & g fibris suis in angulos conveniunt  Adde Fig 24 l m n o l m n o & Fig 23 i &c

h h Dentes molares intimi inferiores

## FIGURAE XXVII

### *Stylopharyngei, Palatopharyngei, Salpingopharyngei*

a Stylopharyngeus

b Principium tendineum, c oriens ab interiore parte partis posterioris principii portionis illius, quae adjuncta processui styliformi ossis temporis, mobilis est ætate junioribus

d Pars superior & eadem minor, quae se ad Palatopharyngeum l adjungit

e Pars inferior & eadem major, cujus portio f inserta lateri externo marginis cartilaginis thyreoideae, ad radicem processus superioris  portio g inserta subsequenti parti marginis usque ad radicem processus inferioris

Adde Fig 28 a &c & Fig 30 a &c

*In Syntaxi*, Tab X Fig 11 f &c  Dein Fig 10 l &c ubi ex parte tectus Constrictore pharyngis superiore a e e  Dein Fig 9 o &c ubi pariter ex parte tectus Constrictore superiore d, & praeterea medio a  Eodemque modo Fig 8 u &c

h—l Palatopharyngeus

h Pars, quae per pal tum molle incedit, supra Levatorem palati illius

i Hic juxta posticum marginem palati ossei exit ex membrana tendinosa, quae c naribus veniens, procedit per superiora palati mollis

Caeterum in medio latitudinis palati mollis, fere a palati ossei postico margine usque ad radicem uvulæ, dexter sinisterque continuati inter se

k Pars, quae sub Levatore palati mollis à principio jacens, exit ex aponeurosi Circumflexi palati  Vid Fig 29 b

l Hic e palato molli veniens, se curvat per lateralem pharyngis partem, porroque per posteriorem pergit, conjungens se cum Stylopharyngeo d

Adde Fig 28 f &c & Fig 29 & Fig 30 d &c & Fig 11 f g

*In Syntaxi*, pars, quae in pharynge est, Tab X Fig 11 e  quae in Fig 10 post Constrictorem pharyngis superiorem n  Pars, quae in palato est, Tab X. Fig 13 n o p, ubi ex parte post Salpingopharyngeum q delitescit, & Azygo uvulae m subjacet

m Commune extremum Stylopharyngei & Palatopharyngei, per posteriora membranae pharyngis incedens

n o Hic extrema illa, dextrum sinistrumque, fibris suis conveniunt inter se, per pharyngis longitudinem mediam  p o p hic in posticam partem membranæ pharyngis evanescunt, & ad p p inferuntur cartilagini thyreo.deae

Adde Fig 30 i

*In Syntaxi*, Tab X Fig 11 o  Dein Fig. 10 i, ubi a superiore parte subjacet Constrictori pharyngis superiore a.  Dein Fig 9 s, ubi praeterea subjacet Constrictori medio a δ quod nudum, id in Fig. 8 tectum Constrictore infer ore a

q Salpingopharyngeus, qui se ad interiorem partem Palatopharyngei adjungit

i Origo ab inferiore eademque priore parte cartilagineae, quae tubæ Eustachianae inest, naturae prope extremae

Adde Fig 28 k l

*In Syntaxi*, Tab X Fig 13 q

Pharynx à superiore parte aperta est, rescissa quicquid a basi cranii usque ad Palatopharyngeorum marginem superiorem l n l est

s s Hinc rescissa pharyngis pars posterior

t u v Tuba Eustachiana, t hic adhuc tecta membran a, quae interior faucium efficit, aut vestit  u hic nuda, qua parte adjacebat Levator palati mollis  v ostium, quo ad latus narium foramini postici pertinet

w Septum narium, vestitum membrana mucipara

x x Concava narium

y Os spongiosum inferius, vestitum membrana mucipara

z z Hinc resecta membrana, quae narium concavum ex interiore parte vestit  Hæc ut Fig. 15 Tab X

α α Membrana tendinosa, quae incedit per superiora palati mollis, veniens ex naribus, m Fig. 14. Tab X

β Paries externus processus pterygoidei ossis multiformis, cum suo hamulo γ, ut Fig 16 Tab X

δ Uvula, ut Fig 15 Tab X

ε ε Cartilago thyreoidea

ζ Pharyngis partis inferioris, eique continuatae stomachi parti, membrana nuda, η hic truncata  Hæc ut Fig. 10 Tab X

θ Processus styliformis ossis temporis, ut Fig 9 Tab X

## FIGURAE XXVIII

### *Stylopharyngei, Palatopharyngei, Salpingopharyngei*

Posteriore pharyngis parte tota, à summo per laterum longitudinem rescissa, remotaque, interior pars, quae tunc apparet, exhibita est  detracta etiam membrana, qua pars illa interior obtegitur, ut Fig 13 Tab X  Remota etiam cartilago cricoidea cum arytaenoideis, earumque additamentis, ut Fig 15. Tab X

a b c d e Stylopharyngeus

b Principium tendineum, c hic rescissum à processu styliformi ossis temporis.

d Pars Stylopharyngei superior eademque minor  e inferior eademque major
  Adde Fig. 27 a &c  & Fig 30 a &c
  *In Syntaxi*, Tab X Fig. 13 r &c  & Fig 14 p &c  & Fig. 15 x &c

f g h *Palatopharyngeus*

f Pars, quae per palatum molle incedit, supra Levatorem palati illius cum parte sui per mediam palati longitudinem continuata

g Hic exit ex membrana tendinosa, quae è naribus veniens, procedit per superiora palati mollis

h Pars, quae sub Levatore palati mollis à principio jacens, exit ex aponeurosi Circumflexi palati  Vide Fig 29 b

Ab 1 ad 1 rescissae Palatopharyngei & Stylopharyngei partes, quae per posteriora membranae pharyngis decurrunt, l d c m Fig 27
  Adde Fig 27 h &c & Fig 29 & Fig 30 d &c & Fig 11 f g
  *In Syntaxi*, Tab X Fig 13  n o p, ubi ex parte (ut hic) post Salpingopharyngeum q delitescit, & subjacet quoque Azygo uvulae m

k *Salpingopharyngeus*, qui se ad interiorem partem Palatopharyngei adjungit

l Origo ab inferiore eademque priore parte cartilagineae, quae tubae Eustachianae inest, naturae prope extremae
  Adde Fig. 27 q r
  *In Syntaxi*, Tab X Fig 13 q

m Commune extremum Palatopharyngei & Salpingopharyngei, quod se per latus pharyngis demittit, eminetque intra eam, ac facit arcum posteriorem, qui per latus faucium à palato molli descendit
  Adde Fig 29 c
  *In Syntaxi*, Tab X Fig 13 w

n o Communis extremi Stylopharyngei & Palatopharyngei pars n Stylopharyngeo producta  cujus haec n pars decurrit intus per ligamentum laterale epiglottidis ad lateralem epiglottidis marginem  haec o inserta margini superiori cartilagis thyreoideae, inter processum ejus superiorem & epiglottidem
  Adde Fig 29 e f

p Uvula

q q Palati mollis marginem postici

r r Tonsillae

s Lingua

t Epiglottis

u Cartilago thyreoidea
  Ut in Fig 15 Tab X

Caetera hujus Figurae sunt eadem, quae in Fig. 27

### FIGURAE XXIX
#### *Palatopharyngei*

Remotae partes eorum, quae per palatum molle incedunt supra Levatores palati illius, f g  f g Fig 28  Remoti & Salpingopharyngei, k. k Fig eadem

a Pars, quae per palatum molle incedit sub extremo Levatoris palati illius Quae se parti sui per mediam palati longitudinem continuat

b b Hic exit ex aponeurosi Circumflexi palati mollis
  *In Syntaxi*, Tab X Fig 13 p &c  Dein Fig. 14 w, ubi tecta Levatore palati mollis k l

c Pars, quae si per latus pharyngis demittit, eminetque intra eam, arcumque facit posteriorem, qui per latus faucium à palato molli descendit
  *In Syntaxi*, Tab X Fig 15 t, & Fig 14 λ

Ab d id d rescissae Palatopharyngei & Stylopharyngei partes, quae per posteriori membranae pharyngis decurrunt, l d c m Fig 27

e f Communis extremi Stylopharyngei & Palatopharyngei pars a Stylopharyngeo producta  cujus haec e pars decurrit intus per ligamentum laterale epiglottidis ad lateralem epiglottidis marginem  haec f inserta margini superiori cartilagis thyreoideae, inter processum ejus superiorem & epiglottidem
  *In Syntaxi*, Fig 13 s w
  Adde Fig 28 f g h i m n o  & Fig 27 h i k l m  & Fig 30 d &c & Fig 11 f g

Caetera hujus Figurae intelligentur partim ex Fig. 27  partim ex 28

### FIGURAE XXX
#### *Stylopharyngeus & Palatopharyngeus à latere*

a *Stylopharyngeus*, b huic truncatus  Est a &c Fig 27 & 1 &c Fig. 28

c Portio ejus, quae se adjungit ad superiorem partem Palatopharyngei, d Fig 27
  *In Syntaxi*, Tab X Fig 4 d &c  Dein Fig 2 w, ubi partem integit Constrictor pharyngis medius β & quod nudum, id in Figura 1 subjacet Biventri maxillae g

d æ *Palatopharyngeus*, æ hic truncatus  Lst l Fig 27
  *In Syntaxi*, Tab X Fig 4 f f, ubi (ut hic) ex parte delitescit post Stylopharyngeum d

e Commune extremum Stylopharyngei & Palatopharyngei

f hujus haec pars, ad Stylopharyngeum pertinens, inserta margini superiori cartilagis thyreoideae, ante processum ejus superiorem & epiglottidem  Adde Fig 28 n o  & Fig 29 e f

g h Hae, ad Stylopharyngeum pariter pertinentes, insertae margini cartilaginis mododictae  & quidem lateri externo marginis illius, ad radicem processus superioris, h autem, reliquo margini  Sunt f g Fig 27

1 Pars infra in membranam pharyngis evanescens, o p Fig 27
  *In Syntaxi*, Tab X Fig 4 g g h i k, ubi pars pone ossis hyoidei cornu w delitescit, pars pone ligamentum x, quod ab extremo hyoidis cornu ad processum superiorem thyreoideae pertinet, pars (ut hic) pone cartilaginem thyreoideam y z  Dein Fig 3 inter x & y, itemque z, ubi pars pariter post cornu hyoi-

dis θ, & ligamentum i, & thyreoideam κ  &. praeterea tectum Constrictore pharyngis medio w x y, & inferiore z.  Dein Fig 2 inter β & γ, itemque x, ubi praeterquam quod pariter post cornu hyoidis v, ligamentum modo dictum, Constrictorem pharyngis mediam a β γ, & inferiore δ, thyreoideam i, etiam post Ceratoglossum n  Dein Fig 1 inter i & ζ, itemque p, ubi eodem modo post cornu hyoidis n, ligamentum idem, Constrictorem medium δ & ζ, inferiorem β, thyreoideam, & praeterea post Hyothyreoideum q r

A parte priore, Tab III χ in collo, portio nuda inter cornu hyoidis λ, ligamentum ψ, cartilaginem thyreoideam, Hyothyreoideum τ, & Constrictorem pharyngis inferiorem ω, quibus porro subjacet  Sic & Tab II W in collo, caeterum subjacens iisdem, cornu hyoidis, ligamento V, thyreoideae, Hyothyreoideo Y Z, Constrictori inferiori X  Nudaque in Tabulis mododictis pars, in Tab i delitescit post Latissimum colli Ω in collo

k Membrana pharyngis cum continuata ipsi membrana stomachi

▲▲▲▲▲▲▲▲▲▲▲▲▲▲▲▲▲▲▲▲▲▲▲▲▲▲▲▲▲▲▲▲▲▲▲▲▲▲▲▲

### EXTREMI INTESTINI RECTI & ANI URETHRAE VIRILIS & BULBI EJUS PENIS
### FIGURAE XXXI
#### *Levatores ani cum Sphinctere interno, à parte posteriore*

a ~ k *Levatores ani*, quandam in fundibuli formam referentes, unamque, praeter portiones coccygi affixas, simul aciem efficientes, quae circum intestinum rectum inprimis ducta, extremis sui pelvis lateribus, inguinis penis, & bulbo urethrae, ut indicabitur, affixa. Inque ambitu ejus praeter in est num rectum, etiam inferiora vesicae cum vesiculis seminalibus & prostata continentur vaginaque in foemina

a a Partes priores ex interiore parte

b c d Origo ab interiore parte ossis pubis, b circa inferiora synchondrosis, indeque, b c parte carnea, c d tendinea, per superiora retrorsum circum principium Obturatoris interni

e Tendo, qui marginem superiorem facit, a summo ortus ab osse pubis, per latus pelvis, fere usque ad acutum ischii processum

f Origo ab acuto ischii processu

g Pars posterior, ab exteriore parte

h Hic se subtus inserit priori margini coccygis ossium ultimi & penultimi h

i Extremum tendineum, quo se alter alteri mox infra coccygem continuat, fibris in ipso coitu angulos facientibus deorsum patulos

k Hic se carne sua continuant
  Adde Fig 32 a~g  a~g  & Fig 33 & 34
  *In Syntaxi*, Tab VI c in inferiore trunci parte, ubi subeunt Sphincterem ani externum f  Dein Tab. V n in naribus, ubi pariter subeunt Sphincterem externum η, & post Glutaeos magnos γ γ delitescunt.

l l *Sphincter ani internus*
  Adde Fig 32 l
  *In Syntaxi* non exhibitus

m m Extremum intestini recti

n Anus

o o Locus synchondrosis ossium pubis p p

### FIGURAE XXXII
#### *Levatores ani cum Sphinctere interno, à parte priore*

a~g ~a~g *Levatores ani*

a b c Origo ab interiore parte ossis pubis, a circa inferiora synchondrosis, indeque, a b parte carnea, c tendinea, per superiora retrorsum circum principium Obturatoris interni

d Tendo, qui marginem superiorem facit à summo ortus ab osse pubis per latus pelvis, fere usque ad acutum ischii processum

e pars tenuis, quae venit f ex angulo, in quem caput penis cum corpore spongioso urethrae coit  porroque, usque ad g, a latere superioris partis bulbi urethrae
  Adde Fig 31 a~k a~k  & Fig 33 & 34
  *In Syntaxi* non conspicui ab hac parte, quippe qui in Tab IV tecti Erectoribus penis ζ ζ in trunco, & Transversis perinaei i i

h Bulbus urethrae, in corpus spongiosum urethrae i abeuns

k Urethra cum corpore spongiolo suo truncata

l *Sphincter ani internus*
  Adde Fig 31 l l

m m Extremum intestini recti

n Anus

o o o o o o  o o o o o o Hic ossa pubis truncata, exscissaque pars, ad cernendos Levatores

### FIGURAE XXXIII
#### *Levator ani sinister à latere, ab exteriore parte*

a Tendo, qui marginem superiorem facit a summo ortus ab osse pubis, per latus pelvis, fere usque ad acutum ischii processum

b c d Origo ab interiore parte ossis pubis, b c parte tendinea, c d carnea, circum principium Obturatoris interni

e Origo ab interiore parte processus acuti ischii

f Pars tenuis, quae venit ex angulo, in quem caput penis cum corpore spongioso urethrae coit  porroque è latere superioris partis bulbi urethrae

g Insertio priori margini coccygis ossium penultimi, h ultimi

i k Hac parte se alter alteri infra coccygem continuat
  Adde Fig 34 & Fig 31 a~k  & Fig 32 a~g.

l l l Truncatum ischion, m m m n o, pubis, n o o ischii tuber, quo, exscisso

osse, cerni Levator possit.

### FIGURAE XXXIV
#### Levator ani dexter à latere, ex interiore parte

a Tendo, qui marginem superiorem facit à summo ortus ab osse pubis, per latus pelvis, ferè usque ad acutum ischii processum

b c d Origo ab interiore parte ossis pubis, b c parte tendinea, c d carnea, circum principium Obturatoris interni

e Origo ab interiore parte processus acuti ischii

f Pars tenuis, quae venit ex angulo, in quem caput penis cum corpore spongioso urethrae coit: porroque e latere superioris partis bulbi urethrae

g Insertio priori margini coccygis ossium penultimi, h ultimi

i k Hac parte se alteri alter infra coccygem continuat: i parte tendinea, k carnea. Unde alter rescissus

l Sinistrum os ischium, m pubis

Adde Fig 23 & Fig 31 i--k & Fig 32 i--g.

### FIGURAE XXXV
#### Sphincter externus ani, à parte posteriore

a Mucro posterior, qui adhaeret coccygi extremo. Unde fibrae, ad anum usque b, ex utroque latere convenientes, angulos efficiunt deorsum patulos superiores acutos, sequentes, ut sequuntur, majores

Adde Fig 36 a b c c

In Syntaxi, Tab VI f in inferiore trunci parte. Dein Tab V v circa nates

### FIGURAE XXXVI
#### Sphincter externus ani, à parte priore

a Fibrae ex utroque latere convenientes, angulos efficiunt deorsum patulos, quorum superiores acuti, sequentes, ut sequuntur, majores

b Cauda, in quam abit, quae ad postremum evanescit in perinaeo

c c Haec pars supra caudam modo indictam exit in mucronem quasi triangularem, qui se innectit inferiori parti Acceleratorum, qua illi coeunt inter se

Adde Fig 35

In Syntaxi, Tab IV θ in trunco, ubi mucro ob propendentem penis partem non conspicuus. Dein eodem modo Tab III λ in trunco

d Bulbus urethrae, abeuns in corpus spongiosum e urethrae

f Urethra cum corpore suo spongioso truncata

### FIGURAE XXXVII
#### Acceleratores. Transversus perinaei. Transversus perinaei alter Erectores penis

a a b c c Acceleratores, bulbum urethrae, qua is eminet, implectentes. Conjungit se alter cum altero b per mediam bulbi longitudinem. Et ubi conjungunt se, fibrae angulos faciunt, posteriores quidem vix, prope directo convenientes: sequentes ut ab his longius distant, minores

c c Muctiones priores, quibus à pene procedunt

Caeterum origo cerni nequit in Figura

In Syntaxi, Tab IV x x in trunco, ubi partim tecti Sphinctere externo ani θ, partim Transversis perinaei i, partim Erectorious penis ζ ζ. pars ob propendentem penis portionem non conspicua. Dein Tab III μ in trunco, ubi pars eodem modo tecta Sphinctere externo λ, pars Erectore penis v

d Transversus perinaei

e Extremum, quod partim adjungit Acceleratori, partim Sphincteri ani externo, & quod pari etiam sui continuare solet

Adde Fig 38

In Syntaxi, Tab IV t in trunco, ubi subit Sphincterem ani externum θ

f Transversus perinaei alter

i Hic se extremo suo ad Erectorem penis inflectens, inter etiam & Acceleratorem pertinebat in angulum, in quem caput penis cum bulbo urethrae coit.

Adde Fig 39

k l m. k l m Erectores penis

l Extremum tendineum, m m insertum corpori spongioso majori penis, ultra caput ejus. Caeterum autem se etiam capiti, qua id pubis ossi non adjacet, inserit, ferè à capitis illius principio, ultraque caput ad hunc m m locum usque inserit

Adde Fig 40

In Syntaxi, Tab IV ζ ζ in trunco, ubi extrema non conspicua ob penis portionem propendentem.

n n o Penis: n n corpora spongiosa majora: o corpus spongiosum urethrae p penis hic truncatus

### FIGURAE XXXVIII
#### Transversus perinaei, à parte posteriore

a Origo ab interiore parte tuberis ischii.

Adde Fig 37 d e

In Syntaxi, Tab VI h in inferiore parte trunci, ubi extremum subit Sphincterem ani externum f. Dein Tab V inter ζ & n in nate, ubi pariter subit Sphincterem externum n, & post Gluteum magnum γ delitescit

### FIGURAE XXXIX
#### Transversus perinaei alter, à parte posteriore

a Origo ab interna parte ossis pubis, circa ejus locum illum, qui medius inter ima tuberis ischii, pubisque synchondrosem

Adde Fig 37 f i

In Syntaxi, Tab VI g in inferiore trunci parte, ubi extremo subit Levatorem ani e. & quod nudum, id in Tab V delitescit post Gluteum magnum γ in nate

### FIGURAE XL
#### Erector penis, à parte posteriore

a Principium tendineum, quod b b oritur ab interiore parte tuberis ischii, paullo ante quam id in os pubis abeat

Adde Fig 37 k l m

## VESICAE
### FIGURAE XLI
#### Musculus vesicae, à latere

Hunc, quamvis tantummodo perraro invenerim, addere tamen ob elegantiam visum est. An fortasse is est, qui olim visus ad prostatam pertinere, Compressor ejus vocatus?

a Dubatur ab interiore parte ossis pubis, loco inter ima synchondrosis finitimamque superiorem foraminis magni partem fere medio, juxta internam partem ortus Levatoris ani

b Inde flectebat se circum vesicae latus, mox supra prostatam, latescens sensim

c c Ad postremum valde extenuatus, continuabat se vesicae fibris, vel in eas potius abibat

d Vesica

e Prostata

f f Hic os pubis sinistrum truncatum, remotumque reliquum ossis coxae, quo Musculus cum vesica & prostata cerneretur

# TABULAE ANATOMICAE TERTIAE ET DECIMAE
# MUSCULORUM HOMINIS
## EXPLANATIO.

*❋❋❋❋❋❋❋❋❋❋❋❋❋❋❋❋❋❋❋❋❋❋❋❋❋❋❋❋❋❋❋❋❋❋❋❋❋❋❋❋❋❋❋❋❋❋❋❋❋❋*

### ABDOMINIS TESTIS

Adde Tab XIV

#### FIGURAE I
*Obliquus externus abdominis, à latere*

a a Pars carnea.

b c d d Caput primum c principii pars tendinea   d d origo à costa quinta.

e f g g Caput secundum   f pars tendinea.   g g origo a costa sexta

h i k k Caput tertium   i pars tendinea   k k origo à costa septima

l m n n Caput quartum   m pars tendinea   n n origo à costa octava.

o p q q Caput quintum   p pars tendinea   q q origo à costa nona

r s t t Caput sextum   s pars tendinea   t t origo a costa decima

u v w w x Caput septimum   v pars tendinea   w w origo à costa undecima, ibi ex ejus tendinea s haec pars connexa cum Transversi abdominis principio, ibi ex ejus tendinea par e exeuns

y z A Caput octavum   z pars tendinea   A origo à cartilagine costae duodecimae

Capita oriuntur margine obliquo posito, ab ora inferiore costae, per costae exteriorem partim, in priora marginem ejus superiorem et sus ducto

B B B B B C C D I E E I F F G H H I K L M Aponeurosis

C C Hic sub ea eminet caro Obliqui interni

D Hic sub eadem simul & sub aponeurosi Obliqui interni, eminet caro Transversi

I I I L Hic Recti caro

F F F Hic per aponeuroses illas apparent lineae tendineae Recti

G Hic sub iisdem eminet Pyramidalis

H H I K Duae partes, in quas aponeurosis se findit, inde ad pubem usque d strictae, tendinum specie ex quo fissura sit, per quam elibitur funiculus vasorum spermaticorum cum Cremastere

K Hic si partium mododictarum exterior inserit tuberculo, quod si superiore eademque priore parte ossis pubis eminet, proximaeque spinae, quae ab illius tuberculi latere externo est   ex parte etiam ab interno ejusdem tuberculi latere cum ligamentis, quae pubis synchondrosem à priori parte continent, commiscet

L Pars interior, ab altero tendinum mododictorum ad alterum pertinens eosque connectens inter se   Sub qua parte funiculus spermaticorum vasorum decurrit, cum Cremasteris principio, M h c exeuntia

N N Imus margo tendineus, à cristae ilium extremo priore pertinens ad pubem

O P Hic aponeurosis, P Q hic pars carnea, alius in tendinosum finem extenuata, inserit superiori eidemque exteriori parti partis prioris longitudinis cristae ossis ilium

R Aponeurosis inferior cartilagini costae sextae

Quomodo à superiore parte aponeurosis cum ima Pectoralis parte connexa sit, id vide in Tab I s in trunco

Adde Fig 2

*In Syntaxi, Tab IX S &c in trunco ubi à superiore parte Pectorali H I subjacet, dein capitibus suis Serrato magno N R O R P R Q, dein Latissimo dorsi Ω F D, & in I D & C*

#### FIGURAE II
*Obliquus externus abdominis, à parte priore*

a a Pars carnea

b c d d Caput primum   c pars tendinea   d d origo a costa quinta

e f g g Caput secundum   f pars tendinea   g g origo à costa sexta.

h i k k Caput tertium   i pars tendinea   k k origo à costa septima

l m n n Caput quartum   m pars tendinea   n n origo à costa octava

o p Caput quintum   p origo à costa nona

q q q q r s s t t t u u u u v v w w x x y y z A B B B C D E F F F G H I K Aponeurosis

r r Hic caro Obliqui interni sub ea eminet

s Hic ea simul & sub aponeurosi Obliqui interni eminet Transversi caro

t t t t Hic Recti caro eminet

u u u u Hic per aponeuroses illas apparent lineae tendineae Recti

v Hic Pyramidalis sub iisdem eminet

w w Imus margo tendineus, a cristae extremo priore pertinens ad pubem

x y y Duae partes, in quas aponeurosis se findit, inde ad pubem usque distinctae, tendinum specie ex quo fissura fit, per quam funiculus vasorum spermaticorum cum Cremastere elabitur   in foemina exit ligamentum rotundum uteri

z Pars tenuior, ab altero tendinum mododictorum ad alterum, qua primum à se invicem ad fissuram faciendam discedere incipiunt, pertinens, eosque connectens inter se   Sub qua parte funiculus vasorum spermaticorum cum Cremasteris principio decurrit   Insuaque cum, juxta ipsam pubem, funiculus elabitur per annulum Obliqui hujus, qui annulus parvus est A, relinquiturque inter partem hanc z, tendines x y, & os pubis

B B B. &c. Fila tendinea subtilia, rara, quae decussant aponeurosis fila illa,

quae carneorum in modum porrecta sunt   Ab iis sit pars z, ab altero tendinum y y x x per alterum excurrentibus

C Pars summa aponeurosis, inserta priori parti cartilaginis costae sextae

D Pars inserta priori parti extremae cartilaginis costae septimae.

E Pars inserta ossi cartilaginis mucronatae

B F F F Linea alba, in qua Obliquorum externorum aponeuroses se decussant, continuantque, & cum subjectis conjungunt

G Foramen in linea alba, per quod in embryone exibant vasa umbilicalia

H Hinc procurrentes aponeuroses dextri & sinistri se decussant, & commiscent cum ligamentis, quae pubis synchondrosem à priori parte continent

I Pars ima procurrens, seseque commiscens cum ligamentis, quae pubis synchondrosem à priori parte continent, & cum iis inserens K ossi pubis opposito.

Adde Fig 5

*In Syntaxi, Tab I D &c ubi à superiore parte subjacet Pectorali ξ in trunco, dein capitibus suis Serrato magno ω b, dein Latissimo dorsi τ υ A posteriore parte Tab V W in dorso, ubi partem tegit Latissimi dorsi P Q L Pubis ossium synchondrosi, ligamentis à priori parte constricta*

#### FIGURAE III
*Obliquus internus abdominis, à parte posteriore*

a a Latus tendo, qui duabus aponeurosibus incipit   quarum exterior subjecta hic lato tendini Latissimi dorsi i, ipsi superinducto, & idnexo

b b Principium tendineum, oriens à superiore parte cristae ilium

c Pars carnea

d e Extremum, insertum exteriori parti marginis inferioris costae duodecimae, d partis osseae extremae, e cartilagineae

f g Extremum, insertum exteriori parti marginis inferioris costae undecimae, f osseae per is extremae, g cartilagineae

h Extremum, quod ad costam decimam pertinet

i Latus tendo, quo Latissimo dorsi incipit   quem tendinem vide Tab XVIII Fig 2

k k Hinc refcissus latus tendo Latissimi dorsi, ubi tendo ille subtus non amplius cohaeret cum lato tendineo principio Obliqui interni

Adde Fig 4 & 5

*In Syntaxi, Tab VI M &c in inferiore trunci parte, ubi à principio, ut hic, superinducto lato Latissimi dorsi tendine U tectus   Quaque parte nudus est in Tabula illa, ea in Tab V subjacet Latissimo dorsi P Q, & Obliquo externo abdominis, W in dorso*

#### FIGURAE IV
*Obliquus internus abdominis, à parte priore, cum Cremastere*

a Pars carnea

b Origo à superiore parte cristae ilium

c c Margo procedens à margine tendineo Obliqui externi abdominis

d d Carnea pars inserta inferiori parti cartilaginis costae decimae

e e e Aponeurosis, hac parte simplex, antequam Recti attingat   quae f f inserta inferiori parti cartilaginis costae nonae

g g g h Lamella prior earum, in quas se aponeurosis illa juxta Rectum dividit

h Hic lamella illa prior affixa inferiori parti costae nonae

Inter g interiorem & i inseriorem, quod aponeurosis est infra locum, qui circa medium inter umbilicum pubisque synchondrosem, simplex manet, à posteriore parte conjunctam cum aponeurosi Transversi, cum eaque incedens ante Rectum

i i i Hic lamella prior, continuaque aponeurosis pars inferior, quae simplex manet, per longitudinem abdominis resecta, ibi ubi se primum cum aponeurosi Obliqui externi conjungunt, posteriorem partem ejus ad lineam albam usque vestientes   Supraque lamella prior secundum marginem thoracis evanescit in illam Obliqui externi aponeurosem   Infra aponeurosis se cum aponeurosi Obliqui externi inserit, pubis spinae, tuberculo, ligamentis

k k Lamella posterior earum, in quas se aponeurosis juxta Rectum dividit, post Rectum incedens   In superiore parte ejus, fibrae quaedam tenues fibras praecipuas decussant

l m n Hic se affigit imo thoracis margini, qui sit è cartilaginibus costae octavae l m, & septimae m n

o p Hic se inserit margini osseae partis cartilaginis mucronatae   p q hic cartilaginis ipsius   q r hic priori parti cartilaginis, non longe ab ipsius mucrone

s s s Hic ad lineam albam pertinet

t Pars carnis, sub qua decurrit funiculus vasorum spermaticorum, leviter eminens, per eamque conspicuus   Quae pars deinde supra funiculum spermaticum decurrit

u Haec pars in principium Cremasteris abit   Post eam funiculus spermaticus y p r carnem exit

Adde Fig 3 & 5

*In Syntaxi, Tab II M &c in trunco, ubi pars superior eademque major lamellae posterioris earum, in quas se aponeurosis ejus juxta Rectum dividit, Recto illi Z Z &c subjecta, infraque ante cum funiculus spermaticus r cum Cremasteris principio q, ut hic, dependet   In Tabula autem I Obliquo externo, d &c in trunco, subjacet*

ɑ w x x *Cremaster*

w Principium, ab Obliquo interno abfcedens, & adjungens fe funiculo vaforum fpermaticorum

x x Extremum extenuatum, ad tunicam vaginalem teftis definens  In aliis autem alio modo definere vifus  conter Hiftor Mufc Lib III cap 80

A de Fig 5

*In Syntaxi*, Tab II p q in trunco, ubi, ut hic, pars etiam pone funiculum fpermaticum & tefem  Dein Tab I z in trunco, ubi principium latet fub apo… Obliqui externi abdominis

x Funiculi vaforum fpermaticorum

…non drofis offium pubis, ligamentis à priori parte conftrictor

## FIGURAE V
### Obliquus internus abdominis, à latere

Aponeurofis, c c c, cui x incipit, ut interiorem quae veftit interiorem partem … , quo Obliquus dorfi incipit, cum eo oriens à fpinis verteb… … … eriorum trium, & fequentibus offis facri, & a fuperiore part… … … b ſ

Aponeurofis, c c c, cui x incipit, ut interiorem  de Tab XIV Fig 3

c c Latus … quem femina ejus aponeurofis ſ conjungi

d d Origo … pror … ift e ilium, principio tendineo

e e Hac parte proced… à margine Obliqui externi abdominis

f f Pars carnea

g h Inferto exteriori parti marginis inferioris coftae duodecimae  g offeae partis extremae,  h cartilagineae

i Hoc margine procedit fecundum Intercoftalem internum undecimum

l l Inferto exteriori parti marginis inferioris coftae undecimae  k offeae partis extremae,  l cartilagineae

m Hoc margine proced… fecundum Intercoftalem internum decimum

n n Inferto inferiori parti cartilaginis coftae decimae

o o o Ap … curofis, hac parte fimplex, ut tequam Rectum attingat  Eaque hoc p margine fecundum Intercoftalem internum nonum procedit ac in q q affixa inferiori parte cartilaginis coftae nonae

r r Tamella prior earum, in quas fe aponeurofis illa juxta Rectum dividit

Inter r inferiorem & s inferiorem, quod aponeurofis eft infra locum, qui circa medium inter umbilicum pubifque tynel ondiofum, fimplex manet, à pofteriore parte conjunctum cum aponeurofi Tranfverfi, cum eaque incidens ante Rectum

s s s Hic lamella prior, continuoque aponeurofis pars inferior, quae fimplex manet, per longitudinem abdominis refecta, ibi ubi fe primum cum aponeurofi Obliqui externi conjungunt, pofteriorem partem ejus ad lineam albam ufque veftiuntur

t t t Tamella pofterior earum, in quas fe aponeurofis juxta Rectum dividit, poft Rectum incedens  In fuperiore parte hujus lamellae, fila quaedam tendunt ea… in de uffuit fila ejus praecipua

u Pars carnea, fub qua decurrit funiculus vaforum fpermaticorum, leviter e-minens, per eamque confpicuus

x Haec pars in principium Cremafteris ibit

Adde Fig  3 & 4

*In Syntaxi*, in Tab IX jacet poft Obliquum externum abdominis S &c  in trunco, & L iuſſimum dorfi Ω A

w Cremafteris principium, ab Obliquo interno abfcedens

x Funiculus vaforum fpermaticorum

y Cremafter cum funiculo vaforum fpermaticorum truncatus

*In Syntaxi*, Tab IX l in trunco, ubi principium latet fub aponeurofi Obliqui externi abdominis f

## FIGURAE VI
### Rectus abdominis

a b c Tendo praecipuus, quo incipit, quique b venit è fuperiore eademque priore parte ligamenti, quo fynchondrofis offium pubis à priori parte conftricta  & c exigui portione à proximo offe pubis oritur

d e Tendo alter, longius veniens e priori parte e ligamenti ejusdem, & fe cum altero tendine ↄ conjungens in unum

f g h i Carneae partes quatuor

k Linea tendinea dimidia, infra umbilicum

l Linea tendinea, quae e regione umbilici eft

m Linea tendinea, quae eft media inter umbilicum, & locum ubi Rectus pectus primum confcendit

n Linea tendinea, ibi ubi Rectus pectus primum confcendit, aut confcenfurus eft

o o Extremum infertum inferiori proximaeque exteriori parti extremae cartilaginis coftae feptimae

p p Extremum infertum exteriori parti marginis inferioris cartilaginis coftae fextae, propius mediam ejus longitudinem, ad extremum primi latus

q q Extremum exterior eidemque inferiori parti cartilaginis coftae quint e infertum, fere ubi cartilago illa incipit, ad extremum latus extremi fecundi

*In Syntaxi*, T in II Z Z &c  in trunco, in dextro latere, ubi i principio fu jacet Pyramidali  in finiftro praeterea ex parte tectus, fupra quidem lamelli priori earum, in quas aponeurofis Obliqui interni fe juxta Rectum div d t, infra tutem communi aponeurofi Obliquorum & Tranfverfi, cujus illi tanti m pars apparere ibi poteft, quae fit à lamella priore earum  n quas fe aponei rofis Obliqui interni juxta Rectum dividit, W X &c  In Tibuli autem I rel quun cujus fubjicet, infra quidem communi aponeurofi Obliquorum & Tranfverfi, cum communi Obliquorum aponeurofi, quarum fol. pars, quain apo-neurofis Obliqui externi efficit, ibi apparere poteft, o p &c  in trunco  d m, ubi thoracem confcendit, foli aponeurofi illi Obliqui externi denique Pectorali ξ in trunco

r Synchondrofis offium pubis, ligamentis conftricta

## FIGURAE VII
### Pyramidalis abdominis

a b Principium tendineum, quo ↄ oritur e fuperiore parte ligamenti, quo pubis offium fynchondrofis à priori parte conftricta, & b a proxima pubis offis parte

c Pars carnea

d Extremum latum, quod ad lineam albam pertinet

*In Syntaxi*, Tab II l m in trunco, ubi ex parte tectus communi aponeurofi Tranfverfi & Obliquorum, cujus fola apparuit ibi poteft lamella prior carum, in quas fe aponeurofis Obliqui interni dividit, Y Q in trunco  Et quod nudum ibi, id in Tab I aponeurofi communi mododictae fubjectum, cujus fola appa-rere pars poteft, quae Obliqui externi eft, q w in trunco

c Synchondrofis offium pubis, conftricta ligamenti

# TABULAE ANATOMICAE QUARTAE ET DECIMAE
# MUSCULORUM HOMINIS
## EXPLANATIO.

❧❧❧❧❧❧❧❧❧❧❧❧❧❧❧❧❧❧❧❧❧❧❧❧❧❧❧❧❧❧❧❧❧❧❧❧❧❧❧❧❧❧❧❧❧❧

*ABDOMINIS RELIQUI*

Adde Tab XIII

### FIGURAE I

*Transversus abdominis cum Triangulari sterni, à parte priore*

a—\ *Triangularis sterni*

a b c d Caput, quod ab interiore parte costae tertiae oritur, principium tendineum, oriens b c ab extrema ossea parte, & c d cartilagineae principio

e f g h Caput, quod a costae quartae interiore parte oritur, principium tendineum, oriens f g ab extrema ossea parte, & g h cartilagineae principio

i k l m Caput, quod à costae quintae parte interiore oritur, principium tendineum, oriens k l ab extrema ossea parte, & l m à cartilagineae principio

n n Pars tendinea, in quam caro, ex conjunctione duorum capitum superiorum nata, abit quae in illis conjuncta cum u u extremo tendineo capitis inferioris, in aliis separata   Inserta interior parti o extremae cartilaginis costae quartae, p ossis pectoris inter extrema cartilaginum costae quartae & quintae, q extremae cartilaginis costae quintae, r ossis pectoris inter extrema cartilaginum costae quintae & sextae, s extremae cartilaginis costae sextae, & septimae

u u Extremum tendineum, in quod abit caro capitis tertii v insertum margini ossis cartilaginis mucronatae   Quomodo porro inde continuo inseratur reliquo margini ossis illius, usque ad cartilaginem mucronatam, illiusque ipsius cartilaginis margini, id cerni hic nequit, ob lamellam interiorem aponeurosis Obliqui interni abdominis π, hic superinductam   Vide autem Tab X Fig 24. v w

*In Syntaxi*, Tab III x in trunco, ubi extremo superinducta lamella interna aponeurosis Obliqui intern abdominis   caeterumque costis subjectus sterno que, & Intercostalium internorum sexto h, quinto b, quarto a, tertio Z   Quae vero nudi ibi pars est, in lamellae interioris aponeurosis Obliqui interni parti, hic reseratur, subjecta   A posteriore parte, Tab X Fig 24

w—\ *Transversus abdominis*

w Caput primum, x principio tendineo oriens ab interiore parte costae sextae y ab extrema parte ossea, & z proxima cartilaginea   Hoc caput accensseri Triangulari posset, quod cum eius capite inferiore & citius, & ductu magis consimili conjunctum est, quam cum capite, quod mox infra sequitur

α Caput secundum, β principio tendineo oriens γ y ab interiore parte cartilaginis costae septimae

δ δ δ δ Principium, in partes aliquot (hic quatuor) fissum, quo oritur δ δ δ δ ab interiore parte cartilaginis costae octavae

ε Aponeurosis, quae ex intervallo costae octavae & nonae venit   Vid Fig 2 ι

ζ Origo ab interiore parte cartilaginis costae nonae

η Aponeurosis, quae venit ex intervallo costae nonae & decimae   Vide Fig 2 m

θ Origo ab interiore parte cartilaginis costae decimae

ι Origo ab interiore parte cartilaginis costae undecimae

κ Origo à crista ilium

λ ˇ Margo, qui procedit à margine tendineo Obliqui externi abdominis

μ Pars carnea   ν ν Aponeurosis, in quam abit

Adde Fig 2 & 3

*In Syntaxi*, Tab III l—u in trunco, ubi capita eius subjecta costis & primum etiam I in costam interno quinto b, & sexto h, quartum octavo e, quintum nono f   Reliquum in Tab II subjacet Obliquo interno M &c in trunco

ξ ξ ξ Truncata lamella posterior aponeurosis Obliqui interni, quae primum cum aponeurosi Transversi, extremoque tendineo Triangularis sterni, conjungit

ο ο Truncata aponeurosis Obliqui interni, quae & primum conjungit cum aponeurosi Transversi parte illa, quae unde Rectum & Pyramidalem incedit

π Lamella posterior aponeurosis Obliqui interni abdominis, superinducta aponeurosi Transversi parti illi, quae Recto subjecta   unaque cum ea inserta ρ priori parti cartilaginis mucronatae, non longe ab ipsius mucrone, & σ inferiori parti marginis cartilaginis eiusdem, porroque eidem margini, & τ margini partis osseae, conjuncta ibi cum extremo tendineo Triangularis sterni

Adde Fig 2 & Tab XIII Fig. 4

υ Aponeurosis Obliqui interni, quae simplex remanet, superinducta aponeurosi Transversi parti illi, quae unde Rectum & Pyramidalem incedit

Adde Fig 2 & Tab XIII Fig 4

φ φ φ χ χ Hic aponeurosis Transversi, una cum superinductis sibi partibus aponeurosis Obliqui interni, ad lineam albam pertinet

ψ Fissura aponeurosis Transversi, circa medium inter umbilicum & pubis synchondrosem locum effecta ex eo, quod aponeurosis illa ibi se juxta Rectum, indeque ad lineam albam usque ex transverso findit, ac superiore parte carum, in quas se findit, pone Rectum, inferiore ante eum Pyramidalemque incedit   Per quam itaque fissuram Rectus transit, cui magnitudine & figura respondet.   Reperitur tamen etiam pone Recti inferiorem partem aponeurosis Transversi continuatio tenuis, alias crassior, tenuior alius, quibusdam plus minus velut interrupta, latitudinis majoris alias, alias minoris

ω ω Linea alba   A qua hic A A rescissa aponeurosis Obliqui externi, una cum lamella priore aponeurosis Obliqui interni

B. &c Hic truncatae costae, C D E F hic cartilagines earum, C quartae, D quintae, E sextae, F septimae, G G hic ossis pectoris, ut cerni possint Triangularis & Transversus, qua post eas siti

### FIGURAE II

*Transversus abdominis, à latere*

a b c d Caput primum a pars carnea. b principium tendineum, oriens ab inte-

riore parte costae sextae   c ab extrema ossea parte, & d à proxima cartilagine..

e f g Caput secundum   e pars carnea   f principium tendineum, oriens g ab interiore parte cartilaginis costae septimae

h h h h Principium, quod in partes aliquot (hic quatuor) fissum, oritur h h h h ab interiore parte cartilaginis costae octavae

ι Aponeurosis, qua venit ex intervallo costae octavae & nonae, e superficie interna Intercostalis interni, & partim ab ipsa costa nona   k hic truncata venit enim longius, tenuitate

l Origo ab interiore parte cartilaginis costae nonae

m Aponeurosis, qua venit ex intervallo costae nonae & decimae, ut ι

n Origo ab interiore parte cartilaginis costae decimae

o Aponeurosis, qua venit ex intervallo costae decimae & undecimae, ut ι.

p Origo ab interiore parte cartilaginis costae undecimae

q Aponeurosis, qua venit ex intervallo costae undecimae & duodecimae, ut ι

r Origo ab interiore parte extremae cartilaginis costae duodecimae, principio tendineo

s Latus tendo, quo in lumbis incipit   t Pars carnea

u u Margo, qui procedit à margine tendineo Obliqui externi abdominis

ι Aponeurosis, in quam caro abit

Adde Fig ι & 3

w w Truncata lamella posterior aponeurosis Obliqui interni, ξ ξ ξ Fig. ι

x λ Truncata aponeurosis Obliqui interni, ο ο Fig ι

y Lamella posterior aponeurosis Obliqui interni, π Fig ι

z Aponeurosis Obliqui interni, qua simplex remanet, υ Fig ι

A Γ fissura aponeurosis Transversi, ψ Fig ι

B B &c Hic costae truncatae, ut appareat Transversus, qua post eas situs

### FIGURAE III

*Transversus abdominis, à parte posteriore*

a—r Principia lati tendinis, quo Transversus incipit, una cum principiis lamellae interioris, qua communis aponeurosis Obliqui interni & serrati postici inferioris procedit ι processsibus transversis lumborum, quartae, tertiae, secundae

*In Syntaxi*, Tab VII subjacent capiti communi Sacrolumbalis & Longissimi dorsi δ ε in trunco

a Caput tendineum Transversi, quod oritur b b ab exteriore parte m marginis costae duodecimae, & c. posteriore extrema processus transversi vertebrae quintae lumborum

d e f g h h ι ι Caput tendineum, quod oritur e f a posteriore parte extremi processus transversi lumborum quartae g tendinea tenuitas, quae ipsi f superinducta, cum eo oritur f ι processu transverso, & praeterea h n ab illo ipso capite abscedit, seseque affigit ι ι exteriori parti imi marginis costae duodecim. e

k l m n o o Simile caput tendineum, quod oritur l m ab exteriore parte extremi processus transversi vertebrae lumborum tertiae   n similis, q ι obductum, tenuitas tendinea, cum eo oriens, & praeterea ιb o o abscedens o o

p q Caput tendineum, cui in toto m superinducta est tenuitas tendinea, cum eo oriens q ι posteriore parte processus transversi extremi secundae lumborum

r r Hic fibrae se decussant, implicantque, & obscurius, quam exhiberi potuit   Ad hinc autem maxime medium eo in corpore, unde haec figura sumta, cum in aliis plus minus discrepacerint

s s Hinc rescissa lamella exterior aponeurosis communis Serrati postici inferioris & Obliqui interni abdominis

t t Aponeurosis communis se rat postici inferioris & Obliqui interni, u u hic rescissa, ubi cum lato tendine, quo Transversus incipit, non amplius coharet

v Latus tendo, quo Transversus incipit, adhaerens imo margini costae duodecimae, w x partis osseae, x y cartilagineae, ad mucronem usque

z Origo ab interiore parte cartilaginis costae duodecimae, principio tendineo

α Aponeurosis q Fig 2   Hic β truncata

γ Pars carnea

Adde Fig 2 & 3

*In Syntaxi*, Tab VII Y Z in trunco, ubi ex parte subjacet aponeurosi communi Serrati postici inferioris & Obliqui interni abdominis γ γ, ιtenique Intercostali interno undecimo X   Quod vero nudum, in Tab VI dehiscit post Serratum posticum inferiorem C K, & Obliquum internum M N in trunco.

ε Truncata cartilago costae duodecimae

### FIGURAE IV

*Diaphragma, à latere.*

a Caro secunda sinistra, quae abit in extremum laterale sinistrum

b b Eius extremum, insertum interiori parti cartilaginis costae septimae

c c Quod insertum interiori parti cartilaginis costae octavae

d e f Quod parti interiori costae nonae, d e partis cartilagineae, & f osseae

g d pars tendinea extremi huius.

g h ι Quod interiori parti decimae, g h partis cartilagineae, h ι osseae   g pars tendinea huius extremi

k l m Quod partim k l pertinet ad ligamentum w, partim l m insertum interiori parti osseae partis costae undecimae, juxta cartilagineam   l pars tendinea

n o p Quod partim n o pertinet ad ligamentum v, partim o p insertum interiori parti costae duodecimae   o cartilaginis, o p osseae partis   o pars tendinea

q r r s Aponeurosis p—s Fig.7 hic q r r r super tendinem, hic r r r s carnem

[A a]

a t Tendo medius Diaphragmatis.
u Caput magnum ſiniſtrum, a æ b c Fig 5.

Adde Fig 5 6 & 7

v Ligamentum, quod fert à mucrone cartilaginis coſtae duodecimae pertinet ad oſſeam partem undecimam, iuxta cartil gineam

w Ligamentum, quod fert à principio cartilagis coſtae undeci nae pertinet ad oſſeam partem coſtae decimae, iuxta cartilagineam

x &c Trunc ne coſtæ, quo cerni Diaphragma poſſit, qua poſt eas ſitum

## FIGURAE V
### Diaphragma, à parte priore

a a b c d æ c d Capita, duo p ma, quor un ſi niſtrum dextro minus a  tenui-
tis tendinei, qui e naſcens à ligamentis, quae per ſuperficiem corporum
vertebr u lu borum inferiorum ortum horu n capitu n excurrunt, ad ea extrinſe
cus recedu n ac ſubtus capita haec criſtis tendinibus c c oriuntur ad inferiore parte corporis vertebrae lu borum tertiæ, & quidem à lateribus partis eius
pr m  Alia a n h  b, ſuperi parte corporis ſecundae  Quiam tendinem utrumque binarum launect n t, illi alterutrum b d carnes, in quibus tendines lli b exterioribus lateribus abeunt  Principia, quae ad haec capita accedunt lucet, eo quod ſubjecta b, hic non conſpicua

e f g e f g Capita ſecunda, e c  ncipio tendineo naſcentia f ligamento, qd
int r c poſteri r & quartae lu borum intercedit g g c rnes, in quas veniunt

h h k h k Capita ter a, h h principio tendineo orient  à lateribus ſuperioris rginis corporis quia t e lumborum l l k carnes, in quas abeunt

l m n Caput quart um inſtr m l principium tendi ceum, m oriens à priori
parte radicis proceſſus transverſi lumbor u quartae n ero, in quam ibit

o o Principi um, atque oriens enuten um, naſcens ſuperficie Quadrati lumborum
p p Diaphragmatis carnee partes prime, e capitum coniunctione natæ

q Capitis primi ſi niſtr portio recedens ad carnen partem primar dextram,
poſtque exc urrens pe m ng nem dextrum oram ne, quo ſtomachus exit

r Cap t is primi d xtri pars, enu poſt por ionem  g cedens, iam decuſſat,
unto n t e carnem pr mam ſi niſtr m  Licet plures ſi ſiculi i e decuſſent

s Tendinis  l q ſto ichus exit

t Tendinis m dii pars

u u u u Pars carnea ſiniſtra ſecunda  Confer Fig 6

v  v v w Pr a carne und d x tra, w w hic primam ſuperſcandens, &
de uſſans a n  mox tendinea

x x z æ p Portio qualis aliquando in no, aliquid in u toque latere invenitur, n nascens interna en Diaphragmatis ab hac par c ma ginem, quae hic (alias
aliter l tet oriri ex proceſſu transverſe quartae lumborum vertebrae, y, itemque z quintæ, & p n u n a tendine (p riter utrim um alio alioque in al is ab il
que mod ) dec d z carnea, adjungit ſe carneae parti ſecundæ, poſt α con-
ung ten in ea, inſerit ſe β cartilagini coſtae duodeci nae

y y Truncatus margo qui C C Fig 6

δ Tendin s medii mucro interior, in q ten exit in quo faſciculi ſe de uſſant

ε Extremum carneum medii, quod ad interiorem partem cartilaginis mu-
cron ne fere extreme pertinet ζ ζ

η θ Partes carneae duae ſecundæ, quae abeunt in duo extrema lateralia

ι ι Ea n extrema, quae ſe peritoneo innecti n

χ χ Extremum, inſertum inter or i parti cartilaginis coſtae ſeptima λ λ hoc
relatu n h

μ μ Hoc r tum interior parte cartil nis coſt e octavae  ν ν hoc re ſiſti n ab ea
ξ ξ Hoc interm nctior pa te et ligamento ſt nore  ο hoc re ſiſſimum ibea
π π Hoc t m interi o pa t cartilaginis coſtae decim æ  ρ hoc re ſiduum ab ea
σ σ Fo amin , lata interiori parte cartilaginis coſt rum undeci marum

λ VII fc C 7 & 4

r s  e , Tab IV M in titneo, ubi c pit quartum ſiniſtrum ex par-
t i lli  t Principi i e dextrum, Plox penet r, & magno t  primum ex
parte hic e  inga, b r d v

τ τ Trunc coſtæ evidetue, quo cerni Diaphragma poſit, qua poſt eas
υ υ Trunc n cartilago mucronata cuius b cooperti igi na e pars, χ χ haec coſta

## FIGURAE VI
### Diaphragmatis pars poſterior, à parte priore

a a b c d  a a b c d Capit prima duo, a æ b c d  a a b c d Fig 5

e f g e f g Capit ſecunda, e f g e f g Fig 6

h h k h k C ita tertia, h h k h k Fig 5

l m n Capit quartum ſiniſtrum, l m n Fig 5

o o Principium, quod o o Fig 5

p Diaphragmatis carnea pars prim  ſiniſtra, q dextra  è conjunctione capitu m nat , ad poſtr murum n ſcent totum poſticum l marum tend nis ambitum

r t  Haec pars venit a proceſſu transverſo vertebrae lumborum in quartae, ut
l m n vent uten e una partem D E F, ut Fig 7 c f

s Capitis primi ſi niſt i po tio recedens ad carnem prim m dextram q Fig 5

t Capitis primi d xtri pars, abeuns in carnem primam ſiniſtram, r Fig 5

u Foram in n carnea parte prima, q ſtomachus exit

v In e us angulo ſuperiore euro dextra decuſſat inciſium, dextra priore
w w w x Tendinis medii pars  n ſtr x pars tendinis ſuperſcandens reliquum v, decuſſans eum  y pars, quae ſuper partem x dec rrit, decuſſans
eum, & abit in car s ſiniſtrae carneam partem inferiorem

z Aponeuroſis quaedam, quae per lateem tendinis ambitum porrecta, à
carne, quae eſt ad mucronem poſticum ſi nitrum tendinis, incedens in priora,
acceuſſat que tendinis fibras, & à priori parte definens in carnem priorem

α Pars aponeuroſis z x x x Fig 7 penetrans ad inferiorem tendinis partem,
acceptaque, cum penetravit, portione in inferiore par e tendinis, iuxta ſiniſtrum foraminis ſtomachi, flectit ſe dextrorſum, β ſupraque foramen illud incedit ad priorem partem carnei extremi dextri  partimque decurrit γ ſecundum
priorem partem foraminis, quo cava intrat, ſeſeque adjungit ad aponeuroſim z

δ Portio ad aponeuroſim α recedens, procedenſque à carne ſiniſtra prima,

---

ε ε ζ ζ η Faſciculi tendinei, qui è tendine w exeunt ε ε, & ad poſtremum partim ſe ζ ζ implicant tendini, partim η continuant.

θ θ Pars carnea ſecunda ſiniſtra, in quam tendo w w w x y abit

ι x Eius extremum, inſertum interiori parti coſtae duodecimae, ι oſſeae partis, x cartilagineae

λ λ Truncatus margo, ubi continuabatur Transverſo abdominis, inter coſtas
duas poſtremas  alias autem oritur à ligamento v Fig 4

μ μ μ Tendinis medii pars dextra, producta à carne prima dextra

ν Lata aponeuroſis, à carne, quae eſt ad mucronem poſticum dextrum tendinis, procedens, & carni quidem primæ ξ ο continuata, iuxta ſecundam autem
ο π tendinis faſciculis exiens, incedit in priora, decuſſans tendinis fibras
& à priori parte partim ο implicat ſe tendini, partim σ τ ν definit in carnem priorem, partim τ decurrit ſecundum dextram partem foraminis cavae

υ υ υ Aponeuroſis μ μ μ Fig 7 circa ima foraminis cavae ad inferiorem partem tendinis penetrans, poſteaque ſe flectens φ circum ſiniſtrum foraminis cavae, ad eius ori m pertinens. Poſt procurrit per priorem tendinis mucronem

χ Eſt χ Fig 7

ψ Pars tendinea, in quam carnea pars prima dextra, quam angulo ſi periore
foraminis, quo ſtomachus exit, decuſſat ſiniſtram, abit  quae dum poſt ter d -
ncta β decurrit, poſteaque w per inſerion tendinis

A Margo tendineus, qui ad poſteriorem partem foraminis, quo vena cava
exit, pertinet, effectus β illa praecipua tendinis parte, quae à carne prima
dextrorſum procedit ad ſecundam  Eſt B Fig 7

B B Pars carnea ſecunda dextra, in quam tendo μ μ μ abit

C C Eius truncatus margo, qui λ λ latere ſiniſtro

D E F G H Portio, quae x—β Fig 5  Eadem origo B, pars tendinea D,
carnea F, conjuncta G cum carnea parte ſecunda B, inſert que H cartilagini coſtae duodecimæ

I Foramin in tendine, quo vena cava exit

K K K K Pars prior Diaphragmatis per hunc ambitum, rececta

Adde Fig 5 7 & 4

## FIGURAE VII
### Diaphragma, à parte poſteriore

a b Capita prima duo
c d e f Capita ſecunda, e e prin pia tendinea  d f partes carneae
g Principium, quod o o Fig 5

h Capitis primi dextri pars, quae accedit ad carnem primam ſiniſtram

i Caro effecta ex capitis primi dextri parte, & accedente ad eam capitis pri-
m ſiniſtri portione q Fig 5 & x Fig 6

k l P rtes carneae primae, k dextra, l ſiniſtra

m Partis carneae primae ſiniſtrae portio decuſſans dextram in angulo ſuperiore foraminis, quo ſtomachus exit

n Foramen in carnea parte prima, quo ſtomachus exit

o o o Tendinis medii pars ſiniſtra, è carne prima nata

p &c Lata aponeuroſis, quae ad latus tendinis ex carne ſenſim naſcens ppp,
inde ſecundum lateralem marginem tendinis, & per imum carnis ſecundae, inter pp, q & i i, & per tendinem, inter rr r & s s s, uſque ad mucronem tendinis poſticum, circumeunſque cum, partim t ſubtus continuat ſe carni primae,
partim v pergit ſecu dum lunatum poſticum tendinis marginem: & x x x pen te c
n inferiorem tendinis partem, ſitq  e e & Fig 6  ad poſt eunum w decurrit ſecundum inſer orem artem foraminis cav ae dextrorſum  u u h e ſi ſeſe ſub deuſſant

γ Lata aponeuroſis, quae à carne prima ſiniſtra oritur, hic z z ſub aponeuroſi v emergit, ubiq  ſub carnem aponeuroſis ppp primæ, ſit z z decurrit ſecundi inferiorem partem foraminis cav ae dextrorſum  u u h e ſi ſeſe ſub deuſſant
recedit, & partim α decurrit ſecundum partem ſuperiorem foram nis cavæ,
conjuncta cum aponeuroſi w, partim β per ſuperiorem tendinis decurrit in pr or i

γ γ Pars carnea ſecunda ſiniſtra, in quam tendo o o o abit

δ Eius truncatus margo, λ λ Fig 5

ε Eiuſdem extremum, quod ſe inſerit coſtae duodeci mae ι x Fig 6

ζ Tendinis medii pars dextra, è carne prima dextra nata

η η η θ &c Lata aponeuroſis, quae ad latus tendinis, ex carne ſenſim naſcens
η η η ten ntate tendinea, inde ſecundum lateralem marginem tendinis, maxime
per imum carn s ſecundae, inter η η η θ & ι ι ι, & per tendinem, inter rr r & inſerio-
res & ι x, incedit ad mucronem tendinis poſticum, circumeunſque cum, pergit
λ ſecundum lunarum poſticum tendinis marginem  & in decurſu μ μ μ penetrat ad inferiorem tendinis partem, ſitque υ υ υ ad poſtremum pertinet v ad
inferiorem partem foraminis cavae, partimque ξ ſe ſecundum marginem foraminis cavae dextrorſum flectit ο  hic ſe faſciculi decuſſant

r ρ ρ σ σ τ υ υ υ Quaedam ab aponeuroſi modo dicta velut abludentes partes,
per tend nem decurrentes, ſeſeque in υ υ υ nectentes ττ hic faſciculi ſe decuſſant

φ φ φ Faſciculi tendinei, qui è tendine ζ exeuntes, decurrunt per eum in prior
χ Faſciculus tendineus, è tendu ζ exeuns, & pertinens ad carnem ſecund m ψ
ω Eſt Φ Fig 6

λ Pars tendinis, ad oram foraminis, quo vena cava exit, hic pertinens  Eſt
χ Fig 6

B Margo tendineus ad poſteriorem partem foraminis, q o vena cava exit,
pertinens  Is potiſſimum fit ab illa praecipua tendinis parte, quae à carne prima dextrorſum procedit ad ſecundam  Eſt A Fig 6

C Foramen in tendine, quo vena cava exit

D D Pars carnea ſecunda dextra, in quam tendo ζ abit

E E Eius truncatus margo, C C Fig 6

F Extremum portionis D E F G H Fig 6

Adde Fig 6 5 & 4

In Syntaxi, Tab VIII m in lumbis, ubi partem integit Quadratus lumborum λ.
Advertendum autem, quod, cum multae & magnae in Diaphragmate varietates occurrerint, eligendum hic unum aliquod fuerit.

# TABULAE ANATOMICAE QUINTAE ET DECIMAE
# MUSCULORUM HOMINIS
## EXPLANATIO.

### SPINAE DORSI
### FIGURAE I
#### Multifidus Spinae

a Caput, quod oritur inde à spina tertia ossis sacri usque ad tuberculum ejusdem ossis, quod sit ex concretione processus obliqui descendentis quartae ipsius vertebrae cum obliquo adscendente quintae, & ab ipso illo tuberculo

Reliqua capita tria, quae oriuntur a tuberculis, quae fiunt ex concretione processus obliqui descendentis tertiae ossis sacri vertebrae cum adscendente quartae, descendentis secundae cum adscendente tertiae, descendentis primae cum adscendente secundae, illa, inquam, capita appare elic nequeunt, quod musculo subjacent

b c Caput, quod oritur b partim ab eminentia, quam os sacrum in dorso suo ad externum latus foraminis sui secundi & tertii habet partim c a ligamento, quod ab eminentia modo dicta ad finitimam ossis ilium partem deductum.

d Hic jacet post os ilium, ubi ab eo etiam oritur

e Tendinosus excursus capitis, quod oritur à processu obliquo adscendente vertebrae primae ossis sacri f Similis illius, quod ab adscendente primae lumborum g illius, quod à secundae h quod à tertiae i quod à quartae k quod à quintae l quod à superiore parte extremi processus transversi primae dorsi

m Caput tendinosum, oriens à processu transverso secundae dorsi & quidem à processu fere extrema parte superiore & eadem posteriore

n Simile oriens à processu transversi tertiae dorsi parte posteriore & eadem superiore, inter radicem ejus, radicemque tumoris, in quem desinit o simile, simili modo oriens a quarta p simile a quinta q sexta r a septima s ab octava t a nona u a decima v ab undecima w à duodecima

x Simile, oriens à posteriore & eadem superiore parte processus obliqui descendentis colli vertebrae secundae y simile a tertiae z à quartae

α Extremum tendinosum, quod se inserit inferiori margini spinae prope extremae lumborum primae vertebrae β quod secundae γ quod tertiae δ quod quartae ε quod quintae ζ quod primae dorsi η quod secundae θ quod tertiae ι quod quartae κ quod quintae λ quod sextae μ quod septimae ν quod octavae ξ quod nonae π quod decimae ρ quod undecimae σ quod duodecimae τ quod primae colli υ quod secundae φ quod tertiae χ quod quartae Omnia autem inde subtus inserere se pergunt inferiori margini vertebrarum ad earum processum obliquum descendentem usque, ut in extremo supremo ψ ω exhibitum

ψ ω Extremum supremum, quod se colli sextae vertebrae inserit ψ inferiori margini primum spinae prope extremae, porroque ω ad processum obliquum descendentem usque, sint extrinsecus tendineo.

Capitum caudarumque decursus, fibrarumque conjunctio, quales extrinsecus sunt, in Figura apparent

In extremo quoque ad vertebram colli sextam pertinet, exemplum apparet portionum a pluribus uno capitibus ad unam eandemque vertebram pertinentium, & antequam se inserant, in unam veluti caudam confluentium Extremum quoque ψ ω, quod ad vertebram illam pertinet, sit à capitibus tribus z y x, ejusque portio, quae a capite proximo, hoc est z, accedit, inserta juxta processum obliquum ω juxt hanc, quae a proximo inferiore y juxta hanc ψ, quae rursus à proximo x, ita quaeque propius spinam extremam, ut a capite remotiore Ad quem modum etiam in reliquis sit, quarum solae portiones longae extrinsecus apparent, cum breviores proximis longioribus subjaceant

Adde Fig 2

In Syntaxi, Tab VIII 14 14 in latere sinistro, ubi summum ejus extremum tectum Obliquo inferiore capitis, k l in capite & collo Dein 14 14 in latere dextro, ubi praeteret tectus Spinali cervicis 2, & Semispinali primi, m in dorso Dein Tab VII x in trunco, ubi praeter partem illam in totum tectus capite communi Longissimi dorsi & Sacrolumbalis, δ ε in trunco, & Longissimo dorsi, Σ in trunco, & Spinah dorsi, ι in trunco, & Complexo, u in cervice Pars autem, quae nuda ibi est, in Tab V jacet sub Gluteo magno, γ in nate

### FIGURAE II
#### Multifidus spinae, à latere

Illa ejus portio, quae in lumbis proximaque dorsi parte est, à latere hic exhibita, ad ostendendum, quae in Fig I apparere non possunt

a Pars, quae procedit ab osse sacro, ligamento ab eo ad os ilium deducto, osse ilium, ad d Fig 1

b Caput tendinosum, quod procedit à processu obliquo adscendente primae vertebrae ossis sacri Cujus capitis principium, utpote pone os ilium jacens, apparere hic nequit Oritur autem à processu illo, ut caput proximum c ab obliquo adscendente primae vertebrae lumborum.

c d Caput tendinosum, oriens d à margine processus obliqui adscendentis primae vertebrae lumborum, juxta externum latus obliqui descendentis vertebrae secundae, quae cum adscendens ille committitur d.

e f Simile, ab obliquo adscendente secundae lumborum f.

g h Simile, ab obliquo adscendente tertiae h.

i k Simile, ab obliquo adscendente quartae k

l m Simile, ab obliquo adscendente quintae m

n Extremum tendinosum, quod pertinet ad spinam secundae lumborum o quod ad tertiae p quod ad quartae q quod ad quintae r quod ad primae dorsi s quod ad secundae

t Hic truncatus

u v w x y z αβ γ Portiones, quae aut ad Multifidum referri possunt, aut pro distinctis musculis haberi Duabus quibusque proximis inter se vertebris lumborum inserta una suprema, quintae lumborum imaeque dorsi

u v Prima oritur u ab exteriore parte radicis processus obliqui adscendentis v inserit se inferiori parti radicis tuberculi illius, quod inter processum transversum & obliquum adscendentem eminet, porroque inferiori parti marginis ipsius illius obliqui. Ut haec, sic reliqua

w x Secunda. w origo, x insertio.

y z Tertia y origo, z insertio

αβ Quarta α origo. β insertio,

γ Quinta γ origo.

Sola autem secunda, w x, in totum cerni ab hac parte potest, cum eaque in fine ex parte debtescat pone processus transversos, quinta in totum & prima a principio ex parte pone os ilium

Adde Fig 1

### LUMBORUM ET DORSI
### FIGURAE III
#### Longissimus dorsi cum Sacrolumbali, & Cervicali descendente

a b Caput commune, quo Longissimus dorsi & Sacrolumbalis incipiunt a pars tendinea, b carnea

c d e Hac parte caput illud oritur à crista ossis ilium, c parte carnea, d e tendinea e f hac cum Gluteo magno cohaeret g h hic pars tendinea oritur à tuberculis duobus superioribus, quae sunt juxta hiatum extremum canalis ossis sacri h i pars tendinea interrupta, constans è tendinibus a spinis vertebrarum lumborum duarum inferiorum, omnibusque ossis sacri orientibus

k l m Tendines, qui oriuntur à spinis vertebrarum lumborum, k tertiae, l quartae, m quintae

n Capitis communis divisio in Longissimum dorsi & Sacrolumbalem

o Longissimus dorsi

p Pars tendinea capitis communis, una cum illa, quae à tendinibus i k l accedit, per Longissimum extrinsecus excurrens

q Cauda per cervicem adscendens, quae in tendinem r abit, ad postremum se cum Cervicali descenden se tendine E E conjungentem

f Abibat huc & in tendinem alterum f, pertinentem ad imam partem extremi cornu posterioris processus transversi vertebrae colli tertiae

Portio, quam Trachelomastoideo tendo r dat, Tab VII Ω in cervice, hic rescissa.

Adde Fig. 5 & 6

Ex parte subjacet Sacrolumbalis s Confer Fig 5

s Sacrolumbalis

t u v &c Ejus caudae ad costas pertinentes, quarum t u z y ζ ι μ ο σ partes carneae, u x α β π κ r π τ φ ψ tendines, in quos abeunt Pertinentes re tendines ad costas v ad undecimam, i ad decimam, z ad nonam, y ad octavam θ ad septimam, λ ad sextam, ξ ad quintam, ς ad quartam, υ ad tertiam, κ ad secundam, ω ad primam Caudam, quae ad costam duodecimam pertinet, vide Fig 6 t.

Insertae autem imae parti superficiei inaequabilis, quae est in exteriore parte costarum non longe a spina dorsi, in ipso earum sese in latus flectentium cubito. Praeter duas supremas ad costas duas superiores pertinentes quae fere juxta tuberculum illud insertae χ ω, cui affixum ligamentum alligans costam processui transverso vertebrae Earum E E, quae ad primam pertinet, & costae primae, quo dictum loco, inserta ω, & praeterea processui transverso vertebrae dorsi summae.

Adde Fig. 4

A Cervicalis descendens.

B Excurfus tendineus capitis ejus illius, quod oritur à costa sexta Vide Fig 4.

C C C D D E E Tres ejus caudae tendineae, quae cum subjectis musculis se flectunt pertinetque C C C ad colli vertebram secundam, D D ad tertiam, E E ad quartam, ad imam partem extremi cornu posterioris processus earum transversi Earum E E, quae ad quartam, conjuncta cum tendine r Longissimi dorsi

A principio hic subjacet Sacrolumbalis, Confer Fig 4

Adde Fig 4

In Syntaxi, Tab VII δ—Ω in trunco, cum D in cervice, ubi postremus tendo Longissimi cum Cervicalis descendentis tendine conjunctus, se flectit post Transversalem cervici, C C in cervice Dein Tab. VI x—v in trunco, & X in cervice, ubi majorem partem tecto latente, quo incipiunt Serratus posticus inferior & Obliquus internus abdomini, cui superinductus latus tendo U, quo Latissimus dorsi incipit tecti & Serrato postico inferiore C D, & Rhom-

[B b]

boideo majore p p q, & Serrato postico superiore æ b, & Levatore scapulae Z, Et quod illa in Tabula in dextro latere nudum est, id in Tab V tegit Latissimus dorsi P, & Cucullaris B, in dorso praeter exiguam partem, M ibidem

### FIGURAE IV
#### Sacrolumbalis cum Cervicale descendente

a b c d e f g h i k l Hic truncatae tendineae caudae Sacrolumbalis, quas Figura tertia integras ostendit u x &c. in qua latent sub iis portiones a costis accedentes

m Portio, quae ad Sacrolumbalem à costa duodecima accedit. n quae ab undecima, o quae a decima, p quae à nona, q quae ab octava, r quae à septima

s s &c. Principia tendinea, quibus portiones illae à costis oriuntur, à posteriore parte earum, paullo propius spinam, quam ubi caudae Sacrolumbalis inseritae

t u v w x Capita Cervicalis descendentes, quorum t oritur à costa sexta. t. a quinta, v à quarta, w à tertia, x a secunda

y y &c. Tendines, quibus capita illa incipiunt, oriunturque a posteriore parte costarum, paullo propius spinam, quam ubi caudae Sacrolumbalis insertae Hi tendines hic ab exteriore parte cito carnem producunt, ab interiore autem longiores sunt.

z Cervicalis descendens, cum Sacrolumbali ita conjunctus, ut ejus continuatio sit, hoc est, portionum ejus illarum, quas à costis accipit.

α Tendineus excursus capitis primi, illius scilicet, quod à costa sexta procedit, t In aliis autem non excurrit tam longe

ββ, δ δ ε. ζ ζ η Cervicalis descendentis tres caudae tendineae, quae si circum musculos subjectos flectunt pertinetque ββ ad colli vertebram secundam, δ δ ad tertiam, ζ ζ ad quartam ac si inserunt imae parti extremi cornu posterioris processus earum n transversi, y z u

θ Hic truncatus Longissimus dorsi Confer Fig 3 n o. Ex qua caetera quoque hujus Figurae repetenda.

Adde Fig 3

### FIGURAE V
#### Longissimus dorsi

a Longissimus dorsi

b c d e f g h i Caudae, hic majorem partem tendineae, quas costis inserit, exterior scilicet earum parti, postquam costae non longe a processibus transversis recessere b quam decimae inserit c quam nonae d quam octavae e quam septimae f quam sextae g quam quintae h quam quartae i quam tertiae Sunt autem latiores, subjacentque ex parte proximae cuique caudae Quam inserit costae undecimae, & quam duodecimae, eae non apparent, quia subjacent musculo

f Illarum caudarum, quas processibus transversis vertebrarum dorsi inserit, postremi, tendine longiore l inserta, & m posteriori eidemque inferiori parti processus transversi iam iemi, & n proxime parti costae primae

o C ud. per cervicem adscendens Quae hic in duas caudas se dividit, in tendines p q r s abeuntes, qui se flectunt circum subjectos musculos Eorumque alter p p se inserit q imae parti extremi cornu posterioris processus transversi vertebrae colli quartae alter r s eidem parti vertebrae tertiae s

t Hic Sacrolumbalis resectus

Adde Fig 3 & 6

Caetera hujus Figurae sunt eadem, quae in Fig 3

### FIGURAE VI
#### Longissimi dorsi & Sacrolumbalis

Longissimus & Sacrolumbalis una cum communi suo capitis resecti sunt, relictis portionibus, quas caput commune vertebris lumborum inserit, & quam costae imae illisque, quas Longissimus processibus transversis vertebrarum dorsi praeter illum, quem supremae relicta praeterea principis portionum, quae ad Longissimum accedunt Quae omnia aut capiti communi, aut Longissimo subjacent

a b c d e f g h i k Quinque caudae à capite communi rescissae, quarum a b inserta in o tubere ilio, q iod est juxta posteriorem partem radicis processus transversi vertebrae lumborum primae, c d secundae, e f tertiae, g h quartae (quae & ad intimam inferiorem eandemque posteriorem partem processus obliqui adscendentis quartae pertinet h), i k quintae Earum b, d, f, h, k pars tendinea, quae se inserunt

l m n o p q r s Quinque caudae, a capite communi rescissae, quarum l m inserta margini inferiori partis posterioris processus transversi vertebrae lumborum primae, ad extremum processus illius n o secundae, p q tertiae, r quartae, s quintae Earum duae inferiores hic in fine tendineae m, o media ex parte q duae superiores totae carneae

t Portio lata, quam caput Sacrolumbalis commune, à quo rescissa, hic inserit u u inferiori margini costae ultimae, ab exteriore parte A principio conjuncta cum portione s ad extremum processum transversum quintae lumborum pertinet te

v w x y &c Caudae Longissimi, quas processibus transversis vertebrarum dorsi inserit, posteriori & eidem inferiori parti extremi eorum, v w quam vertebrae primae inserit, cujus w extremum tendineum, quo inserta x y quam secundae, cujus y extremum tendineum, quo inserta z z quam tertiae, cujus α extremum tendineum, quo inserta β y quam quartae, quae primum bifida, extremo tendineo y communi inserta δ ε quam quintae, parter primum bifida, communique extremo tendineo ε inserta ζ ζ quam sextae, similiter primum bifida, dein extremum tendineum commune η efficiens, quo inserta θ i quam septimae, inserta extremo tendineo ι Ad octavam duae caudae extremis tendineis κ λ pertinebant Similiter ad nonam μ ν Ad decimam

### Second column

una, extremo tendineo ξ et inserta Similiter ad undecimam o Omnes à Longissimo rescissae Quae ad duodecimam, eam vide in Fig. 5 l m

π. ρ. ϛ. τ Principia tendinea capitum, quae ad interiorem partem Longissimi hic accedebant, orientia π ϛ. σ τ à superiore & eadem posteriore parte processuum transversorum fere extremorum vertebrarum dorsi, primae, secundae, tertiae, quartae υ. υ. υ. υ hic truncata.

Adde Fig 3 & 5

\*\*\*\*\*\*\*\*\*\*\*\*\*\*\*\*\*\*\*\*\*\*\*\*\*\*\*\*\*\*\*\*\*\*\*\*\*\*\*\*\*\*

## DORSI

Adde Interspinales dorsi, ex Fig. 11 repetendos

### FIGURAE VII
#### Spinalis dorsi

a b c d e Quinque tendines, quibus oritur à spinis vertebrarum lumborum duarum superiorum, triumque inferiorum dorsi. Eorum inferior a, qui oritur à quarta lumborum, longissimus, crassissimusque proximus b, qui à quinta lumborum, brevior & tenuior hoc brevior & tenuior alter c, qui à prima dorsi hoc quartus d, qui à secunda brevissimusque, gracillimusque superior e, qui à tertia. Ad postremum in carnem abeunt.

f Corpus carneum

g h i k l m n Septem caudae, in quas abit quae primum carneae, dein tendineae g h i k l m n pertinent ad spinas septem dorsi vertebrarum, quae mox infra summam sunt, & lateri quidem extremi fere mucronis earum inferuntur Inferior brevissima, exilis quae sequuntur, ut sequuntur, longiores, insigniores Extremaque tendinea eo insigniora, & longiora, quo superiores caudae sunt g quae ad quintam pertinet, h quae ad sextam, i quae ad septimam, k quae ad octavam, l quae ad nonam, m quae ad decimam, n quae ad undecimam

In Syntaxi, Tab VII i in trunco Dein Tab VI α in dorso, ubi magnam partem tectus Serrato postico superiore C, & Rhomboideo majore p p q, & Splenio colli, V in latere sinistro. Et quod nudum in illa Tabula, id in Tab V contectum Latissimo dorsi P, & Cucullari B, in dorso

### FIGURAE VIII
#### Semispinalis dorsi

a b c d e f g h Quatuor capita, diu tendinea a c e g, quae incipiunt à posteriore & eadem superiore parte processuum transversorum fere extremorum, b tertiae, d quartae, f quintae, h sextae dorsi vertebrarum Tendines b eviores, quo superiores

i Corpus carneum

k l m n o p q Septem, in quas abit, caudarum tendines, pertinentes ad inferiorem partem laterum spinarum vertebrarum dorsi superiorum quinque, collique proximarum duarum, non longe à mucrone earum k ad spinam octavae dorsi, l ad nonae, m ad decimae, n ad undecimae, o ad duodecimae p ad colli primae, q ad secundae Eo longiores, quo superiores Caudae autem superiores, contra quam sunt, angustiores apparent in Figura, ob perspectivae rationem

In Syntaxi, Tab VIII p in dorso. Dein Tab VII a b c d e g h, ubi cete rum tectus Spinali dorsi i, Longissimo dorsi Σ, & Biventre cervicis h, in cervice Dein Tab VI z in dorso, ubi praeterea tectus Splenio colli U V, & Splenio capitis, P in cervice & qua nudus ibi, in dextro latere jacet post Rhomboideum majorem, p p q in dorso

### FIGURAE IX
#### Intertransversarii dorsi

a b Primus, qui a oritur ab anteriore parte processus transversi primae dorsi vertebrae, b insertque se inferiori & eidem posteriori parti processus transversi secundae

c d Secundus, qui c oritur a superiore & eadem posteriore parte processus transversi secundae dorsi, d insertus inferiori & eidem posteriori transversi tertiae

e Tertius, f quartus, g quintus, h sextus, i septimus, k octavus, l nonus Oriuntur, inseruntque se, ut secundus.

Inferiores insigniores qui sequuntur, quo superiores, exiliores, minusque carnei superiores, k l, ita exiles tendineique, ut potius ligamenta referant, quam musculos,

In Syntaxi, Tab VIII f g. h i k l m n o in dorso, in latere sinistro In dextro tertius h, quartus i, quintus k, & sextus l, ex parte tecti Semispinali dorsi q r s t septimus m, octavus n, & nonus o, Spinali cervicis 3 4 5. Et qua ibi nudi, subjecti Longissimo dorsi, Σ in trunco Tab VII

\*\*\*\*\*\*\*\*\*\*\*\*\*\*\*\*\*\*\*\*\*\*\*\*\*\*\*\*\*\*\*\*\*\*\*\*\*\*\*\*\*\*

## LUMBORUM

### FIGURAE X
#### Intertransversarii lumborum

a b Primus, qui a oritur à superiore parte processus transversi vertebrae lumborum imae, non longe ab ejus extremo b insertus inferiori parti processus transversi secundae, pariter non longe ab ejus extremo

c d Secundus, similiter a oriens à superiore parte processus transversi secundae, & d insertus inferiori parti transversi tertiae.

e f Tertius, similiter e oriens à superiore parte transversi tertiae, & f insertus inferiori quartae

g h Quartus, similiter g oriens à superiore parte transversi quartae, & h insertus inferiori quintae

i k Quintus, similiter i oriens à superiore parte transversi quintae, k insertus

autem tuberculo, quod ab exteriore eademque posteriore parte transversi imae dorsi infra eminet

*In Syntaxi*, Tab VIII Ψ Ω α β γ in lumbis  Qui in Tab VII post commune principium Sacrolumbalis & Longissimi dorsi, δ ε in trunco

## FIGURAE XI
### *Interspinalis lumborum, à latere*

Exhibitus tantummodo unus, & is quidem, qui à secunda lumborum spina pertinet ad tertiam

a a Principium tendinosum, quod oritur ab eminentia, quae in inferiore parte lateris spinae a processu obliquo inferiore ad spinae extremum porrecta jacet

b Extremum tendinosum, insertum inferiori parti lateris spinae, infra eminentiam modo dictam

I alios & inter reliquas lumborum spinas  Talis & inter imas summae lumborum, imaeque dorsi

*In Syntaxi* a posteriore parte exhibiti Tab VIII Θ Λ Ξ Π Σ Φ secundum spinam, ubi à latere iis adjacet Multifidus 14  & Tab VII A posteriore autem parte jacent post latum tendinem, quo incipiunt Serratus posticus inferior & Obliquus internus abdominis, cui tendini superinductus latus tendo, quo Latissimus dorsi incipit, U I ab VI in trunco

*Interspinales dorsi* similes sunt, inter imas dorsi spinas reperti

*In Syntaxi* pariter à posteriore parte exhibiti Tab VIII Γ Δ secundum spinam, ubi à latere iis adjacet Multifidus 14  Et à posteriore etiam parte jacent post latum tendinem, quo incipiunt Serratus posticus inferior & Obliquus internus abdominis, cui tendini superinductus latus tendo, quo Latissimus dorsi incipit, U Tab VI in trunco

## FIGURAE XII
### *Quadratus lumborum, à parte priore*

a a b Principium tendineum, quod a a oritur à superiore & eadem interiore parte cristae ossis ilium, mox à posteriore mediae longitudinis ejus, & b à ligamento, quod a processu transverso vertebrae lumborum imae ad o ilium ex transverso pertinet

c c Extremum tendineum latum, quod inserit interiori parti marginis inferioris costae duodecimae, non longe a capite ejus primo

d e Extremi module tendineum, quod inserit e lateri corporis vertebrae dorsi imae, juxta costam unam

Adde Fig 13

*In Syntaxi*, Tab IV p in trunco, ubi caeterum tectus Psoa magno t, & delitescit post Diaphragma, T S R in trunco, & Ψ R.

f Ligamentum, quod à processu transverso vertebrae lumborum imae ad os ilium ex transverso pertinet

## FIGURAE XIII
### *Quadratus lumborum, à parte posteriore*

a Pars principii, oriens à ligamento, quod à processu transverso vertebrae lumborum imae ad os ilium ex transverso pertinet

b c d e f g h i Portiones tendineae, insertae imae parti extremorum processuum transversorum, c secundae, e tertiae, g quartae, i quintae lumborum vertebrarum

k l m n Capita, quae tendineo principio oriuntur à superiore parte extremorum processuum transversorum, k secundae, l tertiae, m quartae, n quintae lumborum vertebrarum  Dein carnem, in quam vertuntur, adjungunt posteriori parti musculi, ut supremum n, sic reliqua, ante processus transversos

Adde Fig 12

*In Syntaxi*, Tab VIII δ in lumbis, ubi ex parte subjacet Intertransversarius lumborum Ψ Ω α β γ  Et quod ibi nudum, id tectum principio tendineo Transversi abdominis cum superinducto ei communi principio tendineo Obliqui interni abdominis & Serrati postici inferioris, & capite communi Sacrolumbalis & Longissimi dorsi, δ ε in trunco Tab VII

o Ligamentum, quod à processu transverso vertebrae lumborum imae ad os ilium ex transverso deductum

*In Syntaxi*, Tab VIII ζ in lumbis

## FIGURAE XIV
### *Psoas parvus*

a Principium tendineum, quo adhaeret b imo margini corporis vertebrae dorsi imae, a latere, c itemque ligamento, inter corpus illud, corpusque summae lumborum interjecto, d & summo etiam margini summae lumborum

f Principium tendineum alterum, adhaerens e corporis lumborum summae vertebrae margini imo, f ligamentoque proxime inferiori

g I endo, in quem abit, quemque circa mediam lumborum longitudinem inchoat  h hinc fit tendo ad Psoam magnum inflectit  i hic lato fine inserit margini ossis coxae, qui summam pelvis ortum ante os ilium facit, juxta spinam k, quam margo ille supra foramen magnum habet

l l Per hanc longitudinem rescissa aponeurosis, quae ab hoc tendine abscedens, Psoam magnum simul cum Iliaco interno a priori parte, qua ante Ischion delabuntur, ambit

*In Syntaxi*, Tab IV r s in trunco, ubi à principio post Diaphragma R delitescit  in fine post Psoam magnum t

# TABULAE ANATOMICAE SEXTAE ET DECIMAE
# MUSCULORUM HOMINIS
# EXPLANATIO.

●●●●●●●●●●●●●●●●●●●●●●●●●●●●●●●●●●●●●●●●●●●●●●●●●●●●●●●●●●●●●●●●●●

*COLLI*

Adde *Cervicalem descendentem*, Tab XV Fig 3 A. & Fig. 4. z

### FIGURAE I
*Splenius colli*

a b Caput tendineum, quod b oritur a latere extremae spinae vertebrae dorsi nonae.

c d Caput tendineum, quod d oritur à latere extremae spinae vertebrae dorsi decimae praecedente brevius

e Venter carneus

f g h Extremum, quod primum carneum f, dein tendineum g, pertinet h ad extremam posteriorem partem tuberculi posterioris processus transversi vertebrae colli quintae

i k l Extremum, primum carneum i, dein tendineum k, pertinensque l ad extremi processus transversi vertebrae colli sextae inferiorem partem

m n o Extremum, quod primum carneum est m, dein tendineum n, pertinetque o ad processus transversi vertebrae colli septimae maxime eminentis mucronis priorem partem

*In Syntaxi*, Tab VI T U V in sinistra parte cervicis & dorsi, ubi majorem partem tectus Serrato postico superiore ϰ b, & Levatore scapulae Z Dein T in dextra parte cervicis & dorsi Tab eadem, ubi pariter tectus Levatore Z, & Serrato postico superiore ϰ b, & ab inferiore praeterea parte Rhomboideo majore p p q & quae ibi nuda pars ejus, ea in Tab V subjacet Cucullari B in collo & dorso A latere autem Tab IX Φ in collo, nudus parte illa, ubi caeterum tectus Cucullari ω, & in fine subjectus Sternocleidomastoideo ϛ

### FIGURAE II
*Interspinales cervicis, à parte posteriore*

a b Primus, qui à latere superioris partis spinae colli imae a, juxta ejus tumorem extremum, procedit ad inferiorem & eandem interiorem partem b cornu secundae

c d Secundus, qui à superiore parte cornu secundae c, procedit ad inferiorem & eandem interiorem tertiae d

e f Tertius, qui à superiore parte cornu tertiae e, procedit ad inferiorem & eandem interiorem quartae f

g h Quartus, qui à superiore parte cornu quartae g, procedit ad inferiorem & eandem interiorem quintae h

i k Quintus, qui à superiore parte cornu quintae i, procedit ad inferiorem & eandem interiorem sextae k

Adde Fig 3

*In Syntaxi*, Tab VIII n o p q r in colli sinistra parte Dein in dextra, ubi tres superiores, n o p, ex parte subjacent Spinali cervicis z Dein Tab VII p q r s t in cervice, ubi superiores tres, r s t, pariter Spinali cervicis o ex parte subjacent, supremus t etiam Biventri cervicis l Et qua nudi ibi, in Tab VI subjacent Splenio capitis P in cervice supremus etiam ex parte nudus ab eo, mox infra O, subjacens Cucullari B in collo & dorso Tab V

### FIGURAE III
*Interspinales cervicis, à latere*

a b Primus b origo à latere superioris partis spinae colli imae, juxta ejus tumorem extremum

c Secundus d Tertius e Quartus f Quintus. g &c origo cujusque a superiore parte cornu spinae

Insertio cerni nequit, quippe pone cornu spinae delitescens

Adde Fig 2

### FIGURAE IV
*Scalenus medius, à parte posteriore*

a a Origo à costa prima

b Caput ad eum accedens à superiore parte extremi processus transversi vertebrae colli primae. c alterum à superiore parte extremi tuberculi posterioris processus transversi secundae

d e f g h i k l Extrema, inserta processibus transversis vertebrarum colli, d primae, e secundae, f tertiae, g quartae, h quintae, i sextae, extremo tendineo, k l septimae, extremo maximam partem tendineo k, partim carneo l.

Adde Fig 5

*In Syntaxi*, Tab VIII s &c in collo, ubi infra tectus Levatore costae primae ϰ supra, Intertransversario colli posteriore sexto δ Dein Tab VII E in cervice, ubi praeterea tectus Scaleno postico F G H, Cervicali descendente D cum supremo Longissimi dorsi tendine, Transversali cervicis C, Trachelomastoideo ϰ ϛ & quod nudum, id in Tab VI subjacet Levatori scapulae Z in cervice. A latere autem Tab IX χ in collo.

### FIGURAE V
*Scalenus medius, à parte priore*

a Pars tendinea principii, quo oritur b b à costa prima, totam tenens costae altitudinem

c d Cauda prima, d extremo tendineo pertinens ad priorem & eandem inferiorem partem processus transversi vertebrae colli imae

e f Cauda secunda, f extremo tendineo pertinens ad inferiorem partem extremi tuberculi posterioris, & ad extremum lunatum marginem processus transversi colli secundae

g h Cauda tertia, h extremo tendineo pertinens ad extremum lunatum marginem tertiae

i k Cauda quarta, k extremo tendineo pertinens ad extremum lunatum marginem quartae

l m Cauda quinta, m extremo tendineo pertinens ad extremum lunatum marginem, itemque ad imum tuberculum prius quintae

n o Cauda sextae, o extremo tendineo pertinens ad priorem partem processus prope extremi sextae

p q r Cauda septima, extremo partim carneo p, partim tendineo q, pertinens r ad priorem partem marginis inferioris processus transversi atlantis, circa longitudinem ejus mediam

Adde Fig 4

*In Syntaxi*, Tab.IV βγ &c in collo, ubi à principio post claviculam Dein Tab III A B C &c in collo, ubi a principio pariter post claviculam, & magnam praeterea partem tectus Scaleno priore ΙΙ &c inque fine Recto capitis interno majori I Dein Tab II θ θ in collo, tectus Coracohyoideo α juxta claviculam, & Sternocleidomastoideo ι λ Et quae nuda sunt in illa Tabula, ea post Latissimum colli Ω &c in collo Tab I

### FIGURAE VI
*Longus colli*

a Caput tendineum, quo b oritur à media laterali parte corporis decimae dorsi vertebrae

c Tendinea pars capitis, quo oritur à corpore vertebrae undecimae dorsi Vide Fig 7 c

d Pars, è qua inferior pars musculi, ab externo latere fit, nonnihil oblique in latus procedens, abeunsque in caudam unam e f, partim carne in e, partim tendineam f, definentemque g ad inferiorem partem tuberculi prioris processus transversi vertebrae colli secundae

h Pars altera, praecipua musculi, ad corpora vertebrarum pertinens

i k Caput primum eorum, quae ad partem illam praecipuam accedunt a processibus transversis principio tendineo i oriens a superiore & eadem interiore, id est, corpora vertebrarum spectante, parte tuberculi prioris processus transversi secundae colli vertebrae k pars carnea

l m Secundum, l principio tendineo oriens à superiore & eadem interiore parte tuberculi prioris tertiae. m pars carnea

n o Tertium, n principio tendineo oriens ab eadem parte tuberculi quartae o pars carnea

p q Quartum, p principio tendineo oriens ab eadem parte tuberculi quintae q pars carnea

r Pars tendinea, ad extremum s inserta corpori vertebrae colli sextae

t Cauda tendinea, u inserta atlantis tuberculi, quod in media priore parte sua habet, parti inferiori

Adde Fig 7

*In Syntaxi*, Tab IV t &c in collo. Dein Tab III Δ Θ in collo, ubi partim tectus Recto capitis interno majori Γ, partim post Constrictorem inferiorem pharyngis ω, partim post Sternothyreoideum π delitescit, &c Quod autem in Tabula illa nudum, id in Tab II delitescit post Sternomastoideum η λ in collo.

### FIGURAE VII
*Longi colli capita & caudae*

a b Caput tendineum, quo a oritur à media laterali parte corporis decimae dorsi vertebrae b hic truncatum Est a b Fig. 6

c d Caput, quod tendineo principio c oritur à media laterali parte corporis undecimae dorsi vertebrae. d pars carnea, truncata

e f Caput, quod tendineo principio e oritur fere à media laterali parte corporis duodecimae dorsi f pars carnea, truncata

g h Caput tendineum, quod g oritur circa mediam lateralem partem corporis primae colli h hic truncatum

i k Caput tendineum, quod i oritur circa mediam lateralem partem corporis secundae colli k hic truncatum

l m Caput, quod tendineo principio l oritur à principio costae primae. m pars carnea, truncata

n o Caput, quod tendineo principio n oritur à superiore & eadem interiore,

id eſt, corpus vertebrae ſpectante parte tuberculi prioris proceſſus tranſverſi vertebrae colli ſecundae  o pars carnea, truncata  Eſt i k Fig 6

p q Caput, quod tendineo principio p oritur à ſuperiore & eadem interiore, id eſt, corpus vertebrae ſpectante parte tuberculi prioris proceſſus tranſverſi vertebrae colli tertiae  q pars carnea, truncata.  Eſt l m Fig 6

r s Caput, quod tendineo principio r ſimiliter oritur à tuberculo priore proceſſus tranſverſi quartae  s pars carnea, Eſt n o Fig 6

t u Caput, quod tendineo principio t pari modo oritur à tuberculo priore proceſſus tranſverſi quintae  u pars carnea, truncata  Eſt p q Fig 6

v w Cauda tendinea, quae inſerta v corpori vertebrae colli tertiae, priori parti ejus, à latere, non longe a margine inferiore  w hic truncata

x y Cauda ſimilis, ſimili modo x inſerta vertebrae quartae  y hic truncata

z α Cauda, extremo tendineo z inſerta corpori vertebrae quintae, ad praecedentium ſimilitudinem  α pars carnea, truncata

β γ Cauda ſimilis, ſed multo inſignior, extremo tendineo latiore β inſerta circa mediam altitudinem prioris partis corporis vertebrae ſextae, a latere.  γ pars carnea, truncata

δ ε Cauda, quae extremo tendineo δ inſerta inferiori parti tuberculi atlantis, quod is in media priore parte ſua habet  ε pars carnea, una cum tendinea truncata  Eſt t u Fig 6

ζ η θ Cauda, quae ζ inſerta inferiori parti tuberculi prioris proceſſus tranſverſi vertebrae colli ſecundae  Conſtat è parte carnea η, & tendinea θ, utraque truncata  Eſt e f g Fig 6

ι κ Cauda tendinea, pertinens ι ad priorem partem radicis ſpinae, quae eſt juxta priorem partem proceſſus tranſverſi primae colli.  κ hic truncata

Adde Fig 6

### FIGURAE VIII
*Inter tranſverſarii priores colli*

a b Primus, qui ab eminentia vertebrae colli primae, quam illa habet loco radicis prioris proceſſus ſui tranſverſi oritur a  inſertuſque b inferiori eidemque priori parti tum radicis tuberculi, tum ipſius tuberculi prioris proceſſus tranſverſi ſecundae

c d Secundus, cujus origo à ſuperiore & eadem poſteriore parte tuberculi prioris, radiceſque proceſſus tranſverſi vertebrae ſecundae, hic, quod poſt tuberculum illud deliteſcit, nequit apparere  conſer autem à Fig decimae  d inſertus inferiori priori parti radicis, ipſiuſque tuberculi tuberculi tertiae

e f Tertius, cujus origo, ut ſecundi, apparere nequit  f inſertus vertebrae quartae, ut ſecundus tertiae

g h Quartus  Origo pari modo deliteſcit  f inſertus vertebrae quintae, ut ſecundus tertiae

i k Quintus  Origo pariter deliteſcit  i pars tendinea  k k inſertus inferiori parti radicis proceſſus tranſverſi vertebrae ſextae, marginiſque prioris illius partis ejus, qua ſuſtinet atlantem, & proximae corporis parti, mox infra marginem modo dictum

l m n Sextus, qui oritur a priori parte radicis prioris proceſſus tranſverſi vertebrae ſextae, m inſeritur imo priori margini radicis proceſſus tranſverſi ſeptimae  n principii pars tendinea

Adde Fig 10

*In Syntaxi*, Tab IV ξ quartus, σ tertius, π ſecundus, ς primus, in collo, ubi illi ex parte ſi biacent Scaleni medii caudis μ λ ι η  & primus I longi colli caudae z α pertinent ad proceſſum tranſverſum vertebrae colli ſecundae, ſecundus, tertius, & quartus, quae oriuntur à proceſſibus tranſverſis vertebrarum colli, x w v  Dein Tab III primus A in collo, ubi parit i ex parte ſubjacet Longi colli caudae Θ pertinenti ad proceſſum tranſverſum vertebrae colli ſecundae, & praeterea Scaleni prioris caudae Φ  reliqui autem tres deliteſcunt ſub Recti capitis interni majoris Γ

### FIGURAE IX
*Intertranſverſarii poſteriores colli*

a b Primus, qui tendineo principio a oritur à parte eadem & ſuperiore & priore proceſſus tranſverſi primae colli vertebrae.  b inſeritur inferiori & poſteriori parti tuberculi poſterioris, vicinoque margini extremo lunato ſecundae

c d Secundus, qui tendineo principio c oritur a ſuperiore parte tuberculi poſterioris proceſſus tranſverſi ſecundae  d inſeritur inferiori & eidem poſteriori parti tuberculi poſterioris, marginique lunato tertiae

e f Tertius, qui tendineo principio e oritur à vertebra tertia, ut ſecundus a ſecunda  f inſertuſque quartae, ut ſecundus tertiae

g h Quartus, qui pariter tendineo principio g oritur à quarta, ut ſecundus à ſecunda  h inſertuſque quintae, ut ſecundus tertiae

i k Quintus, qui tendineo principio i pariter oritur a quinta, ut ſecundus à ſecunda  k inſeritur imo turum inferiori eidemque poſteriori parti proceſſus tranſverſi ſextae

l m Sextus, qui tendineo principio l oritur a ſuperiore parte extremi proceſſus tranſverſi ſextae  m inſeritur ſeptimae proceſſus tranſverſi extremi parti inferiori, juxta partem priorem  Adde Fig 16 r & Fig 18 q r

*In Syntaxi*, Tab IV jacent poſt Intertranſverſarios priores ξ σ π ς in collo, & Scaleni medii caudas μ λ ι η  A poſteriore parte, Tab VIII δ ε ζ η θ ι in collo, ubi ſextus δ ex parte poſt Obliquum capitis inferiorem k.

n n Hic truncata tubercula priora harum vertebrarum, ut Intertranſverſarii integri appareant

### FIGURAE X
*Intertranſverſarius prior quartus colli*

Hic ſeparatim à latere exhibitus, ut origo ejus cerni poſſet  Ad cujus exemplum ſecundus, tertius, & quintus oriuntur

a Origo à ſuperiore & eadem poſteriore parte tuberculi prioris, radiceſque proceſſus tranſverſi vertebrae colli quartae

---

Adde Fig 8

### FIGURAE XI
*Scalenus prior.*

a Principium tendineum, quo oritur à ſummo margine coſtae primae, non longe ab ejus cartilagine

b c Cauda prima, eaque latior, c extremo tendineo inſerta inferiori parti tuberculi prioris proceſſus tranſverſi vertebrae colli ſecundae  continuoque imo lunato margini

d e Cauda ſecunda, eaque quam prima anguſtior, e extremo tendineo inſerta proceſſui tranſverſo vertebrae colli tertiae, ut prima ſecundae

f g Cauda tertia, eaque ſecundâ anguſtior, g extremo tendineo inſerta imo lunato margini, & proximae parti tuberculi prioris proceſſus tranſverſi vertebrae colli quartae

*In Syntaxi*, Tab III Π Σ &c in collo, ubi infra poſt claviculam caudae in fine ſubjectae Recto interno majori capitis Γ, Longique colli extremo Θ ad proceſſum tranſverſum vertebrae colli ſecundae pertinent  Dein Tab II ς in pectore, ubi caeterum poſt claviculam, Coricohyoideum α in collo, Sternocleidomaſtoideum ν ι λ  Et quae pars in Tabula illa nuda, ea Tab I poſt Pectoralem ξ in trunco

### FIGURAE XII
*Scalenus poſticus*

a a Principium tendinoſum, quo oritur ab exteriore parte marginis ſuperioris coſtae ſecundae, inter illam partem, qua proceſſus tranſverſo inhaeret, illamque, qua ſe in priora curvatura eſt

b c Cauda prima, extremo tendineo c inſerta extremo tuberculo poſteriori proceſſus tranſverſi vertebrae colli ſecundae

d e Cauda ſecunda, extremo tendineo e inſerta extremo tuberculo poſteriori proceſſus tranſverſi vertebrae colli tertiae

*In Syntaxi*, Tab VII F G H in cervice & trunco, ubi in fine ſubjacet Cervicali deſcendenti D, & Tranſverſali cervice C C  Reliquum autem in Tab VI tegit Levator ſcapulae Z in cervice

### FIGURAE XIII
*Levator ſcapulae, à parte priore*

a a Principium tendinoſum, quo oritur ab ora, quam ſcapula mox ſupra primum initium ſpinae ſuae habet

b Pars interior, c exterior

d e Cauda prima, extremo tendineo e inſerta extremo cornu poſteriori proceſſus tranſverſi vertebrae colli quartae

f g Cauda ſecunda, extremo tendineo g inſerta extremo cornu poſteriori proceſſus tranſverſi quintae

h i Cauda tertia, extremo tendineo i inſerta inferiori & priori parti extremi proceſſus tranſverſi ſextae

k l Cauda quarta, quae reliquis craſſior, extremo tendineo l inſerta priori eidemque inferiori parti proceſſus tranſverſi ſeptimae, inter proceſſus illius radicem extremumque.

Quo quaeque cauda ſuperior, eo longior

Adde Fig 14

*In Syntaxi*, Tab II π in collo, ubi caeterum poſt claviculam, Coricohyoideum α ſupra claviculam, Sternocleidomaſtoideum λ  In Tab I poſt Cucullarem Ψ in collo & trunco

### FIGURAE XIV
*Levator ſcapulae, à parte poſteriore*

a Principium tendinoſum, quo oritur ab ora ſcapulae, quam illa habet mox ſupra primum ſpinae ſuae initium

b Pars interior caudae quartae, ad poſtremum tendinea

Adde Fig 13

*In Syntaxi*, Tab VI Z in cervice, ubi extremo deliteſcit poſt Splenium capitis P  Dein Tab V A in collo, caeterum tectus ibi Cucullari B, & Sternocleidomaſtoideo u  & ibi deliteſcens quoque poſt Splenium capitis z  Dein à latere, Tab IX Ψ in collo, ubi ſimiliter Cucullari ω caeterum ſubjacet, & Sternocleidomaſtoideo ς

### FIGURAE XV
*Spinalis cervicis.*

a b Caput tendineum primum, b oriens à poſteriore eademque ſuperiore parte proceſſus tranſverſi vertebrae dorſi ſeptimae, ad tuberis, in quod deſinit, radicem

c d Secundum, e f tertium, g h quartum, i k quintum, l m ſextum, quae eodem modo oriuntur à vertebra d octava, f nona, h decima, k undecima, m duodecima

Quo quodque ſuperius, eo brevius

n o p q r Extrema, quae ſe inſerunt lateri imi marginis extremae ſpinae, n vertebrae colli ſecundae, o tertiae, p quartae, q quintae, r ſextae  Et quod ſextae inſertum, id craſſum  Aliaque aliis incumbunt  quo fit, ut non niſi ſupremum cerni integre hic queat

*In Syntaxi*, Tab VIII z &c in dorſo & cervice.  Dein Tab VII o o in cervice & trunco, ubi praeterea tectus Biventre cervicii i &c, & Complexo u, & Longiſſimo dorſi Ψ Σ  Dein Tab VII ubi non diſtinctus à Semiſpinali dorſi z in dorſo  caeterum ſubjectus Splenio colli T, & capitis P, in cervice, & Serrato poſtico ſuperiori ϖ b in dorſo  & qua in ſiniſtro latere cum Semiſpinali dorſi nudus z, in dextro ſubjacet Rhomboideo majori p p q in dorſo.

**FIGURAE**

## FIGURAE XVI

*Transversalis cervicis, à parte posteriore.*

a b Tendo primus, quo oritur b à superiore & eadem posteriore parte processus transversi vertebrae dorsi septimae, juxta ejus extremum

c d e f Pars musculi exterior   d tendo, qui d Fig 18   e tendo, qui f Fig 18   f tendo, qui k Fig 18

g h i k l m n o p Pars musculi interior

g h i Caput, tendineo principio g oriens h à posteriore parte processus obliqui adscendentis vertebrae colli primae, ad latus externum obliqui descendentis secundae   i caro, in quam abit

k l m Caput, tendineo principio k oriens l à posteriore parte processus obliqui adscendentis vertebrae colli secundae, ad latus externum obliqui descendentis tertiae   m caro, in quam abit

n o p Caput, tendineo principio n oriens o à posteriore parte processus obliqui adscendentis vertebrae colli tertiae, ad latus externum obliqui descendentis quartae   p caro, in quam abit

q Extremum tendineum, quod cum Intertransversario cervicis sexto posteriore r conjunctum, pertinet ad partem inferiorem & eandem priorem processus transversi atlantis

Adde Fig. 17 & 18

*In Syntaxi,* Tab VII CC in cervice, ubi praeterea Longissimo dorsi Ψ subjacet, & Cervicali descendenti D, & Trachelomastoideo z  Dein Tab VI Y in cervice, ubi etiam Serrato postico superiore æ b subjacet, & Levatori scapulae Z, & Longissimo dorsi X  supra quoque delitescit sub Splenio colli T, & capitis P  Et quod in Tabula illa VI nudum, id in Tab V subjacet Cucullari, B in collo & dorso

r Intertransversarius cervicis sextus posterior

Adde Fig 18 p q r & Fig 9 l m

## FIGURAE XVII

*Transversalis cervicis capita prima quinque*

a b Caput primum tendineum, a oriens b à superiore & eadem posteriore parte processus transversi vertebrae dorsi octavae, juxta ejus extremum   b hic truncatum   Est a b Fig 16

c Caput secundum tendineum, eodem modo oriens a vertebra nona

d e Tertium, à decima, d principio tendineo, dein in carnem e abeunte

f g Quartum, ab undecima, f principio tendineo, in carnem g abeunte

h i Quintum, à duodecima, h principio partre tendineo, inque carnem i abeunte

Omnia truncata, ut primum  Subjacent musculo in Fig 16

Adde Fig 16 & 18

## FIGURAE XVIII

*Transversalis cervicis, à latere*

a Pars haec inferior ex Figura 16 petenda

b c Tendo primus, insertus c parti inferiori & eidem posteriori cornu posterioris extremi processus transversi colli secundae

d e Tendo secundus, insertus e vertebrae tertiae, ut primus secundae

f g Tendo tertius, insertus g vertebrae quartae, ut primus secundae

h i Tendo quartus, insertus i vertebrae quintae, ut primus secundae

k l Tendo quintus, insertus l inferiori eidemque posteriori parti extremi processus transversi sextae

Hi tendines per ventrem ab exteriore parte decurrunt, eisque fere ad finem usque caro inhaeret

m Extremum, quod se cum Intertransversario cervicis sexto posteriore conjungit n, cum eoque extremo tendineo o inserit parti inferiori & eidem priori processus transversi atlantis

p Intertransversarii cervicis sexti posterioris principium, à superiore parte extremi processus transversi sextae colli vertebrae oriens

q r Intertransversarii cervicis sexti posterioris pars posterior, cum qua conjunctum erat in Transversali.   r extremum tendineum

Adde Fig 16 r & Fig 9 l m

## CAPITIS & COLLI

## FIGURAE XIX

*Rectus internus major capitis*

a Caput primum, oriens à priore & eadem superiore parte tuberculi prioris processus transversi vertebrae colli secundae.

b Pars tendinosa, qua caro tecta.

c c Extremum insertum imo margini ossis occipitis, qui respicit petrosum, fere ab illo hiatu, quo exit capitis nervus octavus, ad os multiforme fere usque

d Pars ossis occipitis, quae est ante foramen ejus magnum

e Lunula ossis occipitis, quae pertinet ad hiatum, quo exit vena jugularis interna & nervus octavus capitis

Adde Fig 20

*In Syntaxi,* Tab III Γ in collo  Dein Tab. II ξ in collo, ubi partum post Sternomastoideum n λ  In Tab I ob superinductum collo Latissimum colli Ω, non apparet pars ejus, quae in Tab. II

## FIGURAE XX.

*Rectus interni capitis majoris capita*

a b Caput primum, totum carneum, oriens à priore & eadem superiore par-

te tuberculi prioris processus transversi vertebrae colli secundae   b hic truncatum   Est a Fig. 19

c d Caput secundum, principio tendineo c oriens à vertebra tertia, ut primum à secunda   d pars carnea, una cum tendinea truncata

e f Caput tertium, principio tendineo e oriens à vertebra quarta, ut primum à secunda   f pars carnea, una cum tendinea truncata

g h Caput quartum, principio tendineo g oriens à vertebra quinta, ut primum à secunda.   h pars carnea, truncata.

Caput secundum, tertium, & quartum, subjacent ventri, in posteriora ejus adscendentia

Adde Fig 19

## FIGURAE XXI

*Trachelomastoideus, à latere.*

a b Capitis primi principium tendineum, b oriens à processu transverso vertebrae dorsi decimae

c d Capitis secundi principium tendineum, d oriens à processu transverso vertebrae dorsi undecimae

e f Capitis tertii principium tendineum, f oriens à processu transverso vertebrae dorsi duodecimae

g h Capitis quarti principium tendineum, h oriens a posteriore & eadem superiore parte processus transversi vertebrae primae colli, juxta obliquum adscendentem

i k Capitis quinti principium tendineum, k oriens à processu obliquo adscendente vertebrae colli tertiae, ab exteriore & eadem posteriore parte radicis processus illius, inde usque ab initio transversi

l m Capitis sexti principium tendineum, m oriens ab obliquo adscendente tertiae, ut quintum à secunda

n o Capitis septimi principium tendineum, o oriens ab obliquo adscendente quartae, ut quintum à secunda

Quinti, sexti, & septimi capitis origo à processibus obliquis descendentibus cerni nequit, petenda ex Fig 22

p Plaga tendinea  Vide Fig 22 n

q Extremum tendineum, r r insertum posteriori margini processus mammillaris

Adde Fig 22

## FIGURAE XXII

*Trachelomastoideus, à parte posteriore*

a b Capitis primi principium tendineum, b oriens a posteriore & eadem superiore parte processus transversi fere extremi vertebrae dorsi decimae

c d Capitis secundi principium tendineum, d oriens a vertebra undecima a dorsi, ut primum à decima

e f Capitis tertii principium tendineum, simili modo f oriens à vertebra duodecima dorsi

Juxta g capitis quinti principium tendineum, oriens a posteriore parte marginis lateralis externi processus obliquae descendentis vertebrae colli tertiae & infra cum ab obliquo adscendente secundae

Juxta h capitis sexti principium tendineum, oriens h a posteriore parte marginis lateralis externi processus obliqui descendentis vertebrae colli quartae & infra eum i ab obliquo adscendente tertiae

k l m Capitis septimi principium tendineum, oriens l à posteriore parte marginis lateralis externi processus obliqui descendentis vertebrae colli quintae & infra eum m ab obliquo adscendente quartae

i Plaga tendinea

o Extremum tendineum, p inser um posteriori margini processus mamillaris

Adde Fig 21

*In Syntaxi,* Tab VII z &c in cervice, ubi & tectus portione Longissimi dorsi Ψ, & Transversali cervicis C  Dein Tab VI W in cervice, ubi praeterea Serrato postico superiori æ b subjacet, & Levatori scapulae Z, & Longissimi dorsi portioni X, & Splenio colli T, & Splenio capitis P  & quod nudum ibi, id in Tab V subjacet Cucullari, B in cervice & dorso  A priori parte, Tab.III E in collo, ubi post Scalenum medium E, & Complexum E  Et qua nudus ibi, subjacet in Tab II. Sternomastoideo λ in collo, & B ventri maxillae y

## FIGURAE XXIII

*Biventer cervicis cum Complexo, à parte posteriore*

a b c d e f g h i k l m n o p p  *Biventer cervicis*

a b Capitis primi principium tendineum, b oriens à posteriore & eadem superiore parte tuberis, in quod desinit processus transversus vertebrae dorsi sextae

c d Capitis secundi principium tendineum, simili modo d oriens à vertebra septima

e f Capitis tertii principium, simili modo f oriens ab octava

g h Capitis quarti principium, simili modo h oriens à nona

i k Capitis quinti principium, simili modo oriens k à decima

l Portio, sive caput, ad Biventrem accedens, oriens à latere spinae vertebrae dorsi duodecimae.  Accedit ad eandem medium, ventremque

m Tendo medius inter ventres.

n Plaga tendinea ventris secundi

o Extremum tendineum extrinsecus, p p insertum ossis occipitis parti posteriori, ad latus mediae, aliquanto inferius, quam ubi Cucullaris incipit

Adde Fig 24 a b c d e f g g

*In Syntaxi,* Tab VII f—n in cervice & trunco, ubi infra tectus Longissimo dorsi Ψ, & Transversali cervicis  Dein Tab VI M N in cervice, & y in dorso, ubi tectus Splenio capitis P, & colli T U V, & Serrato postico superiore æ b  & quae ibi in sinistro latere ab inferiore parte nuda pars y, ea in dextro

[E e]

latere Rhomboideo majore p p q tecta. Dein Tab V ) in cervice, ubi caeterum tectum Splenio capitis z, & Cucullari C, & Sternocleidomastoideo x.

**q r s t u v w x** *Complexus*

q r Capitis primi principium tendineum, r oriens à posteriore & eadem superiore parte processus transversi fere extremi vertebrae dorsi decimae

s t Capitis secundi principium tendineum, t oriens simili modo à vertebra undecima

u v Capitis tertii principium tendineum, v oriens simili modo à duodecima

w Plaga tendinea

x Hic Biventrem subit, cum eo se conjungens, inserensque

Adde Fig 24 h--x

*In Syntaxi*, Tab VII u v in cervice & trunco, ubi, ut hic, magnam partem subjacet Biventri f--n, & Trachelomastoideo z A, cum Transversali cervicis, & Longissimo dorsi Ψ Et qua parte nudus illa in Tabula est, ea subjacet Splenio capitis P, & colli T, in cervice Tab VI A priori parte, Tab. III E in collo, ubi tectus Obliquo superiore capitis Æ, & qua nudus ibi, sequitur in Tab II post Biventrem maxillae y in collo

### FIGURAE XXIV

#### *Biventer cervicis cum Complexo, à latere*

**a b c d e f g g** *Biventer cervicis*

a Pars inferior, ex Fig 23 petenda

b c Portio, sive caput, ad Biventrem accedens, oriens c à latere spinae vertebrae dorsi duodecimae, non longe à spinae illius mucrone.

d Tendo medius inter ventres

e Plaga tendinea ventris secundi.

f Extremum, quod extrinsecus tendineum, g g insertumque ossis occipitis parti posteriori, ad latus mediae, aliquanto inferius, quam ubi Cucullaris incipit.

Adde Fig 23 a--p

*In Syntaxi*, Tab IX τ in capite & collo, ubi tectus Splenio capitis v, & colli φ, & Cucullari Γ ω, & Sternocleidomastoideo ς σ

**h i k l m n o p q r s t u v w x x** *Complexus*

h i Capitis primi principium tendineum, i oriens à posteriore & eadem superiore parte processus transversi fere extremi vertebrae dorsi decimae

k l Capitis secundi principium tendineum, l oriens simili modo a vertebra undecima

m n Capitis tertii principium tendineum, n oriens simili modo à duodecima.

o p Capitis quarti principium tendineum, p oriens à posteriore & eadem superiore parte processus transversi vertebrae colli primae, juxta obliquum adscendentem

q r Capitis quinti principium tendineum, r oriens ab exteriore & eadem posteriore parte radicis processus obliqui adscendentis vertebrae colli secundae, inde usque à radice transversi

s t Capitis sexti principium tendineum, t oriens simili modo ab obliquo adscendente tertio

u v Capitis septimi principium tendineum, v oriens eodem modo ab obliquo adscendente quartae

Quinti, sexti, & septimi capitis origo ) processuum obliquorum descendentium tertiae, quartae, quintae vertebrae, margine laterali externo, cerni in figura ab hac parte nequit.

w Plaga tendinea ventris.

x x Hic Biventrem subit, ac post cum eo se conjungit, insertque, mox infra eum

Adde Fig 23. q--x

### FIGURAE XXV

#### *Sternomastoideus cum Cleidomastoideo, à parte priore*

a *Sternomastoideus*

b Principium tendineum, quo c c oritur ab ossis pectoris parte priore & eadem superiore, non longe à capite claviculae

d Extremum tendineum, insertum e e exteriori parti processus mammillaris, ab imo ad summum, fere per amplitudinem ejus mediam

f *Cleidomastoideus*

g g Ortus ejus à superiore & eadem priore claviculae parte, juxta caput ejus, quo ossi pectoris innixa

h Hinc conjungit se cum Sternomastoideo, cui caeterum subjectus.

Adde Fig. 26

*In Syntaxi*, Tab II πθιχλ] in collo Dein Tab I Φ μ in collo; ubi caeterum tech Latissimo colli Ω, & extremum post auriculam delitescit.

### FIGURAE XXVI

#### *Sternomastoideus, cum Cleidomastoideo, à parte posteriore*

a b *Sternomastoideus* pars interior eademque prior    b principium tendineum.

c *Cleidomastoideus* pars interior & eadem prior

d *Sternomastoideus* & *Cleidomastoideus* inter se conjunctorum pars exterior & eadem posterior.

e Extremum tendineum, incurvo ductu insertum f g exteriori parti processus mammillaris, ab imo ad summum, fere per amplitudinem ejus medium, continuoque retrorsum vicinae parti mammillaris ossis temporis, eique vicinae parti ossis occipitis g h

Adde Fig. 25

*In Syntaxi*, Tab V &c u in collo. A latere, Tab IX ς in collo, ubi ex parte tectus Latissimo colli μ

### FIGURAE XXVII

#### *Splenius capitis*

a Capitis primi principium tendineum, oriens à spina vertebrae dorsi undecimae

b Capitis secundi principium tendineum, oriens à spina vertebrae dorsi duodecimae

c Capitis tertii principium tendineum, oriens à primae colli vertebrae spina

d d Hac parte procedit à ligamento cervicis Cujus principii haec e pars tendinea.

f Extremum tendinosum, insertum g g posteriori & eidem laterali externae parti processus mammillaris, per ejus longitudinem totam, indeque retrorsum ossi mammillari, ac vicino occipiti h h, fere usque ad locum inter radices processus mammillaris mediumque occiput medium

*In Syntaxi*, Tab VI P in cervice, ubi infra tectus Serrato postico superiore æ b Dein Tab V z in collo, ea parte nudus, caeterum tectus Cucullari B, & in fine Sternocleidomastoideo u Dein à latere, Tab IX v in collo, nudus ea parte, caeterumque tectus pariter Cucullari ω, & Sternocleidomastoideo ς

# TABULAE ANATOMICAE SEPTIMAE ET DECIMAE
# MUSCULORUM HOMINIS
## EXPLANATIO.

### CAPITIS
#### FIGURAE I.
*Rectus capitis posticus minor.*

a Origo ab eminentia atlantis, quae spinae loco est à qua origine extrinsecus tendineus est b.

c c Extremum ossi occipitis insertum, scrobi scilicet, quae inter foramen magnum, finemque Complexi, juxta mediam spinam, à foramine magno in posteriora porrectam

*In Syntaxi,* Tab VIII a &c in capite & collo, ubi ex parte tectus Recto postico majore d quod vero nudum, id in Tab. VII subjacet Complexo cum Biventre cervicis, u l in cervice

#### FIGURAE II.
*Rectus capitis posticus major.*

a Origo ab illa parte marginis superioris spinae vertebrae colli sextae, quae pars est juxta radicem cornu, & ab ipso etiam cornu

b b Extremum ossi occipitis insertum, circa medium inter illam partem additamenti futurae lambdoidalis, quae fit ab osse occipitis & mammillari, lateralemque partem foraminis magni, quae est pone processum coronoideum, medio loco inter finem Complexi, Obliqui superioris, & Recti postici minoris

*In Syntaxi,* Tab VIII d &c in capite & collo, ubi extremo suo subit Obliquum superiorem g In Tabula autem VII detrectit post Complexum cum Biventre cervicis, u l in cervice

#### FIGURAE III.
*Obliquus capitis superior*

a Origo a superiore parte extremi processus transversi atlantis a qua origine extrinsecus tendineus est b

c c Extremum ossi occipitis insertum, inter illam partem additamenti futurae lambdoidalis, quae fit ab osse occipitis & mammillari, partemque illam, cui insertus Rectus posticus major

*In Syntaxi,* Tab VIII g &c in capite & collo Dein Tab VII w x in cervice ubi caeterum tectus Complexo u, & Biventre cervicis l, & Trachelomastoideo z B Et qua parte nudus ibi, ea Splenio capitis subjacet, P in cervice Tab. VI A priori parte, Tab IV s in capite, & Tab III Æ in capite

#### FIGURAE IV.
*Obliquus inferior capitis*

a Origo a superiore parte lateris spinae epistrophaei, per totam spinae longitudinem, magnaque cornu parte, principio tendinoso.

b Extremum, insertum posteriori amplitudini extremi processus transversi atlantis

*In Syntaxi,* Tab VIII k &c in collo Dein Tab VII y in cervice, ubi caeterum tectus Complexo u, & Trachelomastoideo z B & qua parte nudus, ea in Tab VI detrectit post Splenium capitis P in cervice

#### FIGURAE V.
*Rectus lateralis capitis*

a a Origo a parte priore partis superioris processus transversi atlantis

b Extremum, extrinsecus tendineum, quo pertinet e ad ossis occipitis superficiem inaequabilem, quae & juxta processum mammillarem est, & juxta posteriorem partem illius marginis ossis occipitis, qui facit posteriorem partem foraminis, quo exit vena jugularis interna

*In Syntaxi* exhiberi nequivit

c Ossis occipitis pars, quae est ante foramen magnum

d Lunatus margo ossis occipitis, qui pertinet ad foramen, quo exit vena jugularis interna

#### FIGURAE VI.
*Rectus capitis internus minor*

a Principium tendinosum, quo b b oritur a priore eademque superiore parte corporis atlantis, juxta radicem processus transversi, & ab ipsa radice

c Extremum tendinosum, quo se inserit d inferiori eidemque posteriori parti marginis ossis occipitis, qui cum petroso leviter connexus & quidem tuberculo, quod è margine illo, inte processum coronoideum eminet, juxtaque illud e se etiam immiscet materiei illi quasi cartilagineae quae implet intervallum imae ossis occipitis & petrosi parti ante fissuram, qua exit nervus capitis octavus, interjectum

*In Syntaxi* exhiberi nequivit Partim jacet post Rectum internum majorem Fig. 19 Tab. XVI partim ab ejus externo latere nudus ab eo

---

f Ossis occipitis pars, quae est ante foramen magnum

g Lunatus margo ossis occipitis, qui pertinet ad foramen, quo exit vena jugularis interna

### COCCYGIS
#### FIGURAE VII
*Coccygeus, à parte posteriore*

a Principium tendineum, oriens b ab apice processus acuti ischii

c Principium tendinei pars, quae procedit ab interiore parte processus acuti Inter a & c principium tendineum se complicant.

Adde Fig 8

*In Syntaxi,* Tab VI d in inferiore trunci parte, ubi parte quadam post Levatorem ani e. In Tab V subjacet Gluteo magno γ in nate

#### FIGURAE VIII
*Coccygeus, à parte priore*

a Principium tendineum, quo b oritur ab interiore parte apicis processus acuti ischii

c Extremum tendinosum, quo se inserit interiori parti d marginis ossis sacri jux a coccygem, e coccygis ossis primi, f secundi, g tertii & continuat se etiam ligamento h, quod intercedit inter os sacrum & coccygis os primum, & i quod inter coccygis os primum & secundum, & k quod inter secundum & tertium

Adde Fig. 7

### THORACIS
#### FIGURAE IX
*Intercostalis externus nonus, à posteriore parte*

Hic solus in exemplum externorum propositus Adde Tab VIII H I K L M N O P Q R S in dorso

a b b Origo ab exteriore & eadem inferiore parte costae nonae, a inde ubi illa ultra processum, cui innixa, procedere incipit.

c c c Insertio, exteriori eidemque superiori parti costae decimae

Adde Fig 10

*In Syntaxi,* Tab VIII H I K L M N O P Q R S in dorso, ubi ex parte tecti Levatoribus brevioribus costarum, λ μ ν ξ ο π ϙ ρ ς τ υ & nonus praeterea, decimus, & undecimus, Levatoribus longioribus A I G Dein Tab VII N O P Q R R S S T U V W in trunco, ubi tecti Sacrolumbali ☰—H, cum Cervical descendente D, praeter primum & praeterea secundum N, tertius O, & quartus P, tecti Levatoribus brevioribus K I M primus autem delitescit post Levatorem breviorem I, & Scalenum posticum ϯ ex parte etiam post Longissimum dorsi Φ Σ Ψ delitescunt, quintus, sextus, septimus octavus Dein Tab VI Φ χ ψ ω Γ ΔΔ Θ Λ in dorsi parte sinistra, ubi quod eorum in Tab VII nudum, majorem partem tectum Serrato postico superiore æ b, Serrato magno Π—B, & Serrato postico inferiore C—L respondetque pars dextra, nisi quod quae pars quarti Φ, & quinti χ, & sexti ψ, nuda in sinistra, tecta fit in hac Rhomboideo majore q, tecta & pars septimi ω Et quae in dextra parte Tab VI nuda sunt, ea Latissimus dorsi P in dorso Tal V integit

A priori parte, Tab.IV ς ϛ τ υ φ χ ψ ω A in trunco & Tab III G L M N O P Q R S in trunco Dein Tab II K K K. K. K K in trunco, ubi tecti Serrato magno Ψ—G, & antico u, in pectore, primusque praeterea delitescit post Subclavium σ in pectore Nudamque primu in Tab II partem Pectoralis ξ in trunco Tab I integit caeterorum Obliquus externus abdominis d &c

Ex interiore parte, Tab IV primus ς, secundus ϛ, tertius τ infra collum, intus in thorace, ubi secundus ϛ tectus Intercostali interno secundo C

#### FIGURAE X
*Intercostalis externus nonus, à latere*

a a a Origo ab exteriore & eadem inferiore parte costae nonae

b b b Insertio, exteriori eidemque superiori parti costae decimae

Adde Fig 9

#### FIGURAE XI
*Intercostalis internus nonus, à latere*

Hic solus in exemplum internorum propositus.

Adde Fig 12 & 13

[F f]

## FIGURAE XII
### Intercostalis internus nonus, à parte posteriore

Solus hic in exemplum interiorum propositus  Adde Tab VIII T U V W X Y Z a æ ♭ c in dorso

Adde Fig 11 & 13

*In Syntaxi*, Tab VIII  T U V W X Y Z a æ ♭ c in dorso. In dextro autem latere delitescunt post externos H I K L M N O P Q R S in dorso praeter partem undecimi c, quae & in Tab VII X in trunco, & in Tab VI ☰ in dorso, ex parte tecti Obliquo interno abdominis R S, & quae ibi superest nuda pars, ea tecta Obliquo externo abdominis W in trunco Tab. V & Latissimo dorsi P

A priori parte, Tab IV B C D E F G H I K in sinistra trunci parte Dein in dextro B C D, ubi tecti externis ς τ  plenius autem in Tab III T Y Z a b c d e f g h i k in trunco, tecti externis G L M N O P Q R S Dein Tab II L L &c in trunco, ubi pariter tecti externis K K &c itemque secundus, tertius, & quartus, Serrato antico υ in pectore  quintusque etiam, & sexti, & septimi portiones priores separatae, ex parte subjacent Recto abdominis Z &c  Dein quæ nuda in Tabula illa sunt,  Tab I subjacent Pectorali ξ in trunco, & Obliquo externo abdominis d &c

## FIGURAE XIII
### Intercostalis internus nonus, & decimus, à parte interiore

a b b b c c d d e  *Nonus*

a a  Principium tendinosum, quo oritur b b b ab inferiore parte partis interioris costae nonae, & a superiore quidem margine sulci, cui vasa intercostalia insidunt

c c  Extremum tendinosum, quo se inserit d d interiori parti marginis superioris costae decimae  & hac etiam parte, oblique interiori costae amplitudini

f  Nom pars, quae longius descendit, costamque decimam praeterlapsa, ad undecimam pertinet

g  Principium ejus, diu tendineum

h  Extremum tendinosum, 1 1 insertum cum Intercostali decimo, interiori parti marginis superioris costae undecimae

k l l m n n n  *Decimus*

k  Principium tendinosum, quo l l oritur ab inferiore parte partis interioris costae decimae, ut nonus a nona

m  Extremum tendinosum, quo se inserit n n n interiori parti marginis superioris costae undecimae

Adde Fig 11 & 12

*In Syntaxi*, secundus Tab IV C C infra collum, intus in thorace  Undecimi, Tab IV L L L in trunco, ubi tecti Diaphragmate UΘΠΠ, USΣΣΩ  Nonus, Tab. VIII æ in dorsi parte dextra

## FIGURAE XIV
### Levator brevior costae decimae

Hic propositus in reliquorum exemplum  Adde Tab. VIII κ λ μ ν ξ ο π ς σ ς τ υ in dorso

a a  Origo a processu transverso vertebrae dorsi quartae, fere a tota ejus longitudine, ab inferiore parte

b  Principii pars tendinosa

c c  Extremum, insertum superiori margini costae decimae, acutae eminentiae, quae se ex ea erigit, ubi à corporibus vertebrarum incipit recedere, ultraque eam, paullo longius, quam ubi costa processui transverso innititur, aut juxta extremum ejus incedit, porrectae scrobi inaequabili itemque exteriori parti marginis superioris, aliquantum ultra processum eundem

d  Extremi pars tendinosa

*In Syntaxi*, Tab VIII κ λ μ ν ξ ο π ς σ ς τ υ in dorso, ubi, praeter tres primos, tecti Intertransversariis dorsi f g h i k l 1 1 n o  nonus, decimus, & undecimus, tecti Levatoribus longioribus A F G  tres primi tecti Spinali colli 6 7 8, itemque quartus, quintus, sextus, septimus autem, octavus, nonus, decimus, Semispinali dorsi t s r q, omnes Multifido. In Tabula autem VII praeterea superinductae Longissimus dorsi μΣΨ, & Sacrolumbalis v-Π, cum Cervicali descendente D, in trunco, & superiorum aliquot etiam Transversalis cervicis C C, & Complexus u, primo & secundo Scalenus posticus F  ex parte autem nudus secundus I, tertius K, quartus L, quintus M, ilisque partibus in Tab. VI insidet Serratus posticus superior æ b in dorsi sinistra parte, ubi solius quinti pars nuda Φ, quam in dextra parte integit Rhomboideus major q

A priori parte, primus Tab IV σ in collo, ex parte tectus Scaleni medii cauda ♂ ad processum transversum vertebrae colli primae pertinente  Et Tab. III E in collo, pariter tectus cauda Scaleni medii c ♂o dicta.

## FIGURAE XV
### Levator longior costae decimae

In exemplum reliquorum propositus  Adde Tab VIII F G in dorso

a  Origo ab inferiore parte partis posterioris processus transversi vertebrae dorsi quartae

b  Principii pars tendinosa

c  Extremum, insertum posteriori parti marginis superioris costae decimae, juxta brevioris extremum latus, ubi se costa jam magis deorsum inclinat

d  Extremi pars tendinosa

*In Syntaxi*, Tab VIII A F G in dorso, ubi ex parte subjacent Intertransversariis dorsi i h g  Dein superinductus Longissimus dorsi cum Sacrolumbali μ &c in trunco Tab VII

## FIGURAE XVI
### Serratus posticus superior

a  Pars tendinea, qua incipit, oriturque b b à ligamento cervicis (unde refcissa) circa tertiam secundamque colli à dorso spinam, c à spina primae colli, d duodecimae dorsi, e undecimae, & in spinarum illarum intervallis f g cum proximis musculis cohaeret.

h i k l  Quatuor extrema, in quae se findit, quaeque insert costae secundae, tertiae, quartae, quintae, ubi illae primum in priora incipiunt se curvare, ibique secundum superiorem marginem earum, ab exteriore parte

m  Primi extremum tendineum, insertum costae secundae

n  Secundi, insertum tertiae

o  Tertii, insertum quartae

p  Quarti, insertum quintae

*In Syntaxi*, Tab. VI  æ &c  in cervicis & dorsi latere sinistro, ubi partem tegit Levator scapulae Z, extremisque scapulam subit, Serrato magno subjectus  Dein in latere dextro æ b, ubi pariter partem tegit Levator scapulae Z  caeterum autem tectus Rhomboideo minore m, & majore p p q  quaeque nuda est pars, ea in Tab V subjacet Cucullari B in collo & dorso

## FIGURAE XVII
### Serratus posticus inferior

a  Pars tendinea, quae (cum Latissimo dorsi oritur a spina dorsi vertebrae tertiae b, secundae c, primae d, lumborum quintae e, quartae f, tertiae g & in intervallis spinarum illarum h i k l m cohaeret cum proximis musculis

n  Extremum primum, reliquis latius, insertumque o o costae nonae, exteriori parti marginis ejus inferioris, fere ubi se à dorso per latus in priora curvat

p  Extremum secundum, insertum costae decimae q q  Angustius proximo superiore.

r  Extremum tertium, insertum costae undecimae s s.  Angustius proximo superiore.

t  Extremum quartum, insertum costae duodecimae u u  Rursus angustius proximo superiore

Adde Fig 3 Tab XIV

*In Syntaxi*, Tab VI C &c  in inferiore trunci parte, ubi princip o ejus superinductus latus tendo U, quo Latissimus dorsi inc pit  In Tab V post Latissimo dorsi P &c  in dorso, totus delitescit

### HUMERI, EX SCAPULA ET CLAVICULA CONSTANTIS

## FIGURAE XVIII
### Cucullaris

a b b c d e f g  Principium tendineum.

a  Pars principii amplior, oriens b b c a media crassa ossis occipitis parte, cique finitima laterali

A c d e cum pare sui cohaeret, & cum eo

d  c ad d abscedit à ligamento cervicis, unde hic refectus

d d  ad e oritur a spinis duarum inferiorum colli vertebrarum, omniumque dorsi, posteriorem earum partem complectens  In spinarum intervallis cum Cucullari sinistro cohaeret

f  Principii plaga tendinea amplior, juxta imam cervicem, summumque dorsum

g  Plaga tendinea amplior anguli imi

h  Extremi pars tendinea, qua spinae scapulae non longe à basi insertum i  Post continuo

k k  extremo tendinoso insertus i 1 exteriori parti marginis superioris spinae scapulae, & processus superioris

m m  Caro, cujus fibrae superiores descendunt oblique in priora ad claviculam, inferiores adscendunt ad spinam scapulae, quae in confinio dorsi & cervicis, transversae sunt, quibus quo tum superiores, tum inferiores propiores, eo etiam magis sunt decursu similes

Adde Fig 19

*In Syntaxi*, Tab V  B &c  in capite, collo, dorso  A latere, Tab IX ω &c. in capite, collo, trunco

## FIGURAE XIX
### Cucullaris pars prior

a a  Inserta parti superiori & eidem posteriori claviculae longitudinis dimidiae illius, quae juxta scapulae processum superiorem est

Adde Fig 18

*In Syntaxi*, Tab I Ψ in collo, ex parte tecta Latissimo colli Ω &c

### CLAVICULAE
## FIGURAE XX.
### Subclavius.

a  Tendo, quo incipit, per inferiorem carnis partem excurrens, b oriensque ab exteriore parte cartilaginis extremi costae primae

c c  Extremum, inferiori parti claviculae insertum, à loco modice à capite ejus primo distante, ad eum usque, ubi incumbit processui coracoideo

*In Syntaxi*, Tab II σςςς in pectore, ubi pars pone processum coracoideum delitescit  In Tab I subjacet Pectorali ξ in trunco, & Deltoidi M in humero interque eos delitescit post Latissimum colli θ æ in trunco  A posteriore parte, Tab VI θ circa humerum

*SCAPULAE*

## SCAPULAE

### FIGURAE XXI
*Serratus magnus*

a Caput primum, quod b oritur ab exteriore & eadem inferiore parte costae primae, & a principio etiam c inhaeret Intercostali externo primo

d Caput secundum, quod e oritur à tota altitudine costae secundae, & à principio etiam f inhaeret Intercostali externo primo

g Caput primum & secundum conjuncta in unum, ex quo nata pars crassior est, extremo tendinoso inserta h praecipue interiori parti orae scapulae brevissimae, mediae inter basem oramque superiorem

i Caput tertium, k k k oriens ab exteriore parte marginis inferioris costae secundae. Latescit ad effigiem trianguli, l l l pertingitque ad majorem partem basis scapulae, ad interiorem partem ejus

m Caput quartum, quod n n oritur ab exteriore parte costae tertiae, & à principio etiam inhaeret o Intercostali externo tertio, p extremo suo, eoque tendinoso, pertinet ad basem scapulae, infra caput tertium

q Caput quintum, quod oritur r r ab exteriore parte costae quartae, tendinosoque extremo s inseritur scapulae angulo inferiori, mox infra caput quartum

t Caput sextum, u u inhaerens a principio Intercostali externo quarto, & v oriens ab exteriore parte costae quintae. Insertum w angulo inferiori scapulae, mox infra quintum caput, extremo tendinoso

x Caput septimum, quod ab initio y y inhaeret Intercost ti externo quinto, z oriturque ab exteriore parte costae sextae. Pertinet A ad imum anguli inferioris scapulae, mox infra caput sextum, extremo tendinoso

B Caput octavum, ab initio C C inhaerens Intercostali externo sexto, & D oriens ab exteriori parte costae septimae

E Caput nonum, ab initio F F inhaerens Intercostali externo septimo, & G oriens ab exteriore parte costae octavae

H Caput decimum, ab initio I I inhaerens Intercostali externo octavo, & K oriens ab exteriore parte costae nonae

L Communis capitis octavi, noni, & decimi, ad scapulae angulum inferiorem extremo pertinens tendinoso. Cum quo extremo alias etiam conjunctum caput septimum

MNNO Hinc resecta scapula, ut appareret subjacens ei Serrati pars Relicta M scapulae ora brevissima, media inter basem & oram superiorem & N N basis par, & O angulus inferior

*In Syntaxi*, Tab. IX K L M N O P Q in trunco, ubi tectus Serrato antico G, Pectorali H, Latissimo dorsi Ω, Obliqui externi abdominis capitibus U V W

A parte priore, Tab II v Ω A B C D E F G &c in trunco, ubi & tectus Serrato antico v &c & delitescit post Subclavium σ &c Dein Tab I χ ψ ω a b in trunco, ubi tectus Pectorali ξ in pectore, & Obliqui externi abdominis capitibus e f g in trunco, & Latissimo dorsi τ

A parte posteriore, Tab VI Π Σ Φ Ψ Ω A B in latere thoracis, & ζ circa humerum, ubi caeterum sub scapula, ejusque interiori parti insidente Subscapula-ri, proximisque musculis, Terete majore Ψ in scapula, Rhomboideo majore x in dorso, Levatore scapulae Z in cervice, Coracohyoideo w circa humerum Et quod nudum illa in Tabula, id in quinta sub Latissimo dorsi P in dorso, & Cucullari B in collo & dorso.

### FIGURAE XXII
*Serratus anticus*

a b Caput primum, quo oritur c c ab exteriore parte marginis superioris extremae partis osseae costae tertiae, & d à proxima cartilaginis ejus b pars tendinea tenuis

e f Caput secundum, quo oritur g g ab exteriore parte costae quartae, ductu obliquo, à superiore ejus parte, juxta cartilagineam ipsius portionem, & a proxima cartilaginea parte ipsa h, deorsum in posteriora inclinato, f pars tendinea tenuis

i k Caput tertium, quo oritur l ab exteriore parte marginis superioris costae quintae, non longe à cartilaginea ejus portione k pars tendinea tenuis

l m Extremum tendineum, quod in margine, qui axillam spectat, citius apparere incipit m Insertum n superiori & eidem internae parti processus coracoidei scapulae, haud longe a mucrone ejus extremo

*In Syntaxi*, Tab II v &c in pectore. In Tab I subjacet Pectorali ξ in trunco, & Deltoidi M in humero. A latere, Tab IX G in trunco, ubi ob sublatum brachium, ea parte nudatus à Pectorali H

### FIGURAE XXIII
*Rhomboideus minor*

a Principium tendineum, quo oritur a ligamento cervicis, juxta spinas trium primarum colli vertebrarum à quo ligamento rescissum b b

c c Extremum scapulae insertum, illi parti basis, quae est juxta nascentem spinam, ubi angulum basis cum ora superiore efficit

*In Syntaxi*, Tab VI m in dorso. In Tab. V subjectus Cucullari B in collo & dorso

### FIGURAE XXIV
*Rhomboideus major*

a Principium tendineum, quo oritur à latere extremi mucronis spinae vertebrae colli primae b, dorsi duodecimae c, undecimae d, decimae e, nonae f Et in intervallis illarum spinarum cum proximis musculis cohaeret, unde hic rescissus g g g g

h i Hac parte secundum scapulae basem se curvat, non autem inserit

i Inde extremum basi scapulae insertum, usque ad angulum inferiorem k

*In Syntaxi*, Tab VI p &c in dorso, ubi ex parte sub Rhomboideo minore m In Tab. V subjacet Cucullari B in dorso, & Latissimo dorsi P, parva parte nudus L

# TABULAE ANATOMICAE OCTAVAE ET DECIMAE
# MUSCULORUM HOMINIS
## EXPLANATIO.

### OSSIS HUMERI
### FIGURAE I
*Latissimus dorsi, à latere*

a a Latus tendo, quo incipit

b Pars carnea

c d Hic latus tendo à Gluteo magni principio, cum quo cohaeret, refectus

d Lati tendinis origo ab exteriore margine partis mediae cristae ilium

f g h Capita, quae ab exteriore costarum parte oriuntur in latere corporis

f quod ab undecima  g quod à decima  h quod à nona. Quod à duodecima, ad subjacet parti illi, quae procedit ab osse ilium  eoque in Figura non apparet.

i Hic se ad Teretem majorem inflectit

k l Pars interior  cujus k pars carnea, l tendo, in quem definit

Adde Fig 2 & 3

*In Syntaxi,* Tab IX Ω &c  in trunco, ubi à principio Cucullari ω tectus, in fine subit brachium

### FIGURAE II.
*Latissimus dorsi, à parte posteriore.*

a a Latus tendo, quo incipit

b b Ortus ejus ab extremis spinis vertebrarum dorsi sex inferiorem, spinis vertebrarum lumborum, & ossis sacri

c d Ortus à processibus obliquis, qui sunt à latere hiatus ossis sacri, in quem spinae canalis exit

d—e Hac parte cum principio Glutei magni cohaeret, à quo refcissus.

e—f Ortus ab exteriore margine partis mediae cristae ilium

g Pars carnea

h Hic se ad Teretem majorem inflectit

i k Pars interior  cujus i pars carnea, k tendo, in quem definit

Adde Fig 1 & 3

*In Syntaxi,* Tab V P &c in dorso, tectus à principio Cucullari B F, in fine subeuns Teretem majorem O

### FIGURAE III
*Latissimus dorsi, à parte priore*

a b Capita, quae à costis oriuntur  a quod à decima  b quod à nona

c Pars carnea prior

d Pars carnea interior, à dorso veniens  e e hic truncata

f Tendo, ubi abit, g g insertus aliquantum infra caput superioris ossis illius tuber inaequabile minus, priori parti eminentiae h h, quae sinum ossis humeri, per quem descendit tendo Bicipitis brachii, a posteriore parte terminat, ipsum ipsum sinum excurrens, ubi occurrit Pectoralis tendini, eique se ex parte continuat

Adde Fig 1 & 2

*In Syntaxi,* Tab I τ υ φ in trunco, ubi à superiore parte post Pectoralem ξ delitescit  In Tab II pars extrema Φ in humero, tecta Coracobrachiali & Bicipite brachii u w y z  quae in Tab I tecta Pectorali ξ in trunco, & Deltoide M &c  in humero

### FIGURAE IV
*Pectoralis, à parte priore*

a a Origo à priori parte fere tota claviculae partis illius, quae ad thoracis speciem incurva est

b b Origo à priori margine ossis pectoris, a radice sustentaculi claviculae, usque ad eum locum, ubi cartilago costae sextae inserta

c ab exteriore parte extremae cartilaginis costae sextae

d e ab superiore parte partis exterioris cartilaginis costae septimae fere extremae, principio aliquandin tendineo tenui  cujus pars inferior e aut dici potest ad Pectoralem, aut ad Obliqui externi abdominis aponeurosem pertinere.

f f Hac parte cohaeret cum aponeurosi Obliqui externi abdominis, unde refcissus

g Portio ab aponeurosi Obliqui externi abdominis accedens, quae hic tendinea.  h h hic refcissus ab aponeurosi illa

Pars oriens à priore parte totius cartilaginis, & saepe ipsius extremae osseae partis, costae quintae, subjacet musculo, quemadmodum & subjacent portiones, quia accipit a priore parte, & ea ossi pectoris vicina, cartilaginum, quibus costae superiores quatuor ad os pectoris pertinent

i i Vestigium a Deltoide impressum, cui hac parte subjacet

k Tendo, in quem pars superior abit, l l insertus eminentiae ossis humeri oblongae m, in parte ejus interiore, aliquantum infra tuber inaequabile magnum capitis superioris, per longitudinem jacenti, ac sinum, per quem Bicipitis caput alterum se demittit, à priori parte terminanti  Illi autem parti ejus insertus, quae hunc sinum spectat

Adde Fig 5.

*In Syntaxi,* Tab I ξ in trunco,  ubi ex parte velatus Latissimo colli a a a, & tectus Deltoide M &c.  in humero.

A latere, Tab IX H I in trunco.

### FIGURAE V
*Pectoralis extremum, à parte posteriore*

a b Partes extremi prioris  quarum a tendinea, b in superficie tendinosa, tenuis  Caeterum tectum extremo posteriore

c Pars inferior, quae à priori parte veniens, se circum superiorem flectit

d d Extremum tendineum posterius, quod à superiore parte decussat extremum prius, ipsi applicatum, & in fine cum eo connexum.

e e f Insertio ossi humeri  Vide Fig. 4 l l

g g g g Os humeri truncatum, excisa, quanta ad extremum Musculi cernendum necessarium est, parte

Adde Fig 4.

### FIGURAE VI.
*Infraspinatus*

a—b Origo à dorso scapulae, secundum basem  b—c ab inferiore parte spinae.  Caeterum subtus oritur pergit usque ad radicem processus superioris, & infra etiam ex illo sinu, qui secundum oram priorem eandemque inferiorem porrectus

d Tendo, ubi extus primum incipit apparere

e f Portiones carneae, quae ad tendinem illum accedunt.  e superior, quae a spina procedit  f inferior, quae ab angulo inferiore

g Extremum tendineum, h insertum superiori & eidem posteriori parti tuberis inaequabilis majoris capitis superioris ossis humeri

*In Syntaxi,* Tab. VI μ &c  in scapula, ubi ex parte sub Terete minore τ, & extremo suo superiorem scapulae processum aliquantum subit  Dein Tab V I K in dorso, ubi ex parte & Latissimo dorsi P tectus, & Cucullari B G, & Deltoide ζ &c  in humero

A latere, Tab IX Π in trunco, ubi pariter pars Latissimo dorsi Ω tecta, pars Cucullari Ξ, pars Deltoide A &c  in brachio sinistro

### FIGURAE VII
*Coracobrachialis, à parte priore*

a a Coracobrachialis

b Communis ortus cum capite breviore Bicipitis brachii, à processu coracoideo scapulae

c Pars capitis brevioris Bicipitis brachii, extrinsecus tendinosa, & conjuncta cum Coracobrachiali  d d hic refcissa

e Excursus tendinosus per carnem Coracobrachialis, inde ubi caput breve Bicipitis cum eo non amplius cohaeret

f Hic divisus est, penetrante nervo.

g Insertio, posteriori parti amplitudinus interioris ossis humeri, infra mediam illius ossis longitudinem

Adde Fig 8

*In Syntaxi,* Tab III. ζ τ β &c  in humero, ubi in fine aliquantum tectus Brachiali interno μ  Dein Tab II u in brachio, magnam partem tectus Bicipite brachii w x  Dein Tab I R S in brachio, ubi pariter tectus Bicipite brachii X, & praeterea Pectorali ξ in trunco, & Deltoide M in humero

### FIGURAE VIII
*Coracobrachialis, à parte posteriore*

a Tendo, qui hic duobus principiis b. c exoritur

d Carnis divisio, per quam nervus penetrat

Adde Fig. 7

*In Syntaxi,* Tab VII τ in brachio, ubi pars subjacet Tereti majori μ, & Subscapulari ι, in scapula  pars Brachiali externo ξ in brachio  pars ossi humeri  Et quae pars ibi nuda, ea in Tab. VI tecta Longo C, & Brevi ω, in humero  exigua parte, inter eos & Teretem majorem ψ in scapula, nuda, quam in Tab. V Deltoides integit,  ζ & in humero

### FIGURAE IX
*Teres major, à parte priore*

a Extremum tendineum, b b insertum eminentiae oblongae c c ossis humeri, quae est aliquantum infra tuber capitis ejus superioris inaequabile minus

Adde Fig 10

*In Syntaxi,* Tab III z a in scapula, ubi partem Subscapularis v tegit, partem Coracobrachialis π ζ in humero.  Dein Tab. II Σ in scapula, ubi pariter tectus Subscapulari A in scapula, & Coracobrachiali u in brachio, & praeterea extremo Latissimi dorsi Φ in scapula  Dein Tab I σ σ in trunco, ubi tectus Latissimo dorsi τ, & delitescit post Pectoralem ξ  in brachio autem dextro, quia pendet,

[H h]

ita delitefcit poft eos pars illa, quae in finiftro, quia fublatum, nuda, ut nihil cerni ejus queat

### FIGURAE X
#### *Teres major, à parte pofteriore*

a a Ortus ab exteriore parte anguli inferioris fcapulae, ac finitimae partis orae prioris

b Extremi pars tendinofa

Adde Fig. 9

*In Syntaxi,* Tab VII κ λ μ in fcapula, ubi extremo fuo os humeri fubit Dein Tab VI ψ ψ circa humerum, ubi pars fubjacet Infrafpinato ν σ, pars Tereti minori τ, pars Longo C D in brachio in brachio finiftro, etiam Brevi A Dein Tab V O in dorfo, ubi pariter pars Infrafpinato I fubjacet, & Tereti minori N, & Longo θ in humero, & praeterea Latiffimo dorfi P, & Deltoidi ζ in humero

A latere, Tab IX Ψ in trunco, ubi pars fubjecta Infrafpinato Π, pars Latiffimo dorfi Ω, pars Deltoidi A &c in brachio finiftro

### FIGURAE XI
#### *Deltoides, à parte priore*

a Primi ordinis portionum, e quibus conftat, prima, b b principio tendinofo oriens c c a parte priore claviculae, qua pars illa concava eft & alias quoque a n ucrone proceffus fuperioris fcapulae

d Secundi ordinis prior, e principio tendineo, ab initio cum principio tendineo portionum, quibus interfertum, conjuncto, oriens f a mucrone proceffus fuperioris fcapulae, inter ortum portionis a & g

g Primi ordinis tertia, h principio tendineo, quod ab initio cum principio tendineo portionum, quibus interfertum, conjunctum, oriens i ab extremo proceffus fuperioris fcapulae

k Secundi ordinis n edia, quae principio tendineo l, cum proximae portionis g principio tendineo conjuncto in un im, oritur a proceffu fuperiore fcapulae, inter ortum portionis g, & g Fig 12 Pertinet m ad locum medium inter duo tubera obloga, quae os humeri ftati n fupra medium longitudinis fuae habet & cohaeret in fine cum Brachiali interno

n Extremum endineum, effectum a portionibus a d, infertumque o offis humeri tuberem modo dictorum priori

Adde Fig 12

*In Syntaxi,* Tab I M &c in humero, ubi a principio velatus Latiffimo colli π & α, in fine tectus Bicipitis brachii W in brachio

### FIGURAE XII
#### *Deltoides, à parte pofteriore*

a Primi ordinis portionum, e quibus conftat, fecunda eademque pofterior, principio tendineo b b, aliquandiu per exteriora excurrente, oriens c c a margine inferiore fpinae, magnaeque partis proceffus fuperioris fcapulae

d Secundi ordinis portio pofterior, e principio tendineo, ab initio cum principio tendineo portionum, quibus interfertum, conjuncto, oriens f a margine inferiore proceffus fuperioris, inter portiones a & g

g Primi ordinis portio quarta, h principio tendineo, cum principio tendineo portionum n, quibus interfertum, conjuncto, oriens i i a cubito flectentis f. proceffus fuperioris

k Secundi ordinis portio media, quae principio tendineo l, cum proximae portionis g principio tendineo conjuncto in unum, oritur a margine proceffus fuperioris

m m Extremum tendineum, quod portiones a d efficiunt, n n infertum pofteriori tuberum offis humeri oblongorum, quae ftatim fupra medium longitudinis fuae habet cuis fe etiam por io q inferit

o o Hinc refciffa caro, qua cum Brachiali interno cohaeret.

Adde Fig 11

*In Syntaxi,* Tab V ζ &c in humero, ubi à principio fubjacet Cucullani G in dorfo, in fine Brevi ξ in humero

A latere, Tab IX Α &c in brachio finiftro, ubi in fine poft Brachialem internum S

### FIGURAE XIII
#### *Teres minor, à parte pofteriore*

a a Origo, à margine fcapulae eodem & priore & inferiore, & quidem ab ejus exteriore parte tota, ab angulo inferiore fcapulae ad ufque cervicem

---

b Tendo, c offi humeri infertus.

d e Portiones carneae cum tendine infertae d altera à parte fuperiore, e altera ab inferiore

Infertus inferiori & eidem pofteriori parti tubens inaequabilis majoris capitis fuperioris offis humeri, finitimaeque inferiori parti cervicis

Adde Fig. 14

*In Syntaxi,* Tab VI τ in fcapula, ubi ab initio ex parte tectus Infrafpinato σ, & Terete majore ψ. Dein Tab V in dorfo, ubi pariter tectus Infrafpinato I, & Terete majore O, & praeterea Deltoide ζ in humero

A latere, Tab IX Φ in trunco, ubi quoque ex parte ab initio tectus Infrafpinato Π, & Terete majore Ψ, dein Deltoide A &c. in brachio finiftro

### FIGURAE XIV
#### *Teres minor, à parte priore*

a a Principii pars tendinofa

b b Origo à margine fcapulae eodem & priore & inferiore

Adde Fig 13

### FIGURAE XV
#### *Subfcapularis*

a b c d e Fafciculorum, è quibus conftat, primi ordinis quinque, qui oriuntur ab eminentiis, quae in cava fcapulae parte juxta bafem ejus funt primus a mox infra angulum fuperiorem quintus e ad radicem anguli inferioris tres reliqui b c d medio inter hos loco f f f f f principia tendinea.

g. h i k l Fafciculorum, è quibus conftat, fecundi ordinis q uinque, quorum quatuor inferiores h i k interjecti primi ordinis quinque, fi perior g fupra eorundem fuperiorem m m m m m origo eorum ab interiore parte fcapulae

Ordo tertius in intervallis fafciculorum fecundi ordinis, fi bjectus primo Et tres hi ordines ortu fuo occupant interiorem amplitudinem fcapulae, à pofteriore ejus parte fere ufque cervicem, & prope totam inferiorem marginem rotunduli orae prioris ejufdemque e inferioris

n n Extremum commune

o Tendineum extremum, quod efficit, p p infertum tuberi inaequabili minori capitis fuperioris offis humeri, a fummo ad imum

q Carnea extremi, infra tendineam modo dictam inferta offi humeri infra tuber modo dictum

r Tuber inaequabile minus capitis fuperioris offis humeri

*In Syntaxi,* Tab IV Φ &c in fcapula Dein Tab III ν ν &c in fcapula, ubi ex parte tectus Coracobrachiali cum capite breviore Bicipitis brachii β &c in humero Dein Tab II Λ Λ Π Ξ in fcapula, ubi pariter tectus Coracobrachialii cum capite breviore Bicipitis brachii w in brachio, & praeterea delitefci poft Serratum anticum ν Φ, & Subclavium σ, in pectore Et quod nudum in Tab II ejus pars in I tecta Deltoide M &c in humero, reliquo delitefcente poft Pectorilum ξ in trunco

### FIGURAE XVI
#### *Supra fpinatus, à parte pofteriore*

a Pars carnea inid ens cavo, quod fupra fpinam fcapulae eft

b b b Prima origo a pofteriore parte cavi, quod fupra fpinam eft inde ufque ad lunulam, quae ad radicem proceffus coracoidei, oriri pergens

c Extremum tendineum, d infertum vertici tuberis inaequabilis majoris capitis fuperioris offis humeri

Adde Fig 17

*In Syntaxi,* Tab VI i in fcapula. In Tab V tectus Cucullari B H H in collo & dorfo.

### FIGURAE XVII
#### *Suprafpinatus, à parte priore*

a Tendo, in quem abit, b infertus vertici tuberis inaequabilis majoris capitis fuperioris offis humeri

c c Truncatus proceffus coracoideus

Adde Fig 16

*In Syntaxi,* Tab II r in brachio, ubi ex parte fub conjunctione fcapulae & claviculae in fummo humero caeterum ibi poft Coracohyoideum, qua is de fcapula furgit, & delitefcens poft Subclavium σ in pectore Et quod nudum illa in Tabula, fubjacet id Deltoidi M &c in humero Tab. I

# TABULAE ANATOMICAE NONAE ET DECIMAE
# MUSCULORUM HOMINIS
## EXPLANATIO.

### CUBITI

#### FIGURAE I
*Brachialis internus*

a b Bicorne principium, quo ab offe humeri oritur, ambiens inferiorem partem tuberum, quibus Deltoides infertus Unde porro oritur ab amplitudine offis illius, quae infra tubera illa, inde fere ufque ad condylos, ad priorem ufque

c c c Cornu pofterioris origo ab offe humeri
d Pars depreffior, cui Supinator longus adjacet.
e Superficies tendinofa extremi
f Infertus interiori parti capitis fuperioris ulnae
Adde Fig 2

*In Syntaxi*, Tab III x &c in humero, ubi in fine fubjacet portioni ad Flexorem longum pollicis accedenti Φ in cubito Dein Tab. II. θ--x in brachio, ubi caeterum Bicipiti brachii α β γ fubjacet, & Sublimi D in cubito Dein Tab I ΛΛΛ in brachio, pariter caeterum fubjectus Bicipiti brachii Y Z Γ, & praeterea Pronatori tereti Φ, & Supinatori longo Π

#### FIGURAE II
*Brachialis internus, à parte exteriore*

n Principii cornu prius. b b ortus ejus ab offe humeri
c c Pars depreffior, finuataque, cui Supinator longus infidet
Adde Fig 1

*In Syntaxi*, Tab VII ω A in brachio, ubi ex parte fubjacet Radiali externo longiori C Dein Tab VI P in brachio, ubi pariter tectus Radiali externo longiore R, & praeterea Tricipite brachii ω F Dein Tab V ψ in humero, pariter tectus Tricipite brachii ξ ς, & Radiali externo longiore B in cubito, & praeterea Supinatore longo ω

A latere, Tab IX S in brachio finiftro, ζ in dextro

#### FIGURAE III
*Biceps brachii*

a b c Caput brevius a principium extrinfecus tendinofum, b oriens à fuperiore par e extremi proceffus coracoidei fcapulae c venter

d e f g Caput longius d e f tendo, quo incipit d oriens à parte eadem & fuperiore & exteriore margine finus illius fcapulae, cum quo caput humeri commiffum, ubi & continuus tendo illi ligamento, quo augetur ora finus Inde decurrit d--e fupra caput offis humeri & deinde e--f per finum, qui eft inter capitis illius duo tubera inaequabilia g venter

h Venter communis.
i Tendo, quo fe radio inferit
k Aponeurofis, quam dat vaginae tendineae cubiti, l l hic truncata
Adde Fig 4

*In Syntaxi*, Tab II w--γ in brachio Dein Tab I W--Γ in brachio, ubi a principio fubjacet Pectorali ξ in pectore, & Deltoidi M &c in humero, in fine Pronatori tereti Φ in brachio dextro

A pofteriore parte, Tab VI O in brachio A latere, Tab IX. P Q R in brachio finiftro, η θ i in dextro

#### FIGURAE IV
*Bicipitis extremus tendo, à parte exteriore*

Extremus hic tendo, quia manus prona, inflexus ad priorem partem, quae laevis eft, tuberculi, quod è radio infra cervicem ejus eminet

a a Infertus tuberculi mododicti parti pofteriori, per longitudinem ejus totam
Adde Fig 3

*In Syntaxi* non confpicuum fequitur autem poft Supinatorem brevem Δ in brachio Tab VI

#### FIGURAE V
*Triceps brachii, à parte interiore*

a b Caput, quod *Longus* vocatur b principium tendinofum.
c d Caput, quod vocatur *Brachialis externus* d principium tendinofum marginis ejus pofterioris, qui e e oritur à margine pofteriori offis humeri, & deinde porro à tendine f f

f f g g h Tendo quidam eminens, qui ab offe humeri g g per longitudinem oritur, & ad poftremum condylo infertus h
i Tendo, qui è fuperficie Brachialis externi ortus, ad humeri condylum pofteriorem pertinet k, conjunctus cum tendine f f
l m Caput, quod *Brevis* vocatur m principii pars tendinofa
n Intervallum inter eum & os humeri, per quod infignis nervus cum arteria & vena procedit.

Adde Fig 6 & 7

*In Syntaxi*, Tab II δ ε ζ η in brachio, ubi ex parte poft Coracobrachialem u, Bicipitemque brachii x z α delitefcit & Longus ε à fuperiore parte fubit Teretem majorem Σ in fcapula, Brevis δ tectus Brachiali interno θ in brachio Dein Tab. I. T V Δ Θ in brachio, ubi eodem modo poft Coracobrachialem R S, & Bicipitem brachii W X Y delitefcit & Longus T fubit Teretem majorem σ in trunco, Brevis V tectus Brachiali interno Λ Separatim autem Brachialis externus Tab III θ i in humero, ex parte tectus Coracobrachiali ζ dein Tab II ζ n in brachio, & Tab I. Δ Θ in brachio, ut dictum eft

#### FIGURAE VI
*Triceps brachii, à parte exteriore*

a b c c c d Caput, quod *Brevis* vocatur b pars tendinofa, c c c oriens ab exteriore parte offis humeri, à radice cervicis caput fuperius fuftinens, per longitudinem humeri, primum leniter incurvo ductu ufque ad pofteriorem partem finis Deltoidis, dein fecundum eum, fecundumque pofteriorem partem cornu prioris Brachialis interni, ipfiufque deinde Brachialis, ufque ad humeri marginem priorem, relictoque in medio longitudinis humeri intervallo, n Fig 5 rurfus deinde aliquandiu fecundum marginem eundem d finus à Deltoide impreffus

e f g h Caput, quod vocatur *Longus* f principium tendinofum, quo g oritur ab imo cervicis fcapulae, finitimaeque partis orae, quae infra cervicem eft h finus à Deltoide impreffus

i Caput, quod vocatur *Brachialis externus*
k Tendo communis trium horum capitum In quem hic extrinfecus B e vis jam cito ab i, & juxta Longum, quam alibi, citius eique fe Longi fibriæ carneae continua per longitudinem ferie adjungunt, & inferiore quoque parte extrinfecus l tendinea pars, quam Longus efficit

m Pars tendinea, quam Brachialis externus efficit, & tendini communi adjungit

Quomodo autem ab interiore parte Longus tendinem latum à parte Brevis efficiat, & ad eum Brevis fibrae, ut extrinfecus Longi ad Brevem accedant, apparere in Figura nequit

n Pars tendinea, quae e fuperficie Brachialis externi oriens, ad condylum humeri majorem pertinet o.

p q Tendo communis infertus praecipue exteriori parti verticis olecrani
r Tendinis communis mucro tenuior, q s infertus priori parti olecrani, & fpinae, quae continuo ab ea ex ulna eminet
Adde Fig 5 & 7

*In Syntaxi*, Tab VI ω--N in brachio, ubi principium Longi D tectum Terete minore τ in fcapulae Dein Tab V ξ--χ E in humero, ubi Longi θ &. Brevis ξ principium tectum Deltoide ζ &c

A latere, Tab IX. T--X in brachio finiftro, α--ε in dextro

#### FIGURAE VII
*Tricipitis brachii caput, quod vocatur Brachialis externus, à parte exteriore*

Quo appareat, refciffus Longus & Brevis cum parte tendinis communis trium capitum, quibus fubjacet ab exteriore parte Et Longi quidem caro refciffa hinc a--b Brevis cum tendine communi hinc b--c, Brevique truncata pars extus tendinea eft, intus carnea

d e Brachialis externus, cui veftigium impreffum, d hic a Longo, e hic a Brevi θ

f f f Ortus ejus ab exteriore parte offis humeri fummo quidem initio fuo juxta inferiorem partem illius, cui Teres major infertus, inde, hoc margine fuo priore, obliquo ductu ufque ad marginem priorem humeri poft a margine illo ufque ad radicem condyli, porroque g ab exteriore parte radicis illius, per altitudinem ejus totam

Et initio fuo occupat amplitudinem offis, quae hoc priore ortus margine, & pofteriore e e f f Fig 5 continetur

h Pars tendinofa
i Pars tendinea è fuperficie Brachialis externi oriens, & ad condylum humeri majorem pertinens k
l Tendo communis Tricipitis
m Pars tendinea, quam Longus efficit, & tendini communi adjungit.
Apparet, quomodo Brachialis fua fe carne partim jungat carni Brevis & Longi, partim tendinibus eorum, partique interiori communi
n Pars tendinea, quam Brachialis externus efficit, adjungitque tendini communi
o o Tendo communis infertus exteriori parti verticis olecrani
p Hic Brachialis externus ad olecranon cum tendine communi pertingit, portione carnea.
Adde Fig 5 & 6

*In Syntaxi*, Tab. VII, ξ--ψ in brachio

## FIGURAE VIII
### Anconeus

a Tendo, quo incipit, b oriturque ab exteriore & eadem inferiore parte condyli minoris humeri

c c Extremum, insertum priori parti olecrani, statim infra Brachialem externum, porroque margini exteriori ulnae infra dictam olecrani partem

*In Syntaxi*, Tab VI Y &c in brachio. Dein Tab V F in cubito, ubi ex parte tectus tendine Tricipitis brachii χ, & Ulnari externo W

### MANUS

Adde *Bicipitem brachii* Fig 3 & 4

## FIGURAE IX.
### Radialis internus

a Principium tendineum, quo b oritur ab extremo condyli posterioris ossis humeri

Advertendum autem, Radialem internum, Palmarem longum, Ulnarem internum, & Sublimem, communi capite tendineo incipere, à condylo illo oriri, cum quo capite & Pronatoris teretis principium cohaereat caputque illud propagines, sepimentorum instar, demittere inter eos, quibus illi propaginibus à principio cohaereant, sive potius, quarum partes ad singulos eorum pertinent, quemadmodum in Radiali externo breviore indicatum, Fig. 11 l. Eodem autem, ut illum ibi modo, musculos hos à se invicem secundum fibrarum suarum ductum disjunctos exhibui. Et ex parte quoque à vagina tendinea cubiti oriuntur musculi mododicti, sive potius cohaerent cum ea.

c Tendo, in quem abit, qui hac parte d, eaque crassiore, procedit per sinum oblongum, qui est in interna parte ossis multanguli majoris, ad postremum insertus e mediae internae eidemque superiori parti capitis primi metacarpi indicis

Quomodo tendo intret canalem membranaceum, qui est ad priorem partem ligamenti, quo tendines à cubito ad manum decurrentes ab interiore carpi parte obducti, id vide Tab I Ω W in manu dextra. Canalem ipsum, Tab II P in manu dextri, & Tab III S in manu dextra.

*In Syntaxi*, Tab I Ψ Ω in brachio, ubi a principio subjacet Pronatori teretis Φ, & Palmari longo α, dein Supinatori longo Π in fine tendo penetrat in intima volae.

A latere, Tab. IX μ in brachio dextro, e d in sinistro.

## FIGURAE X
### Ulnaris internus, à parte interiore

a Principium tendineum, b oriens à condylo majore humeri, & cohaerens cum capite tendineo communi musculorum, qui à condylo illo oriuntur a quo capite separatum, eo modo, quo in Radiali interno dictum, Fig 9. Per interiorem partem musculi excurrit longe.

d Principium oriens ab olecrano

e e Pars tenuis & lata, principii mododicti continuatio quaedam, quae hic f f abscedit à vagina tendinea cubiti g. Nisi potius dicenda est haec pars ab ulna cum vagina illa principii oriri tendineo, stricte cum eadem conjuncta in unum

h Tendo, in quem abit, i inferius gibbati parti ossis subrotundi carpi, qua parte illud maxime in interiora eminet. Vici & tendinem hunc, postquam se ossi subrotundo insceurat, longius procedentem usque ad processum incurvum ossis cuneiformis carpi, eique se inserentem

Adde I g 11 a–h

*In Syntaxi*, Tab II A A B in brachio, ubi ex parte tectus Sublimi C D H, sub eoque etiam Profundo. Dein Tab I ξ ζ in brachio, ubi pariter tectus Sublimi ζ &c

k Ligamentum, quod 1 ab osse subrotundo carpi, ad interiorem & eandem superiorem partem capitis superioris ossis metacarpi manus quarti deductum m

## FIGURAE XI
### Ulnaris internus, & Radialis externus brevior, à parte exteriore

a–k *Ulnaris internus*

a Principium, b oriens à parte eadem & inferiore & posteriore extremi condyli humeri, & cohaerens cum capite tendineo communi musculorum, qui à condylo illo oriuntur

c Principium oriens à posteriore margine olecrani, non multum infra finem tendinis Tricipitis brachii

d d Pars tenuis & lata, principii mododicti e continuatio quaedam, quae hac parte e e à vagina tendinea cubiti abscedit, sive potius principio tendineo tenui, cum vagina illa conjuncto in unum, oritur k k cum ea, ab ulnae spina, quae continuo ab olecrani posteriore parte eminet Hac parte f g infra ab eadem illa spina oritur

h Tendo, ossi subrotundo insertus

Adde Fig 10

*In Syntaxi*, Tab VI l–q in brachio. Dein Tab V R–V in cubito.

A latere, Tab IX π ξ ς in brachio dextro, Y in sinistro

l–r *Radialis externus brevior*

l Ortus à condylo priore ossis humeri, communis cum Extensore digitorum communi, auricularis proprio, Ulnaribusque externo, capite tendineo. Ita autem musculi illi à principio cohaerent, ut aut dici possint communi tendine ab osse humeri oriri, qui deinde propagines, sepimentorum instar, iis intersterat, a quibus fibrae eorum porro procedant, quorumque cohaerentium interventu aut propagines illae alterutri duorum, quibus intersertae sunt, musculorum accenseri, & pro tendinoso principii excursu haberi, a quo alterius fibrae procedant

Quamvis ad singulos potius pars & principii tendinei communis, & sepimenti

---

pertineat, sed quae partes ita stricte connexae & conjunctae sint inter se, ut commune omnibus tendineum principium, communeque eius propagines, quibus duo quique inter se proximi conjuncti sint, & referant, & sint Hic autem Radialem hunc ab Extensore communi digitorum secundum ductum fibrarum disjunctum exhibui, quia, sive velimus dicere principium & sepimentum commune habere, sive velimus sepimentum accensere alteri, a quo alter procedat, sive malimus partem sepimenti pertinere ad utrumque, ultimo tamen a condylo procedit utrumque

m Principium tendineum, à communi capite mododicto separatum Tendinea pars excurrit diu n n, ubi sinus ab Extensore digitorum communi impressus.

o Pars interior, eaque tendinosa

p Tendo, in quem abit, q insertus praecipue priori eidemque exteriori parti radicis capitis superioris ossis metacarpi digiti medii, itemque proximo capiti superiori metacarpi indicis.

r Hic procedit tendo per posteriorem partem sinus secundi capitis inferioris radii, qui prior exteriorum retineturque ligamento armillari exteriore 16 in manu dextra Tab. V. quod & in Tab. IX ζ in manu sinistra

Adde Fig 12

*In Syntaxi*, Tab VII G H I in cubito, ubi ex parte subjacet Radiali externo longiori B E, & Supinatori brevi K Dein Tab. VL V W X in brachio, ubi pariter subjectus Radiali externo longiori Q T, & Supinatori brevi Δ, & praeterea Abductori longo pollicis Ψ, Extensori minori Ψ, & Indicatori f h Dein Tab. V H I I in cubito, pariter subjectus Radiali externo longiori A D, Abductori longo pollicis 21, Extensori minori 24, majori 13, & praeterea Extensori communi digitorum t

A latere, Tab. IX l m m m in brachio sinistro

## FIGURAE XII
### Radialis externus brevior, à parte priore

a Principium tendineum

b Tendo, in quem abit, c insertus praecipue priori eidemque exteriori parti radicis capitis superioris ossis metacarpi digiti medii, itemque proximo capiti superiori metacarpi indicis

d Hic procedit per posteriorem partem sinus secundi capitis inferioris radii, qui prior exteriorum ibique retinetur ligamento armillari exteriore e in brachio sinistro Tab I

Adde Fig 11 l &c

*In Syntaxi*, Tab III Φ Φ χ χ Ψ in cubito sinistro (Φ χ in dextro), ubi ex parte subjectus Radiali externo longiori σ – τ (π ᶓ in cubito dextro) Dein Tab II σ σ ς ς in cubito sinistro (σ ᶓ in dextro), ubi pari modo subjectus Radiali externo longiori ξ ο (λ μ in cubito dextro), & praeterea Abductori longo pollicis 7, Extensori minori e, majori g, & Indicatori Ψ in manu sinistra Dein Tab I k k I I I in brachio sinistro, subjectus pariter Radiali externo longiori f g ι, Abductori longo pollicis 8, Extensori minori c, majori y in manu sinistra, & praeterea Extensoris communis digitorum tendini ad indicem pertinenti o, & Supinatori longo Π Σ in brachio

## FIGURAE XIII
### Radialis externus longior, à parte exteriore

a a Ortus à margine priore ossis humeri, continuoque b à condylo priore

c Hac parte se conjungit, communemque ortum habet, cum Extensore communi digitorum manus & Ulnari externo Vide Tab V C in cubito

d Pars tendinosa principii

e Tendo, in quem abit, f insertus parti eidem & exteriori & priori radicis capitis superioris ossis metacarpi indicis

æ Tendo hic procedit per priorem partem sinus secundi capitis inferioris radii, qui prior exteriorum & retinetur ligamento armillari exteriore 16 in manu dextra Tab V quod & in Tab. IX ζ in manu sinistra

g Pars interior

Adde Fig. 14

*In Syntaxi*, Tab VII B–F in cubito, ubi pars prior tecta Radiali externo breviore G H Dein Tab VI Q–U in brachio, ubi à principio subjecti s Tricipitis brachii L tendine autem Abductori longo pollicis Λ, Extensori minori Ψ, majori a c praetereaque etiam pars prior tecta Radiali externo breviore V Dein Tab V A–D in cubito, ubi eodem modo subjectus Tricipiti brachii g in humero, Abductori longo pollicis 21 in cubito, Extensori minori 24, majori 13, Radiali externo breviori H, & praeterea Supinatori longo ω

A latere Tab IX g h i i i k in brachio sinistro

## FIGURAE XIV
### Radialis externus longior, à parte priore

a Principium tendinosum

b c Hic se in duos dividit, quorum b praecipuus

d Tendo, in quem abit pars praecipua, qui praecipuus & ipse

e Tendo, in quem abit pars minor, qui se cum altero e conjungit ex quo fit

f Tendo communis, g insertus parti eidem & exteriori & priori radicis capitis superioris ossis metacarpi indicis

h Hic procedit tendo per priorem partem sinus secundi capitis inferioris radii, qui prior exteriorum retineturque ligamento armillari exteriore e in brachio sinistro Tab I

Adde Fig. 13

*In Syntaxi*, Tab. III σ–υ in cubito sinistro (π ᶓ in dextro), ubi à principio post Brachialem internum ξ Dein Tab. II ᶓ–g in cubito sinistro (λ μ in dextro), ubi eodem modo post Brachialem internum ι, & praeterea tectus Abductore longo pollicis Z (a b δ in cubito dextro), & Extensore minore e, & majore g Dein Tab. I. f g h ι in brachio sinistro (g h in dextro), subjectus pariter Abductori longo

longo pollicis φ (χ b in brachio dextro), Extensori minori e, majori γ, in manu sinistra, & praeterea Supinatori longo Π in brachio

### FIGURAE XV.
*Ulnaris externus*

a Principium tendineum, b oriens ab exteriore parte condyli prioris ossis humeri  Separatum à principio Extensoris communis digitorum manus, & Extensoris proprii auricularis, ut à communi Radialis externus brevior Fig 11 Conjunctum vide Tab V X in cubito

Pars praeterea tenuis, satisque lata, se circa mediam ulnae longitudinem, infra finem Anconei, à margine ulnae eodem & priore & exteriore ad hunc musculum demittit

c Pars vaginae tendineae, quae post integumenta communia complectitur musculos, qui in extenore cubiti parte siti sunt, cum principio tendineo a orta à condylo b  Ab ea subtus Ulnaris hic oritur, aut fibrarum principia cum ea conjungit

d d Hâc rescissâ, mox infra ortum Ulnaris ab ea

e Tendo, in quem abit  Is hâc parte f procedit per sinum eundem & priorem & exteriorem extremae ulnae  ibique retinetur ligamento 14. 15  17 in manu dextra Tab V  quod & in manu sinistra γ ε, & in Tab IX ζ in manu sinistra.

g Insertus superiori parti eminentiae, quae ad posticam partem capitis superioris ossis metacarpi manus quarti

*In Syntaxi*, Tab V W--Z in cubito, ubi in fine aliquantum subit Abductorem digiti auricularis β in manu dextra.

A latere, Tab. IX  n o in brachio sinistro, τ in dextro.

### FIGURAE XVI
*Supinator longus*

a b Principium tendinosum, hic interruptum  quo oritur c d d ab inferiore parte marginis prioris ossis humeri, mox supra ortum Radialis externi longioris

a b e Sinus à Brachiali interno impressus

f Tendo, in quem abit, g insertus priori parti capitis inferioris radii, ad principium illius sinus, per quem se à cubito ad manum demittunt tendines pollicis Abductoris longi, & Extensoris minoris

*In Syntaxi*, Tab I Π Σ in brachio, ubi à principio subjacet Brachiali interno Λ, juxta finem Abductori longo pollicis χ b, & Extensori minori c

A posteriore parte, Tab. V  Δ in cubito, ubi à principio tectus incipite brachii ξ ε in humero, dein Radiali externo longiore A in cubito.  A latere, Tab IX Z a in brachio sinistro, ϗ in dextro

### FIGURAE XVII
*Supinator brevis, à parte exteriore*

a Tendo, b oriens a parte inferiore extremi condyli prioris humeri.

c e Pars extrinsecus tendinea, d--e hâc parte, ab initio tota tendinea, oriens ab exteriore parte capsae articulum radii cum humero & ulna continentis, unde rescissâ, e--f hac ob eminentia, quae in priore parte ulnae infra sinum ejus, cum quoradu caput commissum, incipiens, deorsumaliquantum exporrecta

g Extremum radio insertum

Adde Fig 18

*In Syntaxi*, Tab VIII Θ &c in brachio  Dein Tab VII K &c in cubito, ex parte tectus Radiali externo breviore G  Dein Tab VI Δ in brachio, ex parte tectus eodem Radiali V, ex parte Anconeo Y  & quod nudum, id in Tab V subjacet Ulnari externo W, Extensori communi digitorum d, & auricularis proprio a b, in cubito

### FIGURAE XVIII
*Supinator brevis, à parte interiore*

a Tendo, quo incipit

b Hâc parte se insent juxta superiora eminentiae radii, cui insertus Biceps brachii  Porro autem insent c e e secundum ambitum tuberculi, quod est proxime ante dictam eminentiam, a superiore parte ejus per priorem ad inferiorem.  Post d e fere usque ad mediam radii longitudinem, per internam radii partem oblique in priorem, perque hanc in exteriorem  adde g Fig. 17

e Pars posterior, inter ulnam & radium conspicua.

Adde Fig 17

*In Syntaxi*, Tab IV b--f in cubito. Dein Tab III ϖ--Θ in cubito, ex parte tectus Brachiali interno ξ θ, Radiali externo longiore π (ϖ in brachio sinistro), breviore φ, Pronatore terete Λ, Flexore longo pollicis Π Σ, Profundo C  Dein Tab II τ--Φ in cubito, caeterum tectus, ut in Tab III. Brachiali interno i x, Radiali externo longiore λ (ϒ in brachio sinistro), breviore ε, Pronatore terete ψ, Profundo χ, & praeterea tendine Bicipitis brachii γ, & Sublimi G  Dein Tab. I. Ξ in brachio, caeterum tectus tendine Bicipitis brachii Γ, Brachiali interno Λ, Supinatore longo Π, Pronatore terete Φ

### FIGURAE XIX
*Pronator teres, à parte interiore*

a a Principium, oriens ab interiore & eadem superiore parte condyli posterioris ossis humeri.

b Pars tendinosa extrinsecus.

c Tendo, in quem abit.

Adde Fig. 20

*In Syntaxi*, Tab I. Φ in brachio, ubi extremum subit Supinatorem longum Π. Post in Tab. II extremum illud ψ in cubito, subit Radialem externum breviorem ϖ ς  Sic & in Tab III extremum Λ in cubito, subit Radialem eundem φ χ

A latere, Tab. IX λ in brachio dextro, b in sinistro.

### FIGURAE XX
*Pronatoris teretis extremum, à parte exteriore*

a Tendo extremus, b b insertus superficiei inaequabili, quae ejus caussâ in media gibba parte radii est

Adde Fig 19

*In Syntaxi*, in Tab. VI subjacet Radiali externo breviori V, & Abductori longo pollicis Λ, in brachio

### FIGURAE XXI
*Pronator quadratus, à parte interiore*

a a Superficies tendinosa

b b Ortus ab oblonga eminentia, quae in interiore & eadem posteriore ulnae parte, non multum supra caput ejus inferius est

c c Insertio inferiori parti radii, tum amplitudini ejus interiori, tum (quod cerni nequit in figura) margini, qui est adverso ulnae est

Adde Fig 22

*In Syntaxi*, Tab IV g--k in cubito  Dein Tab III Ξ Ξ in cubito, majorem partem tectus Flexore longo pollicis Π Σ, & Profundo E F G  Dein Tab. II Y in cubito, eodem modo tectus Flexore longo pollicis S T, praetereaque Abductore longo pollicis a b d, & Ulnari interno a A B  Dein eodem modo Tab. I τ in brachio, tectus Flexore longo pollicis π, Abductore pollicis longo χ ϗ b, & Ulnari interno ϒ

A parte posteriori, Tab VIII Φ in brachio dextro  Dein Tab VII P in cubito dextro  In Tabula autem VI subjacet Indicatori f h, Extensori majori pollicis a c, minori ψ, Abductori longo Λ, in brachio

Adde Tab. VIII. Φ in brachio sinistro  Dein Tab VII P in cubito sinistro, ubi partem tegit Profundus S T &c  Dein Tab VI τ in brachio sinistro, ubi tectus Ulnari interno l q  Sic & Tab V ϗ in extrema parte cubiti sinistri, eodem modo tectus Ulnari interno R V

### FIGURAE XXII
*Pronator quadratus, à latere*

a a Superficies tendinosa

b b Ortus ab oblonga eminentia, quae in interiore & eadem posteriore ulnae parte, non multum supra caput ejus inferius est

Adde Fig. 21

# TABULAE ANATOMICAE VIGESIMAE
# MUSCULORUM HOMINIS
# EXPLANATIO.

## MANUS DIGITORUM QUATUOR.

### FIGURAE I

*Extensor communis digitorum manus, cum Extensore proprio auriculari*

a~~z Extensor communis digitorum manus

b Principium tendineum, c oriens ab extremo condylo priore ossis humeri Pertinet autem ad caput tendineum commune, de quo in Radiali externo breviore, 1 Fig 11 Tab XIX Et ut ibi Radialis ille ab hoc Extensore secundum ductum fibrarum suarum separatus, sic hic Extensor una cum Extensore auriculari proprio hic ab altera parte separatus à Radiali illo, ab altera ab Ulnari externo

d Pars vaginae tendineae, quae post integumenta communia complectitur musculos, qui in exteriore cubiti parte siti sunt, cum principio tendineo borta a condylo c Illa autem pars, à qua subtus Extensor hic oritur, aut cum qua fibrarum suarum principia conjungit

e e Hic reliquum ejus rescissum, qua fibrae ab ea non amplius procedunt

f Portio ad indicem pertinens g tendo, in quem abit cui se deinde adjungit Indicatoris tendo V, ex quo hic tendo communis h

i Tendo ad digitum medium pertinens, in quo tendine incisura k, qua per manum incedit Portio carnea, quae hunc tendinem producit, subjecta portionibus duabus reliquis f l

l Portio ad annularem pertinens m tendo, in quem abit, in progressu suo per dorsum manus incisuram n habens. o ejus ramus, adjungens se tendini digiti medii, non semper inventus p ejusdem tendinis ramus, qui se deinde findit in duos quorum alter q adjungit se tendini 4 auricularis, non tamen semper inventus alter r rursus in duos se dividit, alteroque pariter accedit ad tendinem ʒ auricularis, immo potius ad tendinem q, cum tendine auricularis conjunctum, altero t ad truncum tendinis m n annularis u portio a tendine n abscedens, accedensque ad tendinem ʒ auricularis, sive potius ad tendinem q, cum tendine auricularis conjunctum

v Portio tendinea, qua truncus tendinis m n ad annularem pertinens, cum tendine auricularis ʒ conjunctus ad initia digitorum, quae portio fit ex portionibus s & u, & infra hanc aponeurosi w a tendine m n abscedente, confluentibus in unum

x Portio tendinea, qua truncus tendinis m n ad annularem decurrens, cum tendine i medii juxta digitorum radices conjunctus Fitque haec portio ex tendine o confluente cum aponeurosi v, quae a trunco m n tendinis annularis juxta radicem digiti ili us abscedit

ɩ Aponeurosis, quae a tendine i medii orta, ad tendinem g indicis accedit, eosque juxta digitorum initia connectit inter se

Apparet, quomodo tendines per sinum tertium capitis inferioris radii, qui est extensorum posterior, procedant ubi quomodo ligamento armillari exteriore retineantur, id vide in Tab. V 16 in manu dextra, & Tab I e in brachio sinistro, & Tab IX ʒ in manu sinistra

*In Syntaxi,* Tab V d &c in cubito

Praeterea Tab I m n o p q in brachio sinistro. Et Tab IX p q r s t in brachio sinistro, manuque & in manu dextra

a~~ʒ Extensor proprius digiti auricularis

β Ejus principium, cum principio Extensoris communis digitorum conjunctum

γ Pars vaginae tendineae ejusdem, de qua supra dictum, ad d A qua subtus fibrae hujus musculi procedunt

δ δ Hinc reliquum ejus resiscum, ubi fibrae ab ea non amplius procedunt

ε Tendo, in quem abit, ʒ qua per dorsum manus decurrit, tendo auricularis

Quomodo retineatur tendo ligamento armillari exteriore, id vide Tab V 16 in manu dextra, & Tab I e in brachio sinistro, & Tab IX ʒ in manu sinistra

*In Syntaxi,* Tab V a &c in cubito

Praeterea Tab I ʒ ε in brachio sinistro Et Tab VII. ʒ in manu sinistra. Et Tab IX v w in brachio sinistro, manuque & in manu dextra

κ θ.ι Tendines Extensorum, qua per digitos incedunt, conjuncti cum tendinibus & aponeurosibus Interosseorum, Lumbricalium, &c Quorum κ, qui digiti auricularis est, fit ex tendine ε Extensoris auricularis proprii, conjuncto cum portionibus q & s u w ab Extensore communi accedentibus θ qui annularis, i qui medii, sunt Extensoris communis. κ qui indicis, fit ex tendine Indicatoris V conjuncto cum tendine g ab Extensore communi

λ λ λ.λ Extrema illorum tendinum μ unumquodque insertum tuberculo oblongo transversoque, quod in superiore capite ossis ordinis secundi, a parte externa

ξ ʒ Tendinis indicis conjunctio ʒ cum tendine Lumbricalis primi ξ cum tendine Interossei posterioris indicis

σ π Tendinis digiti medii conjunctio σ cum tendine, qui Interosseo priori digiti medii communis cum Lumbricali secundo π cum tendine Interossei posterioris digiti medii

ς.ϑ Tendinis digiti annularis conjunctio ς cum tendine, qui Interosseo priori annularis & Lumbricali tertio communis ϑ cum tendine Interossei posterioris digiti annularis

τ υ Tendinis digiti auricularis conjunctio τ cum tendine, qui Interosseo prio-

n auricularis & Lumbricali quarto communis υ cum communi tendine Abductoris Flexorisque parvi digiti auricularis

φ Tendo Lumbricalis primi, hic truncatus qui tendo se conjungit ν cum tendine indicis, acceptaque ab eo portione auctus, χ decurrit ad os tertium Adde q r r s t Fig 3

ψ Tendo Interossei posterioris indicis, hic truncatus qui tendo se conjungit ξ cum tendine indicis, acceptaque ab eo portione auctus, ω decurrit ad os tertium Vide t &c Fig 6

A Commune extremum, in quod se conjungunt tendines χ ω, insertum B eminenti mediae exteriori parti capitis superioris ossis tertii

C Tendo Interossei prioris digiti medii cum Lumbricali secundo communis, hic truncatus qui tendo se conjungit σ cum tendine digiti medii, acceptaque ab eo portione auctus, D decurrit ad os tertium Adde v &c Fig. 9

E Tendo Interossei posterioris digiti medii, hic truncatus qui tendo se conjungit π cum tendine digiti medii, acceptaque ab eo portione auctus, F decurrit ad os tertium Adde m &c. Fig. 9

G Commune extremum, in quod se conjungunt tendines D & F, insertum H eminenti mediae exteriori parti capitis superioris ossis tertii

I Tendo Interossei prioris digiti annularis cum Lumbricali tertio communis, hic truncatus qui tendo se conjungit ς cum tendine annularis, acceptaque ab eo portione auctus, K decurrit ad os tertium Adde k &c Fig 6

L Tendo Interossei posterioris digiti annularis, hic truncatus qui tendo se conjungit ϑ cum tendine annularis, acceptaque ab eo portione auctus, M decurrit ad os tertium Adde a &c Fig 9

N Commune extremum, in quod se conjungunt tendines K M, insertum O eminenti mediae exteriori parti capitis superioris ossis tertii

P Tendo Interossei prioris auricularis cum Lumbricali quarto communis, hic truncatus qui tendo se conjungit τ cum tendine auricularis, acceptaque ab eo portione auctus, Q decurrit ad os tertium Adde a &c Fig 6

R Tendo communis Abductoris Flexorisque parvi digiti auricularis, hic truncatus qui tendo se conjungit υ cum tendine auricularis, acceptaque ab eo portione auctus, S decurrit ad os tertium Vide Fig 10 & 11

I Commune extremum, in quod se conjungunt tendines Q S, insertum n U eminenti mediae exteriori parti capitis superioris ossis tertii

*In Syntaxi,* Tab.V γζγδεnδix κzvξεφεn. wz ψωΓΞΠΣΦ 1 zz, 3, 4, 7, 8, 9, 10 in manu dextra Et Tab VI αεnθiλμνξ. βερςτυφχ ψ γεςfgl m n o δ r s t v w x y in manu dextra Et Tab VII bΓghiknopq ςfuvwz αβγ dfnθivξon τφχ ψ w in manu dextra

Praeterea Tab I KLIMNO PR P Q in manu sinistra Et Tab II 8, 9, 11, 12, 13, 14, 6, 15 6 17 in manu sinistra Et Tab III m n r s t u v y z w in manu sinistra Dein Tab V ψωΓ Δ.Δ in manu sinistra Et Tab VI λμν ξ ξ in manu sinistra. Et Tab VII 5, 6, 7, 8 9 10 in manu sinistra Et Tab VIII q r p in manu sinistra Dein Tab IX ς τ υ φ χ ψ w in manu sinistra & in manu dextra

De aponeurosibus, quae ad tendines Extensorum accedunt ab Interosseis, Lumbricalibus, &c vide in Musculis illis

V Tendo Indicatoris, truncatus Vide Fig 12 d

### FIGURAE II

*Profundus, à parte exteriore*

ʃ ʃ Ortus ab ulnae posteriore parte, infra radicem olecrani incipiens Adde Fig 3

*In Syntaxi,* Tab VII R S S in cubito dextro Dein Tab VI i k k in brachio dextro, ubi ex parte tectus Ulnari interno I Dein Tab V K in cubito dextro, ubi pariter ex parte tectus Ulnari interno R, & praeterea post externum W detegitur

### FIGURAE III

*Profundus à parte interiore, cum Lumbricalibus*

a~~p Profundus

b b b Ortus ab ulna, infra superficiem inaequabilem, cui affixus Brachialis internus Infra quam porro ortu suo occupat partem plusquam dimidiam superiorem ulnae amplitudinis internae, oriens etiam a vicina parte ligamenti, quod intercedit ulnam inter radiumque Et principium ejus hic separatum exhibitum à cohaesione cum Sublimi & Ulnari interno

ε Principii tendinosa pars

d e f Tres tendines ex carne orientes Quorum primus d abit in tendinem indicis g h Secundus e in tendinem medii i k Tertius f in duos l m. n o quorum alter l m digiti annularis est, alter n o auricularis Qua tendines illi per volam digitosque decurrunt, per longitudinem quodammodo fissi, & quasi è duobus inter se connexis constructi sunt h k m o ad postremum p p p p inserti asperae superficiei, quae in interiore parte ossium tertii ordinis, ad radicem capitis eorum superioris

g. i l n Hic tendines hi per sinum interiorem trajiciunt, sub ligamento carpi interiore, quod vide Tab. III N in manu dextra

Vaginas, quibus, qua secundum articulos digitorum cum metacarpo in-

[L l]

cedunt, una cum Sublimis tendinibus obducti, vide Tab I. 4. 4. &c in manu dextra. Itemque illas, quibus, quā secundum ossa digitorum primi ordinis, una cum iisdem tendinibus obducti, Tab. eadem, 3. &c in manu dextra. Itemque illas, quibus obducti, qua incedunt secundum ossa ordinis secundi, 5. &c in manu dextra.

Adde Fig 2

*In Syntaxi*, Tab III C C &c in cubito, ubi pars subjacet Flexori longo pollicis Π Φ, tendines K I ex parte subjecti Abductori ossis metacarpi manus quarti U, omnes H I K L Lumbricalibus c g k n. Dein Tab II χ χ R ιι &c in cubito & manu dextra (χ in cubito sinistro, & tendines in manu), ubi subjacet Sublimi C &c in cubito, & tendinibus ejus L I N P, tendo ad digitum minimum pertinens, etiam Adductori ossis metacarpi quarti χ in manu, & Flexori parvo digiti minimi τ Dein Tab. I σ in brachio, & y z &c in manu dextra (V &c in manu sinistra), ubi caeterum subjacet Sublimi ζ ζ &c in brachio, & Pronatori tereti Φ, tendinibus suis aponeurosi Palmaris longi γ, & Sublimis tendinibus x &c in manu

Praeterea Tab VII R—W in cubito sinistro, manuque Et Tab VI 1 in brachio sinistro, & o o in manu Et Tab V K in cubito sinistro, & Ξ Π Σ &c in manu Et Iab IX in digitis manus sinistrae.

q—t *Lumbricalis primus*, r r oriens à crassiore parte duarum illarum, in quas tendo Profundi ad II dicem pertinens, per longitudinem fissus quodammodo est Et ab illa tenuioris parte oritur, quae obversa aponeurosi Palmaris longi

s Tendo, qui se conjungit cum communi tendine Extensorum indicis, & deit de ad indicis os tertium pertinet

t Aponeurosis, quam conjungit cum aponeurosi Abductoris indicis, unaque cum ea adjungit communi tendini Extensorum indicis

Adde Fig 1 Φ &c & Fig 6 β

u-y *Lumbricalis secundus* insigniore parte v v oriens a crassiore parte earum, in quas tendo Profundi ad digitum medium pertinens, per longitudinem fissus quodammodo est, & ab illa quidem partis illius parte, quae obversa aponeurosi Palmaris longi dein minus insigni w à tendine ad medium pertinente, tenuiore autem parte ejus, & ab illa quidem praecipue partis hujus parte oritur, quae spectat profunda volae

x Tendo ejus, qui deinde conjunctus cum tendine Interossei prioris digiti medii, communem cum eo tendinem y efficit, conjungentem se cum tendine Extensoris communis, & ad os tertium digiti medii pertinentem

Adde Fig 8 e, & Fig 1 C

z—δ *Lumbricalis tertius* ad similitudinem secundi insigniore parte α α oriens à crassiore parte earum, in quas tendo Profundi ad digitum annularem pertinens, per longitudinem fissus quodammodo est & minus insigni β à tendine ad digitum medium pertinente, tenuiore autem parte ejus

γ Tendo ejus, qui dein Jc conjunctus cum tendine Interossei prioris digiti annularis, communem cum eo tendinem δ efficit, conjungentem se cum tendine Extensoris communis, & ad os tertium digiti annularis pertinentem

Adde Fig 7 l, & Fig 1 I

ϵ-ι *Lumbricalis quartus* ad similitudinem secundi insigniore parte ζ ζ oriens a crassiore parte earum, in quas tendo Profundi ad digitum auricularem pertinens, per longitudinem fissus quodam modo est & minus insigni η à tenuiore parte tendinis ad annularem pertinente s

θ Tendo ejus, qui deinde conjunctus cum tendine Interossei prioris digiti auricularis, communem cum eo tendinem ι efficit, conjungentem se cum tendine Extensoris auricularis, & ad os tertium digiti illius pertinentem

Adde Fig 7 q, & Fig 1 P

*In Syntaxi*, Tab III c f e g w k s n p in manu dextra, ubi quartus ex parte subjacet Adductori ossis metacarpi manus quarti U a principio autem delitescunt post ligamentum carpi annulare internus N Dein Tab II γ Ζ ν πτ ϵ ι in manu dextra, ubi ex parte tecti tendinibus Sublimis P N I L, primus Abductore pollicis brevi altero u, quartus I flexore brevi digiti minimi τ primque delitescunt post ligamentum carpi annulare internus I Dein Tab I Ω w l u k s ι q in manu dextra, ubi maximam partem tecti aponeurosi Palmaris longi γ, primus etiam Abductore brevi altero pollicis Λ Adde Tab. IV αβ.π θ ρ in manu dextra

Praeterea Tab III o p q in manu sinistra Et Tab II ι ι ιο in manu sinistra Et Tab I I I H in manu sinistra Et Tab VII Φ ι in manu dextra Et Tab VI v ι in manu dextra Et Tab V 7 6 in manu dextra Et Tab VII 1 2 3 4 in manu sinistra Et Tab VI β γ δ ϵ in manu sinistra Et Tab V ο in manu sinistra Et Tab IX ϛ ϛ τ σ in manu sinistra

#### FIGURAE IV

*Sublimis.*

a Principium tendinosum, b oriens ab interiore parte condyli majoris humeri Separatum autem à capite tendineo communi, quo cum aliis musculis ab hoc condylo oritur, eo modo, quo in Radiali interno dictum, ad 1 Fig 9 Tab XIX

c Portio exili tendine c oriens à 1 priori parte ulnae eminentiae, cui Brachialis internus insertus, juxta finem Brachialis illius

c Caput amplum & tenue, à radio procedens

f Immediato pars principii à radio oriens

g g Ortus hujus capitis à radio, ab interna parte longitudinis fere mediae, juxta finem Supinatoris brevis & Pronatoris teretis incipiens & hinc quoque g h oriri pergens

i Portio ad indicem pertinens. k tendo, in quem abit

l Portio ad digitum medium pertinens, m tendo, in quem abit.

n Portio ad digitum annularem pertinens o tendo, in quem abit.

p Portio ad digitum auricularem pertinens. q tendo, in quem abit

k m o q Hic tendines procedunt per interiorem concavam carpi partem, sub ligamento carpi interiore, quod vide Tab. II l in manu dextra

r Tendo per longitudinem quodammodo fissus ut hic, sic reliqui

s t Cornua duo, in quae se tendo findit, u, v inserta interiori parti mediae

longitudinas marginum ossis secundi ordinis, alterum priori, alterum posteriori Ut in hoc, sic in reliquis.

w Pars tenuior, qua cornua illa sub tendine Profundi cohaerent inter se. Ut in hoc digito, sic in reliquis.

Vaginas, quibus una cum Profundi tendinibus, qua simul secundum ossa digitorum primi ordinis incedunt, obducti, vide Tab I 3 &c in manu dextra Itemque illas, quibus obducti, qua incedunt secundum articulos digitorum cum metacarpo, ibidem 4. 4. 4 &c Et illas etiam, quas extremis cornubus suis subeunt, 5 &c.

Adde Fig 5

*In Syntaxi*, Tab II C—Q in cubito, ubi partem tegit Pronator teres ψ, tendines I & L in manu, ex parte subjecti Flexori parvo digiti minimi τ, tendo P Abductori brevi alteri pollicis u omnes in fine tendinibus Profundi ι ι ι Dein Tab I ζ—μ in brachio, ubi partim subjectus Palmari longo α β, partim Radiali interno Ψ Ω, partim Supinatori longo Π Σ, & Pronatori tereti Φ porroque in manu dextra tendines ejus x 2 2 &c, ubi magnam partem tecti aponeurosi Palmaris longi γ, & in fine ex parte subjecti tendinibus Profundi y &c

Praeterea Tab. VI. s—α in brachio, ubi in cubito Ulnari interno 1 ex parte subjacet, & Profundo ι Et Tab V M—Q in cubito, subjectus & iisdem ac porro tendines Ξ Π &c in manu sinistra Et Tab IX ϵ ϵ in brachio sinistro, & tendines in manu & in brachio dextro θ. Et Tab II. tendines in digitis manus sinistrae Et Tab I I S &c in manu sinistra

#### FIGURAE V

*Sublimis.*

a Ligamentum, quod ab inferiore parte condyli posterioris humeri ad posticam capitis superioris ulnae, juxta imam sinus ejus lunati pertinet

b c c Rescissi Sublimis portio, b qua oritur à condylo, c c quà à ligamento a, & à superiore eademque posteriore parte eminentiae inaequabilis ulnae, cui Brachialis internus insertus

Adde Fig 4

#### FIGURAE VI

*Interossei manus interni, ab exteriore parte*

a *Interosseus digiti auricularis*, b b oriens ab amplitudine illa ossis metacarpi digiti illius, quae spectat os metacarpi annularis, & quibus ab ejus longitudinis superiore plus quam dimidia parte, mox à radice capitis superioris, praeter amplitudinis illius partem, quae est propter dorsum manus, ut à qua caput tenuius oritur Interossei posterioris annularis, a Fig 9

c Tendo ejus, qui accepto ab interiore parte tendine Lumbricalis quarti, d conjungit se cum tendine Extensoris proprii auricularis, acceptaque ab eo portione auctus, e decurrit ad os tertium auricularis

f g Aponeurosis, quae accedit ad tendinem Extensoris, inferiore parte f producta à tendine c, superiore g veniens, è capsa articuli hujus digiti cum suo metacarpo

Adde Fig 1 P &c & Fig 7 n &c

*In Syntaxi*, Tab VII m n o p r in manu dextra, ubi partem integit Interossei posterior digiti annularis s Dein Tab. VI λ in manu dextra, ubi fere totus subjectus posteriori annularis π Similiter Tab V n ζ in manu dextra

h Tendo Extensoris auricularis proprii ι tendo communis Abductoris Flexorisque parvi digiti auricularis Vide Fig 1 n R &c

k *Interosseus prior annularis*, l l oriens ab amplitudine illa ossis metacarpi digiti illius, quae spectat os metacarpi medii, & quidem ab ejus longitudinis superiore plus quam dimidia parte, mox à radice capitis superioris, praeter amplitudinis illius partem, quae est propter dorsum manus, ut à qua caput tenuius oritur Interossei posterioris medii, m Fig 9

m Tendo ejus, qui accepto ab interiore parte tendine Lumbricalis tertii, conjungit se n cum tendine Extensoris communis ad hunc digitum pertinente, acceptaque ab eo portione auctus, o decurrit ad os tertium digiti medii

p q Aponeurosis, quae accedit ad tendinem Extensoris, inferiore parte p producta à tendine m, superiore q veniens è capsa articuli hujus digiti cum suo metacarpo

Adde Fig 1 I &c & Fig 7 h &c

*In Syntaxi*, Tab VII y z α β δ in manu dextra, ubi partem integit Interosseus posterior digiti medii ϵ Dein Tab VI v in manu dextra, ubi fere totus subjectus posteriori medii a b Similiter Tab V g π in manu dextra

r Tendo Extensoris communis ad hunc digitum pertinens s tendo Interossei posterioris digiti annularis Vide Fig. 1 θ I &c

t *Interosseus posterior indicis*, u u oriens ab amplitudine illa ossis metacarpi indicis, quae spectat os metacarpi medii, & quidem ab ejus longitudinis plus quam dimidia parte, mox à radice capitis superioris, praeter amplitudinis illius marginem, qui est propter dorsum manus, ut à quo caput tenuius oritur Interossei prioris medii, x Fig 9

v Tendo ejus, qui se conjungit cum tendine extensore indicis, acceptaque ab eo portione auctus, x decurrit ad os tertium indicis

y z Aponeurosis, quae accedit ad tendinem extensorem indicis, inferiore parte y producta à tendine v, superiore z veniens è capsa articuli hujus digiti cum suo metacarpo

Adde Fig 1 Ψ &c & Fig 7 &c

*In Syntaxi*, Tab VII σ ϛ ϛ τ υ in manu dextra, ubi partem integit Interosseus prior digiti medii λ Dein Tab VI q r in manu dextra, ubi caeterum subjectus priori medii 1 k Similiter Tab V 1 2 Ψ in manu dextra

α Tendo extensor indicis β tendo Lumbricalis primi Vide Fig 1 h φ. &c

γ *Interosseus prior indicis*, δ δ oriens ab amplitudine priore ossis metacarpi indicis & quidem ab ejus longitudinis superiore plus quam dimidia parte, mox à radice capitis superioris

ϵ Ejus tendineum extremum, ζ insertum priori parti capitis superioris ossis primi indicis

Adde Fig 7 a &c

*In Syntaxi*, Tab. VII. 2. 3 in manu dextra Dein Tab. VI 2 in manu dex-

tra, ex parte tectus Abductore indicis 3 z Similiter Tab V x x in manu dextra
Praeterea Tab. III e f in manu finiſtra Et Tab II Φ in manu finiſtra. Et
Tab I w in manu finiſtra & Tab IX * in manu finiſtra

## FIGURAE VII

### Interoſſei manus interni, ab interiore parte

a *Interoſſeus prior indicis*, b b b oriens ab amplitudine priore oſſis metacarpi indicis, & quidem ab ejus longitudinis ſuperiore plus quam dimidia parte, mox a radice capitis ſuperioris

c Extremum tendineum, d inſertum priori parti capitis ſuperioris primi oſſis indicis

Adde Fig 6 γ &c

*In Syntaxi*, Tab IV x w in manu dextra, majorem partem tectus Adductore pollicis s, & Flexore brevi l Dein Tab III z in manu dextra, tectus pariter Adductore pollicis b, & Flexore brevi Z, & praeterea Lumbricali primo c Dein Tab II z in manu dextra, ſimiliter ſubjectus Adductori pollicis y, & Lumbricali primo γ, & praeterea Abductori indicis α β Similiter plane Tab I a in manu dextra

e *Interoſſeus poſterior indicis*, f f oriens ab amplitudine illa oſſis metacarpi indicis, quae ſpectat os metacarpi medii, & quidem ab ejus longitudinis plus quam dimidia parte, mox a radice capitis ſuperioris

g Tendo ejus, qui accepta a tendine extenſorum indicis portione auctus, decurrit ad os tertium indicis

Et tendo ille ſe etiam ſubtilibus fibris innectit capſae, quae continet articulum hujus digiti cum metacarpo, qua ſecundum eam a parte volae incedit At ejus ſimilitu linem prior quoque annularis, & prior auricularis

Adde Fig 6 t &c

*In Syntaxi*, Tab IV x y in manu dextra, majorem partem tectus Adductore pollicis s, & Flexore brevi l Dein Tab III x y in manu dextra, tectus Adductore pollicis b, & Profundi tendine ad indicem pertinente H Dein Tab II I in manu dextra, tectus etiam Sublimi tendine ad indicem pertinente P Dein Tab I v in manu dextra, tectus etiam aponeuroſi Palmaris longi γ s

Praeterea Tab VIII i in manu finiſtra

h *Interoſſeus prior annularis*, i i oriens ab amplitudine illa oſſis metacarpi digiti illius, quae ſpectat os metacarpi medii, & quidem ab ejus longitudinis plus quam dimidia parte, mox a radice capitis ſuperioris

k Tendo ejus, cui ſe adjungit tendo Lumbricalis tertii (z γ δ Fig 3 ) l hic truncatus communiſque ex iis factus tendo m, accepta a tendine Extenſorum communis hujus digiti portione auctus, decurrit ad os tertium digiti hujus

Adde Fig 6 k &c

*In Syntaxi*, Tab IV s ζ in manu dextra, ex parte tectus Lumbricali tertio π Dein Tab III. r in manu dextra, tectus caeterum Lumbricali tertio k, & Profundi tendine ad digitum medium pertinente I Dein Tab II o in manu dextra, ubi & Lumbricali tertio π tectus, & Sublimi tendine N ad indicem pertinente Dein Tab I n in manu dextra, tectus Lumbricali tertio k, & aponeuroſi Palmaris longi γ s

Praeterea Tab VIII m in manu finiſtra

n *Interoſſeus digiti auricularis*, o o oriens ab amplitudine illa oſſis metacarpi digiti hujus, quae ſpectat os metacarpi annularis, & quidem ab ejus longitudinis plus quam dimidia parte, mox a radice capitis ſuperioris

p Tendo ejus, cui ſe adjungit tendo Lumbricalis quarti (s θ i Fig 3 ), q hic truncatus communiſque ex iis factus tendo r, accepta a tendine Extenſorum auricularis propria portione auctus, d currit ad os tertium hujus digiti

Adde Fig 6 p &c

*In Syntaxi*, Tab IV μ ν in manu dextra, ex parte tectus Lumbricali quarto ξ Dein Tab III ſupra p in manu dextra, ubi caeterum tectus Lumbricali quarto n, & tendine Profundi ad digitum minimum pertinente L, & Adductore oſſis metacarpi quarti U Dein eodem modo Tab II σ in manu dextra & l ab I o in manu dextra

Praeterea Tab VIII o in manu finiſtra

## FIGURAE VIII

### Interoſſei manus bicipites, ſeu externi, à parte interiore

a—f *Interoſſeus prior digiti medii*

a Caput tenuius, quod ab oſſe metacarpi indicis oritur

b Caput craſſius, c c oriens a longitudine paullo plus quam dimidia ſuperiore illius amplitudinis oſſis metacarpi digiti medii, quae ſpectat os metacarpi indicis

d Tendo ejus, cui ſe adjungit tendo Lumbricalis ſecundi (u x y Fig 3 ), e hic truncatus communiſque ex iis factus tendo f, accepta a tendine Extenſoris communis ad hunc digitum pertinente portione auctus, decurrit ad os tertium digiti hujus

Solet quoque extremum, praecedenti ſubjacens, affigere eminentiae, quae eſt mox infra caput primum oſſis primi Sic & poſterior medii, poſteriorque annularis

Adde Fig. 9 v x &c

*In Syntaxi*, Tab IV z in manu dextra, majorem partem ſubjacens Interoſſeo poſteriori indicis x, Adductori pollicis s, & Flexori brevi l, & Lumbricali ſecundo α Dein Tab III v in manu dextra, pariter ſubjectus Interoſſeo poſteriori indicis x, Adductori pollicis b, & Lumbricali ſecundo z Dein Tab. II μ in manu dextra, ſubjectus Interoſſeo poſteriori indicis x, Lumbricali ſecundo ζ, & tendini Sublimis ad indicem pertinenti P Dein Tab. I m in manu dextra, ſubjectus Interoſſeo poſteriori indicis i, Lumbricali ſecundo l, & aponeuroſi Palmaris longi γ s

Praeterea Tab. VIII juxta k in manu finiſtra

g—k *Interoſſeus poſterior digiti medii*

g Caput tenuius, quod ab oſſe metacarpi annularis oritur

h Caput craſſius, i i oriens a longitudine paullo plus quam dimidia ſuperiore illius amplitudinis oſſis metacarpi digiti medii, quae ſpectat os metacarpi annularis.

k Tendo ejus, qui accepta deinde à tendine Extenſoris communis ad digitum medium pertinente portione auctus, decurrit ad os tertium medii.

Adde Fig 9 m o &c

*In Syntaxi*, Tab IV γ δ in manu dextra, magnam partem tectus Interoſſeo priore annularis s Dein Tab. III t u in manu dextra, tectus priore annularis r, & Profundi tendine ad digitum medium pertinente I Dein Tab II ξ in manu dextra, tectus priore annularis s, & Sublimi tendine ad digitum medium pertinente N Dein Tab. I t in manu dextra, tectus priore annularis n, & aponeuroſi Palmaris longi s

Praeterea Tab VIII l l in manu finiſtra

l—o *Interoſſeus poſterior digiti annularis*

l Caput tenuius, quod ab oſſe metacarpi auricularis oritur

m Caput craſſius, n n oriens à longitudine paullo plus quam dimidia ſuperiore illius amplitudinis oſſis metacarpi digiti annularis, qua ſpectat os metacarpi auricularis

o Tendo ejus, qui accepta deinde à tendine Extenſoris communis ad annularem pertinente portione auctus, decurrit ad os tertium digiti hujus

Adde Fig. 9 a c &c

*In Syntaxi*, Tab IV s x in manu dextra, magnam partem tectus Interoſſeo auriculari μ Dein Tab. III. q in manu dextra, tectus Lumbricali quarto n, & Profundi tendine K Dein Tab II s in manu dextra, ſimiliter tectus Lumbricali quarto θ & Profundi tendine ad digitum annularem pertinente Dein Tab I r in manu dextra, tectus pariter Lumbricali quarto i

Praeterea Tab VIII n n in manu finiſtra

## FIGURAE IX

### Interoſſei manus bicipites, ſeu externi, ab exteriore parte

a—h *Interoſſeus poſterior digiti annularis*

a Caput tenuius, b b oriens ab exteriore margine illius amplitudinis oſſis metacarpi digiti auricularis, qua ſpectat os metacarpi annularis, à radice capitis ejus ſuperioris, fere uſque ad inferius

c Caput craſſius, d d oriens à longitudine paullo plus quam dimidia ſuperiore illius amplitudinis oſſis metacarpi annularis, qua ſpectat os metacarpi auricularis

e Tendo ejus, qui ſe conjungit f cum tendine Extenſoris communis ad annularem pertinente, acceptaque ab eo portione auctus, g decurrit ad os tertium hujus digiti

h i Aponeuroſis, quae accedit ad tendinem Extenſoris communis ad annularem pertinentem, inferiore parte h producta à tendine e, ſuperiore i veniens è capſa articuli hujus digiti cum ſuo metacarpo

Adde Fig i L &c & Fig 8 l m &c

*In Syntaxi*, Tab. VI π s r s r in manu dextra Dein Tab V μ μ ξ o λ in manu dextra, ubi caeterum ſubjacet Extenſoris communis digitorum tendinibus f f &c & Extenſoris proprii auricularis tendini s

Praeterea Tab VII s t &c in manu dextra Et Tab III i in manu finiſtra Et Tab II z in manu finiſtra

k Tendo ab Extenſore communi ad digitum annularem pertinens l Tendo Interoſſeo priori annularis cum Lumbricali tertio communis Vide Fig s θ I &c

m—t *Interoſſeus poſterior medii digiti*

m Caput tenuius, n n oriens ab exteriore margine illius amplitudinis oſſis metacarpi annularis, qua ſpectat os metacarpi medii, à radice capitis ejus ſuperioris, fere uſque ad inferius

o Caput craſſius, p p oriens à longitudine paullo plus quam dimidia ſuperiore illius amplitudinis oſſis metacarpi digiti medii, qua reſpicit os metacarpi annularis

q Tendo ejus, qui ſe conjungit r cum tendine Extenſoris communis ad digitum medium pertinente, acceptaque ab eo portione auctus, s decurrit ad os tertium medii

t u Aponeuroſis, quae accedit ad tendinem Extenſoris communis ad digitum medium pertinentem, inferiore parte t producta à tendine q, ſuperiore u veniens è capſa articuli hujus digiti cum ſuo metacarpo.

Adde Fig i E &c & Fig 8 g h &c

*In Syntaxi*, Tab VI a b c f g h in manu dextra. Dein Tab V χ ψ ω ς Φ in manu dextra, ubi caeterum ſubjacet Extenſoris digitorum manus tendinibus f n o p

Praeterea Tab VII s ζ &c in manu dextra Et Tab. III h in manu finiſtra Et Tab II r in manu finiſtra.

v—s *Interoſſeus prior digiti medii*

v Caput craſſius, w w oriens à longitudine paullo plus quam dimidia ſuperiore illius amplitudinis oſſis metacarpi digiti medii, quae ſpectat os metacarpi indicis

x Caput tenuius, y y oriens ab exteriore margine illius amplitudinis oſſis metacarpi indicis, qua ſpectat os metacarpi medii, à radice capitis ejus ſuperioris, fere uſque ad inferius

z Tendo ejus, qui accepto ab interiore parte tendine Lumbricalis ſecundi, conjungit ſe α cum tendine Extenſoris communis ad digitum medium pertinente, acceptaque ab eo portione auctus, β decurrit ad os tertium digiti hujus

γ Commune extremum, in quod ſe conjungunt tendines s, β, inſertum δ oſſi tertio

s ζ Aponeuroſis, quae accedit ad tendinem Extenſoris communis ad digitum medium pertinentem, inferiore parte s producta à tendine z, ſuperiore ζ veniens è capſa articuli hujus digiti cum ſuo metacarpo

Adde Fig s C &c & Fig 8 a b &c

*In Syntaxi*, Tab VI i i k l m n p in manu dextra, ubi ex parte ſubjacet Indicatoris tendini h Dein Tab V Θ Θ Λ Ξ Π Σ Δ in manu dextra, ubi ex parte pariter Indicatoris tendini s ſubjacet, & praeterea Extenſoris communis digitorum tendini r, & aponeuroſi s.

Praeterea Tab VII λ μ &c in manu dextra Et Tab III. g in manu finiſtra.

Et Tab. II Ω in manu finiftra

n Tendo, ab Extenfore communi pertinens ad digitum medium Vide Fig f I λ.

## DIGITI MINIMI MANUS

Adde *Extenforem proprium auricularis,* Fig 1 α &c

### FIGURAE X
*Flexor parvus digiti minimi manus*

a Ortus ab exteriore parte ligamenti carpi, b à media parte extremi proceffus incurvi offis cuneiformis carpi

c Tendo, in quem abit Quo cum tendine Abductoris conjuncto, fit tendo communis d is conjungit fe cum tendine Extenforis auricularis proprio, acceptae ab eo portione auctus, decurrit ad os tertium hujus digiti. Vide Fig 1 R ʋ S T U

Adde Fig 1 R &c & Fig 6 1

*In Syntaxi,* Tab II τ ʋ φ in manu dextra Dein Tab. I f h p in manu dextra, partim tectus Palmari brevi g g, partim aponeurofi Palmaris longi γ

Praeterea Tab VI. ζ in manu finiftra Et Tab V χ in manu finiftra. Et Tab IX 1 in manu dextra

### FIGURAE XI
*Abductor digiti minimi manus*

a Ortus ejus ab interiore & à pofteriore parte eminentis rotundae partis offis fubrotundi b a proxima parte ligamenti carpi interioris

c Tendo alter, in quem abit, d infertus pofteriori parti capitis fuperioris offis primi digiti minimi, mox infra fummum ejus marginem

e Tendo alter, qui fe conjungit cum tendine Flexoris parvi, hic f truncato Communifque ex eo factus tendo, fubtus fe ftatim infra extremum tendineum fupradictum d, eidem capiti, ubi id inaequabiliter eminet, inferit dein g (eft d Fig 10 ) adjungit fe tendini Extenforis proprii auricularis

Aponeurofem, quam hic tendo dat tendini extenfori digiti auricularis, vide Tab. V α in manu dextra, & Tab VI x in manu dextra, & Tab. VII l in manu dextra

Adde Fig 1 R &c & Fig 6 1

*In Syntaxi,* Tab II ψ ω in manu dextra, ex parte tectus Flexore parvo τ ʋ φ Dein Tab. I c in manu dextra, ex parte tectus Flexore parvo h p, ex parte Palmari brevi g g

Praeterea Tab VI θ in manu finiftra & ζ in dextra Et Tab V τ in manu finiftra & β in dextra Et Tab IX k in manu dextra.

## INDICIS MANUS

### FIGURAE XII
*Indicator*

a Principium tendineum, b b oriens juxta pofteriorem partem Extenforis majoris pollicis ab exteriore parte fpinae ulnae, circa mediam ulnae longitudinem incipiens poft & infra Extenfori mododicti ab ulna ortum, à ligamento cubiti offibus interjecto, juxta ulnam

c Tendo, in quem abit, qui cum Extenfore digitorum communi fub ligamento manus annullari exteriore, 16 in manu dextra Tab V per communem cum Extenfore illo finum decurrit

d Hinc tendo fe conjungit cum tendine Extenforis communis digitorum ad indicem pertinente e, hic truncato, cum eoque efficit communem tendinem f

Adde V h x λ μ ν ξ &c Fig 1

*In Syntaxi,* Tab VI f g h in brachio Dein Tab V t in manu dextra, ubi pars tecta Extenforis communis digitorum tendine r & in cubito fubjecti Extenfori illi communi d &c & Extenfori auricularis proprio a, & Ulnari externo W

Praeterea Tab II ψ ψ in manu finiftra Et Tab I u u in manu finiftra Et Tab. IX u in manu finiftra

g Tendo Interoffei pofterioris indicis Vide ψ Fig 1

h Tendo Lumbricalis primi Vide φ Fig 1

### FIGURAE XIII
*Abductor indicis manus, à parte exteriore*

a Principium tendineum, b oriens à dorfo offis multanguli majoris

c Ortus a fuperiore parte marginis offis metacarpi pollicis, quo id indicem refpicit

d Portio oriens ab interiore & eadem fuperiore parte offis metacarpi indicis

e Aponeurofis, quam conjungit cum tendine Lumbricalis primi, & adjungit communi tendini Extenforum indicis, h Fig 1 à quo hic f refciffa

Adde Fig XIV

*In Syntaxi,* Tab VI 3 z in manu dextra, ex parte fubjectus tendini c Extenforis majoris pollicis Et Tab V 12 5 in manu dextra, eodem modo tectus tendine 13 Extenforis majoris pollicis.

Praeterea Tab II Σ in manu finiftra. Et Tab.I x in manu finiftra Et Tab. IX π in manu finiftra

### FIGURAE XIV
*Abductor indicis manus, à parte interiore*

a Tendinofa principii pars.

---

b Extremum tendineum, quae infertum e capiti fuperiori offis primi indicis Adde Fig 13

*In Syntaxi,* Tab II α β in manu dextra, ubi majorem partem tectus Adductore pollicis γ, & Flexore brevi x, & Lumbricali primo γ Et Tab I b in manu dextra, eodem modo tectus Adductore pollicis ψ, & Flexore brevi Φ, & Lumbricali primo Ω w.

## POLLICIS MANUS

### FIGURAE XV
*Opponens pollicis manus*

a Ortus ab offis multanguli majoris eminentia priore earum, quae faciunt finum, per quem decurrit tendo Radialis interni & b b b à ligamento carpi, principio tendinofo

c Tendinea extremi portio.

d d Infertio internae amplitudini offis metacarpi pollicis, ad caput ejus inferius. Praeterea autem amplitudinis illius margini priori toti infertus

e Veftigium impreffum ab Abductore brevi pollicis, & Abductore brevi altero

*In Syntaxi,* Tab II q &c in manu dextra, tectus ex parte Abductore brevi altero pollicis u, & tendine Extenforis pollicis minoris f Dein Tab.I X in manu dextra, magnam partem tectus Abductore pollicis brevi Y, parva autem, tendine Extenforis minoris pollicis d.

Praeterea Tab VI ϛ in manu finiftra Et Tab II Γ in manu finiftra. Et Tab I z in manu finiftra Et Tab IX λ in manu finiftra.

### FIGURAE XVI
*Abductor brevis pollicis manus*

a a Origo à ligamento carpi interiore

b Extremum tendineum, cujus pars e inferta internae eidemque priori parti capitis fuperioris offis primi pollicis

d Tenuitas tendinea, quae confcendit dorfum pollicis, & coit cum priore parte tendinum Extenforum pollicis, & fe porro per exteriora eorundem tendinum continuat fimili aponeurofi Flexoris brevis pollicis

e Portio, quam tendo partis fuperioris Abductoris longi pollicis manus dat huic Abductori brevi Vide Fig. 19. e à quo hic refciffa

*In Syntaxi,* Tab I Y Z Γ in manu dextra Et Tab. II. k in manu dextra Praeterea Tab.V θ x in manu finiftra. Et Tab IX 1 x in manu finiftra & a b in dextra.

f Tendo Extenforis minoris pollicis manus, hic truncatus

g Tendo communis Extenforum pollicis

### FIGURAE XVII
*Abductor brevis alter pollicis manus*

a Ortus ejus ab inferiore eademque exteriore parte ligamenti carpi interioris

b Extremum tendinofum, c infertum internae eidemque priori parti capitis fuperioris offis primi pollicis.

*In Syntaxi,* Tab II u &c in manu dextra, in fine tectus aponeurofi Abductoris brevis pollicis k. Dein Tab I Λ in manu dextra, ubi & tectus Abductore brevi Y Γ, & aponeurofi Palmaris longi γ

Praeterea Tab VI 7 in manu finiftra Et Tab V λ in manu dextra Et Tab IX c in manu dextra

### FIGURAE XVIII
*Abductor longus pollicis manus, à parte exteriore*

a a Principium tendineum, b b oriens ab ulnae fpina, ftatim fupra ulnae medium, ab exteriore parte, juxta inferiorem partem Supinatoris brevis

d Pars, quae e e oritur à radii amplitudine exteriore, juxta inferiorem partem Supinatoris brevis, è regione ortus ab ulna

Et fubtus quoque oritur à ligamenti, quod inter ulnam radiumque interjectum intermedium, parte exteriore, inter duas illas ab ulna & radio origines media

f Tendinofa partis illius pars

g Tendo partis fuperioris

h Tendo partis inferioris, i hic truncatus

Delabuntur tendines per finum priorem capitis inferioris radii, fub ligamento, 20 in manu dextra Tab V & Tab IX ʋ in manu finiftra

Adde Fig 19

*In Syntaxi,* Tab VI. Λ—Φ in brachio, tectus Radiali externo breviore V, Supinatore brevi Δ, Extenfore majore pollicis a, minore ψ Ω Dein Tab V 21--23 in cubito, tectus Radiali externo breviore H, Extenfore communi digitorum d, auricularis proprio a, Extenfore minore pollicis 24 25

Praeterea Tab II Z a b in cubito finiftro Et Tab I φ χ ψ ω b b in brachio finiftro Et Tab IX x y y z z in brachio finiftro, manuque

### FIGURAE XIX
*Abductor longus pollicis manus, à parte interiore*

a Pars ejus interior, quae Supinatori longo & Radialibus externis adjacet

b Pars fuperior c tendo, in quem abit cujus pars d inferta internae parti offis multanguli majoris, juxta pollicem, portio e accedit ad Abductorem brevem pollicis manus, hic truncata, e Fig. 16

f Pars inferior g tendo, in quem abit, h infertus tuberculo, quod eft in priore

priore & eadem parte capitis superioris ossis metacarpi pollicis, supra marginem ejus internum

Tendines delabuntur per sinum priorem capitis inferioris radii, sub ligamento, quod vide Tab. I v in brachio.

Adde Fig 18

*In Syntaxi*, Tab II a b c d in cubito dextro, ubi in fine tectus Opponente q in manu Dein Tab. I χ ω ω a b b in brachio dextro, pariter in fine subjectus Opponenti X in manu.

Praeterea Tab V v in manu sinistra

### FIGURAE XX
*Flexor brevis pollicis manus*

a Origo ab interiore parte inferioris partis ossis multanguli minoris, b capitati, c cuneiformis Oritur & ab eminentia interna multanguli majoris. Infraque ortum ab ossibus illis, etiam oritur à capitibus vicinis ossium metacarpi indicis & medii digiti, saepe & annularis, & pollicis

d Cauda altera, e extremo tendineo inserta f superiori parti illius ossium sesamoideorum, quae apposita ad articulum pollicis cum metacarpo ejus, quod ab indice remotum

g Altera, h extremo tendineo inserta i ossi sesamoideo, quod indici proprius, & superiori quidem ejus parti, illique, quae indici propior dein & mox infra illud, k proximae parti laterali capitis superioris ossis primi pollicis

Aponeurosem, quam cauda, quae indici proprior, producit, quaeque se cum aponeurosi ambiente capsam articuli pollicis cum metacarpo suo conjungit, unaque cum ea adjungit extremo communi tendinum Extensorum pollicis, vide Tab IV r in manu sinistra

*In Syntaxi*, Tab IV l--q in manu dextra, exigua parte tectus Adductore pollicis s Dein Tab III Z Z in manu dextra, ubi tectus Adductore pollicis b, tenuine A Flexoris longi pollicis, & Lumbricali primo c, & a principio deltitegit post ligamentum carpi armillare internum N Dein Tab II x in manu dextra, tectus Adductore pollicis y, tendine V Flexoris longi pollicis, Lumbricali primo γ, Abductore pollicis brevi altero u, Opponente q Sic & Tab I Φ i i in manu dextra, tectus iisdem

Praeterea Tab VIII Ψ--c in manu sinistra Et Tab VII Φ Ψ in manu sinistra Et Tab VI χ in manu sinistra Et Tab V ξ in manu sinistra Et Tab IX d in manu dextra.

Ab exteriore parte, Tab VIII Ψ f in manu dextra. Et Tab VII. 4. 5 in manu dextra Et Tab VI 6 in manu dextra Et Tab V inter 27 & 29 in manu dextra Dein Tab IV l r in manu sinistra. Et Tab. III a b in manu sinistra Et Tab II Θ A in manu sinistra. Et Tab I D in manu sinistra, Et Tab IX μ in manu sinistra

### FIGURAE XXI
*Flexor longus pollicis manus*

a a a Prima origo à radio, cujus amplitudinem parte, prope a tuberculo cui insertus Biceps brachii, fere ad Pronatorem quadratum usque, suo occupat initio Oritur & à ligamento interjecto ulnae radioque

b Principii pars tendinosa

c Portio, quae ad eum accedit, d exili tendine oriens e à condylo majore hi meri, rursus occurrens f tendo, in quem portio illa abit, qui ad carnem l exoris se adjungit, efficitque primum initium tendinis ejus g

Tendo transit per sinum carpi interiorem, sub ligamento carpi interiore, quod vide Tab III N in manu dextra

h Tendo inter ossa sesamoidea pollicis incedens

i Qua secundum metacarpum pollicis, pollicemque incedit, per longitudinem quodammodo fissus est

k Insertus ossis ultimi pollicis parti posticae fere mediae, quae eminet asperula

Ligamentum, quo coercetur, ubi secundum os primum pollicis incedit, vide I ab I Σ in manu dextra.

*In Syntaxi*, Tab. III Π--B in cubito manuque, ubi parva parte deltescit post Pronatorem teretem Λ, & Radialem externum breviorem χ, portio autem accessoria à principio subjecta Brachiali. no v in Tab II S T V W in cubito &c, ubi subjacet Sublimi C O, Supinatori longo X, pollicis Abductori brevi alteri u in manu dextra Dein Tab I π ς in brachio, & Ξ Π in manu dextra, ubi subjectus Sublimi ζ λ, Supinatori longo Σ, Radiali interno Ω, in brachio Abductori pollicis alteri A in manu dextra

Praeterea Tab VII X X Y in cubito sinistro manuque Et Tab VI. Γ Δ in manu sinistra Et Tab V v v in manu sinistra Et Tab IX. f f in brachio sinistro & f f in manu sinistra

### FIGURAE XXII.
*Extensor major pollicis manus*

η a Ortus ab exteriore parte ulnae, fere in medio longitudinis ejus Et b infra quoque oritur à ligamento, quod ab ulna ad radium deductum.

c Principii pars tendinea

d Tendo, in quem abit, qui decurrit per eum parvum radii sinum, qui est mox pone illum, per quem Radialium externorum tendines & decurrit sub carpi ligamento armillari exteriore, quod vide Tab. V 16 in manu dextra

e Tendo Extensoris minoris pollicis manus, hic truncatus, c Fig 23

f Commune extremum, in quod confluunt tendines pollicis Extensoris majoris & minoris, g insertum tuberculo oblongo & transverso, è priore eademque superiore parte pollicis ultimi ossis eminenti

*In Syntaxi*, Tab VI a b c d in brachio, ubi subjectus Anconeo Y, & Indicatori f g h Dein Tab. V 13 26 in manu dextra, ubi in cubito subjectus Extensori communi digitorum d, auricularis proprio a, Ulnari externo W.

---

Praeterea Tab.II g g h in cubito sinistro Et Tab. I y A in manu sinistra. Et Tab IX. γ γ β in brachio sinistro, manuque

h Aponeurosis, quae se adjungit tendini communi Extensorum pollicis, hic truncata. Pars ejus ambit capsam articuli pollicis cum metacarpo suo, innexa capsae illi pars procedit à cauda posteriore Flexore brevis pollicis manus Vide 4 5 in manu dextra Tab VI

Aponeurosem, quam tendo communis ab altero latere accipit ab Abductore brevi pollicis manus, vide Fig 16. d.

### FIGURAE XXIII
*Extensor minor pollicis manus*

a Pars tendinea principii, b oriens ab exteriore parte spinae ulnae, cui adnexum ligamentum, quod inter illam ossa intercedit Infraque illam originem, à mododicto ligamento oritur

c Tendo, in quem abit, qui hic procedit per sinum priorem capitis inferioris radii, sub ligamento, quod vide Tab V 20 in manu dextra, & Tab I v in brachio, & Tab IX v in manu sinistra

d Tendo Extensoris majoris pollicis manus, hic truncatus, d Fig 22

e Commune extremum, in quod confluunt tendines Extensoris minoris & majoris, f insertum tuberculo oblongo & transverso, e priore eademque superiore parte pollicis ossis ultimi eminenti

*In Syntax*, Tab VI Ψ Ω d in brachio, à principio subjectus Extensori majori pollicis a c Dein Tab V 24 25 26, ubi parte tectus Extensore communi digitorum d, & Extensore auricularis proprio a

Praeterea Tab II e f in cubitis Et Tab I c d in brachiis. Et Tab IX α β in brachio sinistro, manuque

g Aponeurosis eadem, quae Fig 22 h.

### FIGURAE XXIV
*Adductor pollicis manus*

a Origo ab interiore parte capitis superioris ossis metacarpi digiti anni laris, juxta os metacarpi digiti medii, indeque b b ab interna amplitudine ossis metacarpi digiti medii

c Extremum tendineum, d insertum ei capitis superioris ossis primi pollicis parti, quae spectat indicem

*In Syntaxi*, Tab IV s &c in manu dextra, aliquantum tectus Flexore brevi pollicis I, & Interosseo posteriore medii y Dein Tab III b b in manu dextra, tectus Flexore brevi pollicis Z, Lumbricali primo c, & secundo g, Profundi tendine H, & I Dein Tab II y in manu dextra, tectus caeterum Flexore pollicis brevi x, Lumbricali primo γ, secundo ζ, Profundi tendinibus ad indicem & medium digitum pertinentibus, Sublimi tendine P ad indicem Et Tab I Ψ in manu dextra, tectus iisdem

Praeterea Tab VIII g h in manu sinistra Et Tab VII Ω in manu sinistra. Et Tab VI ψ in manu sinistra Et Tab V π in manu sinistra Et Tab IX e in manu dextra

Ab exteriore parte, Tab VIII g g h in manu dextra Et Tab VII 6 7 in manu dextra Dein Tab VI 7 8 in manu dextra Et Tab V 29 30 in manu dextra Dein Tab IV s in manu dextra Et Tab III c d in manu sinistra Et Tab II Ξ Π in manu sinistra Et Tab I F G in manu sinistra Et Tab IX r ξ in manu sinistra

*᳀᳀᳀᳀᳀᳀᳀᳀᳀᳀᳀᳀᳀᳀᳀᳀᳀᳀᳀᳀᳀᳀᳀᳀᳀᳀*

## METACARPI MANUS
### FIGURAE XXV
*Adductor metacarpi digiti minimi manus*

a Origo à posteriore eademque paullo infra mediam parte extremi processus incurvi ossis cuneiformis carpi & b à proxima exteriore ligamenti carpi interioris, infra processum illum

c c His partibus insertus est ossi metacarpi minimi, juxta capita ejus & inter ea etiam per totam longitudinem, posteriori scilicet & eadem interiori parti ossis illius

*In Syntaxi*, Tab III U &c in manu dextra Dein Tab II χ χ in manu dextra, tectus Abductore digiti minimi manus ψ, & Flexore parvo τ Dein Tab I f in manu dextra, tectus Abductore digiti minimi c, Flexore parvo h, Palmare brevi g g, aponeurosi Palmaris longi γ

Praeterea Tab. VII Ξ Π Σ in manu sinistra & a in dextra Et Tab IX l in manu dextra

*᳀᳀᳀᳀᳀᳀᳀᳀᳀᳀᳀᳀᳀᳀᳀᳀᳀᳀᳀᳀᳀᳀᳀᳀᳀᳀*

## VOLAE
### FIGURAE XXVI
*Palmaris longus, & brevis*

a--o *Palmaris longus*

b Principium tendineum oriens ab extrema interiore parte condyli posterioris ossis humeri quod principium deinde per eum excurrit c Pertinet autem ad caput tendineum commune, quo cum aliis ab hoc condylo oritur Separatumque ab eo, illo modo, quo in Radiali interno dictum, ad a Fig 9 Tab XIX

d Tendo, in quem abit

e Aponeurosis, in quam tendo ille dilatescit, partem accipiens a ligamento carpi interiore Eaque aponeurosis in quatuor portiones f g h i, ad digitos procedentes, primum leviter distincta, deinde magis, ut non nisi filis tendineis transversis k. k. k cohaereant.

1 1 1 1 1 1 1 1 Extrema bicornia, in quae portio quaeque ad digitum pertinens, abit. Eaque se adnectunt ligamento transverso, quod est ad radices digitorum, cujusque tum illam partem, quae inter duo cujusque portion s cornua m m m. m, tum illam, quae inter cornua duarum inter se proximarum portionum n n n, vestit.

Et ad superiorem quoque ejus ligamenti partem exigua se portione affigunt mediae latitudini partis internae ossium metacarpi

o Portio, quam dat Abductori brevi pollicis manus, rescissa ab eo.

*In Syntaxi*, Tab. I. α–ε in brachio, ubi à principio subjectus Pronatori tereti Φ

Praeterea Tab. V. L an cubito, & ς in manu sinistra Et Tab IX ε ξ in brachio dextro. .

p p *Palmaris brevis*, an fasciculos inaequaliter distinctus.

q q Hic abscedit à principio aponeurosis Palmaris longi Abscedit etiam ab exteriore parte ligamenti carpi interioris, juxta pollicem.

r r Extrema, quae abeunt in tendineum manus post tegumenta sequens, & ad os metacarpi manus quartum pertinens involucrum.

*In Syntaxi*, Tab I g g in manu dextra, ubi pars principii (ut hic) subjacet aponeurosi Palmaris longi γ

Praeterea Tab. V σ σ in manu sinistra. Et Tab IX h in manu dextra.

## FEMORIS

Adde Tab XXII Fig 1 2 3 4 5 6 7 8 Adde & *Tensorem vaginae femoris*,
Fig. 8 Tab XXIII

### FIGURAE I.
*Gluteus magnus*

Caro in fasciculos inter se laxius cohaerentes extrinsecus congesta

a a Ortus ab osse ilium, ad exteriorem marginem partis posterioris cristae,
qua hoc os ultra sacrum retrorsum porrectum   Oritur principio tendinoso

Quin & tam pertinaciter adhaeret ligamento, quod ab osse sacro ad cristam
ilium, illique, quod ab eodem osse ad ischion deductum, itemque vaginae tendinosae, qua extrinsecus obductus, ut ab iis etiam oriri videatur   Et à principio continuatus est tendineo principio Latissimus dorsi, communisque capitis
Longissimi dorsi & Sacrolumbalis   Vide Tab V δ δ in nate

b Hac parte oritur à margine externo ossis sacri

c Hac à tuberculo primo eorum, quae sunt à latere hiatus, in quem spinae
dorsi canalis, medullam spinalem continens, exit.

d Hac ab articulo processuum obliquorum ossis sacri coccygisque

e Hac à latere coccygis.

f Tendo, in quem abit   Is se inserit eminentiae femoris, quae per posteriorem ejus partem à radice trochanteris majoris deorsum porrecta, & superiori
quidem partu ejus se inserit, quoad illa maxime eminere & inaequabilis esse solet   Et conjungit se quoque cum vagina tendinea, quae femori adjacentes
musculos complectitur

g Hac parte conjungit se cum Vasto externo.

*In Syntaxi*, Tab V γ in nate   Praeterea Tab IX w x y in coxa   Et Tab I
A in femore

### FIGURAE II.
*Gluteus medius, à parte posteriore*

a a a Origo à dorsi ossis ilium latitudine tota, juxta cristam ejus

b Extremum tendineum, c c trochanteri majori, à radice ejus ad summum
verticem, oblique affixum

d d Vestigium à Gluteo magno impressum
Adde Fig 3

*In Syntaxi*, Tab. VI 1 &c in inferiore trunci parte   Dein Tab V Y in
nate , ubi caeterum tectus Gluteo magno γ   Praeterea Tab IX t in coxa,
pari modo tectus Gluteo magno w

### FIGURAE III.
*Gluteus medius, à parte priore*

a Pars exterior   b interior

c c Origo à crista ilium

d Pars tendinea, qua extremum tendineum ab interiore parte incipit
Adde Fig 2

*In Syntaxi*, Tab. II s in trunco, ubi caeterum post Gluteum minorem u
Dein Tab, I K in femore, ubi ex parte post Tensorem vaginae femoris M

### FIGURAE IV.
*Gluteus minor, à parte posteriore*

a a a Prima origo à dorso ossis ilium, a cujus amplitudine illa tota oritur,
quae est inter ortum Glutei medii, ischiique principium, & ab ipsius ischii o-
rae posterioris superiore parte

b Pars tendinea, qua extremum tendineum ab exteriore parte incipit
Adde Fig. 5

*In Syntaxi*, Tab VII z &c in coxa   In Tab. VI subjacet Gluteo medio 1
in inferiore trunci parte, & Pyriformi n.

### FIGURAE V.
*Gluteus minor, à parte priore*

a a Ortus ab osse ilium

b Pars exterior   c interior

d Extremum tendineum, quod desinit ad eam prioris partis trochanteris majoris partem, quae est juxta latus ejus externum, à radice ejus usque ad partem superiorem   Vide Tab. III ξ in trunco
Adde Fig 4

*In Syntaxi*, Tab. III. ξ--σ in trunco, ubi subjacet Iliaco interno ς   Dein
Tab II u in trunco, subjacens Iliaco interno y in femore, & Recto cruris x
In Tab I subjacet Tensori vaginae femoris M in femore.

### FIGURAE VI.
*Pyriformis, à parte posteriore*

a Ortus ab exteriore parte orae posterioris ejusdemque inferioris ossis ilium,
juxta sacrum

b Tendo, in quem abit. quique pertinet ad internam partem medii cacuminis trochanteris majoris
Adde Fig 7

*In Syntaxi*, Tab. VI n in inferiore trunci parte, ubi partem Gluteus medius 1 tegit, partem Geminorum superior q, pars pone os sacrum   In Tabula V subjacet Gluteo magno γ in nate

### FIGURAE VII
*Pyriformis, à parte priore*

a b, c d e f Portiones tres, quibus a priore parte ossis sacri oritur, ab initio
tendineae, b. d f

g Earumque superior oritur à priori parte corporis secundi ossis sacri, mox supra foramen secundum

h Media a priore parte illius processus, qui inter foramen secundum & tertium est

i Inferior à priori parte processus, qui inter foramen tertium & quartum

k Hic truncatus
Adde Fig 6

### FIGURAE VIII
*Quadratus femoris, à parte posteriore*

a Principii pars tendinea.

b b Extremum insertum ossis femoris oblongae eminentiae, quae partim è
posteriore parte radicis trochanteris majoris, partim infra eam, eminet
Adde Fig 9

*In Syntaxi*, Tab. VI n in inferiore trunci parte, ex parte subjectus Geminorum inferiori s, & delitescens post Bicipitem cruris x x in femore, cum Semimembranoso   Et quod ibi nudum, id in Tab V subjacet Gluteo magno y in nate

### FIGURAE IX
*Quadratus femoris, à parte priore.*

a a Origo ab exteriore margine tuberis ischii
Adde Fig 8

### FIGURAE X
*Obturator internus*

a a a Origo à priore partu, eaque plus quam dimidia, ambitus foraminis
magni ossis coxae, principio tendinoso   unde primum per latus pelvis procedit retrorsum, deinde se circum ischii marginem flectit b, per sinum, qui inter ejus acutum processum imumque tuber est   posteaque decurrit per dorsum
ischii

c Tendo, in quem abit, pertinens ad internam eandemque priorem partem
cacuminis trochanteris majoris

*In Syntaxi*, Tab. VII Θ--Π in coxa, ubi, ut huc, ipso extremo delitescit
post trochanterem majorem   Dein Tab. VI w x x y in inferiore trunci parte,
ubi à principio delitescit post Levatorem ani e, & Coccygeum d, extremo
subjectus Gemini q s   Et quod nudum, id in Tab V tectum Gluteo magno
γ in nate

### FIGURAE XI
*Gemini*

a Geminorum superior, b oriens ab exteriore parte extremi processus acuti
ischu, juxta sinum, per quem Obturator internus se flectit.

c Extremum tendineum

d Geminorum inferior, e e oriens ab exteriore parte tuberis ischu, juxta
inferiorem partem sinus, per quem se Obturator internus flectit

f Principii pars interior, g g oriens extrinsecus ab ischio, à lunato termino
illius sinus, per quem Obturator internus se flectit.

h Extremum tendineum

Extrema cum tendine Obturatoris interni conjuncta, cum eo se inferunt internae eidemque priori parti cacuminis trochanteris majoris

*In Syntaxi*, Tab VI q s in inferiore trunci parte, ubi pars tecta Obturatore interno w y, ipsa extrema, ut huc, delitescunt post trochanterem majorem.
Caeterum in Tab V subjecti Gluteo magno γ in nate

### FIGURAE XII
*Psoas magnus.*

a Capitis primi principium tendineum, b oriens ab imo margine corporis
vertebrae primae dorsi, & c à ligamento, quod inter corpus illud corpusque
quintae lumborum intercedit   Alius & à proxima superiore parte corporis illius quintae.

d e Capitis secundi principium tendineum, d oriens ab imo margine corporis vertebrae quintae lumborum, & e à ligamento, quod inter corpus illud & corpus quartae intercedit  & alius ab ipsa etiam proxima superiore parte corporis quartae

f g Capitis tertii principium tendineum, f oriens ab imo margine corporis vertebrae quartae lumborum, & g à ligamento, quod inter corpus illud & corpus tertiae intercedit  & alius etiam a corporis tertiae parte proxima superiore

h i Capitis quarti principium tendineum, h oriens ab imo margine corporis vertebrae tertiae lumborum, & i à ligamento, quod inter corpus illud & corpus secundae intercedit  & alius etiam à corporis secundae parte proxima superiore

k l Capitis quinti principium tendineum, k oriens ab imo margine corporis vertebrae secundae lumborum, & l à ligamento, quod inter corpus illud & corpus primae intercedit  & alius etiam à corporis primae parte proxima superiore

m Tendo, in quem abit

n n Hinc caro Iliaci interni, quae se ad tendinem illum adjungit, rescissa.

Adde Fig 13 & 15

*In Syntaxi*, Tab IV t &c  in trunco, ubi ex parte tectus Psoa parvo r s, & Diaphragmate Q R  Dein Tab III τ υ in femore, ubi non nisi pars, quae in femore est, apparet  Dein Tab II z in femore, ex parte tectus Obliquo interno abdominis O in trunco, itemque Pectineo Γ in femore  Dein Tab I F in femore, tectus Obliquo externo abdominis u v in trunco, & Pectineo E in femore, & Sartorio H.

A latere, Tab IX o in sinistra coxa

### FIGURAE XIII
#### *Psoae magni capita*

Omnia à Psoa rescissa, cui illa, quae è corporibus vertebrarum oriuntur, ex parte subjecta  illa autem, quae à processibus transversis, in totum

a d g k n Capita quinque, quae à corporibus vertebrarum ligamentisque intermediis oriuntur

a Primi principium tendineum, b oriens ab imo margine corporis vertebrae primae dorsi, & c a ligamento, quod inter corpus illud & corpus quintae lumborum intercedit.

d Secundum, quod tendineo principio e f oritur e ab imo margine corporis vertebrae quintae lumborum, & f à ligamento, quod inter corpus illud & corpus quartae intercedit

g Tertium, quod tendineo principio h i oritur h ab imo margine corporis vertebrae quartae lumborum, & i à ligamento, quod inter corpus illud & corpus tertiae intercedit

k Quartum, quod tendineo principio l m oritur l ab imo margine corporis vertebrae tertiae lumborum, & m à ligamento, quod inter corpus illud & corpus secundae intercedit

n Quintum, quod tendineo principio o p oritur o ab imo margine corporis vertebrae secundae lumborum, & p à ligamento, quod inter corpus illud & corpus primae intercedit

q s u w y Capita quinque, quae oriuntur à priore & eadem inferiore parte processuum transversorum vertebrarum lumborum

q Primum, tendineo principio r oriens a processu transverso quintae

Secundum, tendineo principio t oriens à processu transverso quartae

u Tertium, principio tendineo v oriens a processu transverso tertiae

w Quartum, principio tendineo x oriens à processu transverso secundae

y Quintum, principio tendineo z oriens a processu transverso primae

Adde Fig 12 & 13

### FIGURAE XIV
#### *Iliacus internus*

a Hac portione oritur à posteriore parte processus transversi vertebrae primae lumborum

b Origo à ligamento k

c c d Prima origo ab interna amplitudine ossis ilium, mox infra cristam à cujus porro amplitudinis parte superiore tota oriri pergit

Infra d, ubi crista à priori parte definit, praeterea oritur ab ora priore ossis ilium, ac deinde ab ambitu interno, ac porro ab inferiore parte radicis tuberculi, quod ex eadem illa ora eminet, atque etiam à vicina parte capsae articulorum coxae continentis

e Pars concava, quae cavum abdominis spectat.

f f Hic caro ad tendinem Psoae magni accedit  accedit & subtus.

g Infra quem tendinem se caro ipsi quoque femori inserit

h Hinc resectus Psoas magnus

i Tendo communis Psoae magno cum Iliaco interno.

---

Adde Fig 15

*In Syntaxi*, Tab. IV y in trunco, ex parte subjectus Psoae magno t.  Dein Tab III ς in femore, ubi non apparet nisi pars quae in femore est, tecta etiam partim Transverso abdominis p p in trunco, partim Psoa magno τ υ in femore  Dein Tab II y in femore, tectus Obliquo interno abdominis O O in trunco, Psoa magno z in femore, & Pectineo Γ, & Recto cruris x  Dein Tab I G in femore, tectus Obliquo externo abdominis u in trunco, Psoa magno F in femore, & Sartorio H

k Ligamentum, à processu transverso primae lumborum ad proximam partem cristae ilium pertinens

### FIGURAE XV
#### *Psoae magni & Iliaci interni extremum, à parte posteriore*

a Iliaci interni

Adde Fig. 14.

*In Syntaxi*, Tab. VIII o (& reliquum quoque hujus Iliaci ξ) in coxa & femore, ubi partem extremi tegit Obturatore externo ς  Dein Tab VIII Ψ in coxa & femore, pariter tecta parte Obturatore externo Σ  Et quod nudum, id in Tab. VI post Quadratum femoris z in inferiore trunci parte

b Tendo communis Psoae magno cum Iliaco interno, c c insertus trochanteri minori, eumque quasi comprehendens

Adde Fig. 12 & 13

*In Syntaxi*, Tab VIII π in coxa & femore, ubi pars extremi tecti Obturatore externo ς, & Adductore magno femoris ω  Dein Tab VII Ω in coxa & femore, ubi extremi pars eodem modo tecta Obturatore externo Σ, & Adductore magno femoris O  Et quod nudum, id in Tab VI post Quadratum femoris z in inferiore trunci parte

Reliquum autem Psoae magni, Tab VIII y in coxa  Dein Tab VII y in coxa  Dein Tab VI m in inferiore trunci parti, caeterum delitescens post Pyriformen n, & Gluteum medium i

### FIGURAE XVI
#### *Adductor magnus femoris, à parte priore*

a a Origo ab exteriore parte marginis extremi ossis pubis, juxta synchondrosem  unde usque ad tuber ischii oriri pergit

b c d Partes, inter se leviter, & maxime fibrarum decursu, distinctae, quae simul efficiunt extremum superius, femoris lineae posteriori per longitudinem insertum

e f Pars magis distincta, abeuns deinde in extremum inferius, quod ad condylum interiorem pertinet  f tendo è carne nascens

Adde Fig 17

*In Syntaxi*, Tab IV κ λ μ ν ξ o in femore, ubi pars tecta extremo communi Psoae magni & Iliaci interni x  Dein Tab III Δ Δ Θ Λ Ξ in femore, ubi caeterum tectus eodem communi extremo Psoae magni & Iliaci interni υ ς, & Adductore brevi femoris ψ, & Gracili Ψ  Dein Tab II Π in femore, caeterum tectus communi extremo Psoae magni & Iliaci interni z y, Pectineo Γ, Adductore longo femoris Δ, Gracili Λ, Vasto interno Σ  Dein Tab I C in femore, caeterum tectus Sartorio H, Adductore longo femoris D, Gracili B, caeterisque, quibus in Tab II

### FIGURAE XVII
#### *Adductor magnus femoris, à parte posteriore*

a b Origo ab exteriore parte tuberis ischii, ad imum ejus usque  a parte tendinosa, b tendinea, quae c per carnem excurrit

d Pars è priori parte veniens, ubi per altitudinem ossis pubis oritur

e e Extremum latum, quod fine aliquantum tendinoso, ossi femoris f f f insertum, asperae lineae, quae est in ejus postica parte, totam lineae illius tenens longitudinem

g Extremum inferius, quod in tendinem abit, i insertum mediae superiori parti lateris interni condyli interni femoris

k Vestigium a Gluteo magno impressum.

l l Tota haec pars concava, ob vestigium impressum à Semimembranoso & Semitendinoso

Adde Fig 16

*In Syntaxi*, Tab VIII ϛ–D in femore  Dein Tab VII K N in femore, subjectus praeterea Semimembranoso A C, & Bicipitis cruris capiti breviori P  Dein Tab VI ϛ ϛ in femore, praeterea subjectus Bicipiti cruris θ λ, Semitendinoso o π, Semimembranoso Φ, & à principio delitescens post Transversum perinaei h, & Transversum alterum g, in inferiore trunci parte.  Dein Tab V θ in femore, subjectus Semimembranoso τ, & Semitendinoso π, ut Tab VI, praetereaque Gluteo magno γ in nate

### FEMORIS RELIQUI

Adde Tab XXI.

#### FIGURAE I
*Adductor longus femoris, à parte priore*

a Principium tendineum, b è ligamento, quo synchondrosis ossium pubis ab exteriore parte constricta, oriens, statim juxta internam partem tuberculi, quod in pubis ossis priore eademque superiore parte & c ab ipso illo tuberculo

d Pars tendinosa extremi.
Adde Fig 2

In Syntaxi, Tab II Δ Θ in femore, tectus Vasto interno Φ Σ, & Gracili Λ Ξ, & delitescens etiam post testem cum Cremastere p Dein in Tab I D in femore, tectus Sartorio H, Gracili B, & pariter delitescens post testem cum Cremastere z

A latere, Tab. IX m in sinistra coxa, pedeque

#### FIGURAE II
*Adductoris longi femoris extremum, à parte posteriore*

a a Pars carnea truncata
b Extremi pars tendinea, c c inserta medine fere longitudini femoris, ibique asperae eminentiae, quae longitudinem illam à posteriore parte discernit
Adde Fig 1

#### FIGURAE III
*Adductoris brevis femoris extremum, à parte posteriore*

a a Pars carnea truncata
b, c, d Ad extremum tripertita est quarum portionum haec pars e tendinea f g h h Insertae asperae eminentiae, quae longitudinem femoris à posteriore parte discernit & superiori quidem ejus parti, quae mox infra trochanterem minorem est.
Adde Fig 4

#### FIGURAE IV
*Adductor brevis femoris, à parte priore*

a a Caput extrinsecus tendinosum, b oriens à priori parte ossis pubis juxta synchondrosem, infra ortum Adductoris longi & c nascens etiam è ligamento synchondrosem illam continente

d Extremum tendinosum
Vestigia à Pectineo & Adductore longo femoris impressa
Adde Fig 3

In Syntaxi, Tab. III Ψ ω Γ in femore, tectus Gracili Ω, Iliaco interno cum Psoa magno ς υ, & extremo suo post os femoris delitescens. Et quod ibi nudum, id in Tab II sub Adductore longo Δ Θ in femore, & Pectineo Γ, & Vasto interno Φ Σ

#### FIGURAE V
*Pectineus, à parte priore*

a a b Origo, a a ab oblonga eminentia, quam superior pars ossis pubis per longitudinem suam usque ad tuberculum, quod in priore parte juxta synchondrosem habet, exigit b & ab ipso illo tuberculo

c Extremum tendineum
Adde Fig. 6

In Syntaxi, Tab. II Γ in femore, tectus Adductore longo femoris Δ, Vasto interno Φ Σ, Psoa magno z cum Iliaco interno γ, Obliquo interno abdominis O in trunco, & delitescens etiam post Cremasterem p q in trunco Dein Tab I. E in femore, pariter tectus Adductore longo femoris D, & praeterea Sartorio H, & Obliquo externo abdominis v in trunco, & delitescens quoque post Cremasterem z in trunco.

A latere, Tab IX, n in sinistra coxa, pedeque

#### FIGURAE VI
*Pectineus extremum, à parte posteriore*

a a Pars carnea hic truncata
b Extremum tendineum, c c insertum asperae ossis femoris lineae, à trochantere minore aliquantum deorsum ductae
Adde Fig. 5

#### FIGURAE VII
*Obturator externus, à parte posteriore.*

a Pars quae foramen magnum ossis coxae obturat
b b Originis pars ab interiore margine foraminis magni ossis coxae,

c Extremi pars tendinea. Tendo extremus insertus posteriori parti lateris interni radicis trochanteris majoris.
Adde Fig. 8

In Syntaxi, Tab. VIII φ σ τ in coxa; ex parte delitescens post Adductorem magnum femoris ω Dein Tab. VII. Σ Φ in coxa, tectus Obturatore interno Θ - Π, & ex parte delitescens post Adductorem magnum femoris O, & Semimembranosum B, in femore Dein Tab VI v v in inferiore trunci parte, tectus Obturatore interno w y, Geminorum inferiore s, Quadrato femoris z, delitescensque ex parte post Coccygeum d & qua nudus, post Gluteum magnum in Tab. V γ in nate

#### FIGURAE VIII
*Obturator externus, à parte priore*

a a Principium tendinosum, b b b procedens à priori parte ossis pubis & ischii, ab iisque, qua dimidiam, eamque priorem, partem ambitus foraminis magni ossis coxae faciunt, à superiore foraminis parte ad ima usque oriens
Adde Fig 7

In Syntaxi, Tab IV α β in trunco, tectus Adductore magno femoris x λ in femore, & Psoa magno cum Iliaco interno x Dein Tab III Φ χ in trunco & femore, eodem modo tectus Adductore magno femoris Δ, & Psoa magno cum Iliaco interno υ, & praeterea Adductore brevi femoris ψ ω Et quod nudum in Tab III id in II subjacet Pectineo l in femore

### CRURIS

Adde Tab. XXIII Fig. 1 2 3 4 5 6 7

#### FIGURAE IX
*Semimembranosus, à parte priore*

a Tendo, quo incipit
b Caudae tendineae ortus ex carne c quae post in totum tendo, d praecipue insertus capiti superiori tibiae, mox sub summo rodundulo margine ejus, ab interno latere, juxta partem posteriorem

c Aponeurosis prior, inserta margini tibiae, ab ea parte, cui ipsa se caudae pars praecipua, affigit
Adde Fig 10 a-g.

In Syntaxi, Tab III Π Σ Φ in femore, tectus Gracili Ψ A B, Adductore magno femoris Δ Θ Λ, & supra Quadrato. Caeterum, quod in hac III. Tab nudum, in II tectum Vasto interno Σ in femore In prima etiam post caput interius Gemelli

#### FIGURAE X.
*Semimembranosus, & Bicipitis cruris caput breve, à parte posteriore*

a - g *Semimembranosus*

a Tendo, quo incipit, b oriturque à superiore parte dorsi tuberis ischii, juxta externum latus

c Venter carneus.
d Caudae tendineae ortus ex carne
e Pars caudae illius praecipua, pertinens ad caput superius tibiae
f Ejusdem aponeurosis posterior, quam inserit eminentiae obliquae & inaequabili, quae infra posteriorem partem radicis capitis superioris tibiae, qua id sustinet condylum internum femoris

g Aponeurosis prior, quam inserit margini interno tibiae
Capiti ejus, superiorique parti ventris, a Semitendinoso sinus impressus
Adde Fig. 9

In Syntaxi, Tab VII A-G in femore, tectus Gracili H I Dein Tab. VI Φ - Γ in femore, tectus eodem modo Gracili ς τ, & praeterea Semitendinoso σ - ς, & Bicipite cruris θ λ Dein Tab V r ξ in femore, tectus iisdem, quibus in Tab. VI & praeterea Gemello Π Σ in crure

A latere, Tab IX P Q R S in pede dextro

h &c *Bicipitis cruris caput breve*
i Oritur fere in media longitudine femoris, ab inferiore parte asperae eminentiae, quae per longitudinem posticae partis femoris porrecta Oritur & à sepimento tendineo, quod ipsi Vastoque externo interjectum.

k k Rescissa pars tendinis, quae a capite longiore oritur
l Pars tendinis, quae augetur accessione carnis capitis brevioris.
m Extremus tendo, n insertus exteriori parti capitis superioris fibulae.
Adde Fig. 11 g--p & Fig 12 a--g

In Syntaxi, Tab VII P &c in femore Dein Tab VI λ λ &c in femore, tectum capite longiore θ μ Sic & Tab V τ τ &c in femore, tectum longiore σ υ.

## FIGURAE XI

*Semitendinosus & Biceps cruris, à parte posteriore*

a--f *Semitendinosus*

a Principii pars tendinea, b oriens à dorso tuberis ischii, cum capite longiore Bicipitis cruris, & deinde c c conjuncta cum principio tendineo capitis illius, a quo principio abscedit.

d Carnea principii partis, quae aliis tendinea, ortus à dorso tuberis ischii

e Tendo, in quem abit

f Vestigium à Gluteo magno impressum

Adde Fig 12 h--m

*In Syntaxi*, Tab. VI θ--ς in femore, tectus Bicipitis cruris capite longiore θ, & in fine post Semimembranosum Γ Dein Tab. V π ξ in femore, tectus pariter Bicipitis cruris capite longiore σ, & Semimembranoso ø, praetereaque Gluteo magno γ in nate

A latere, Tab IX T U in pede dextro, & z in femore sinistro

g &c *Biceps cruris*

g Caput longius.

h Tendo, quo incipit, i oriturque fere à medio partis superioris dorsi tuberis ischii, a principio conjunctus cum principio Semitendinosi

k k Caput brevius

l Tendo communis, in quem definunt duo capita, l oriens primum è superficie carnis capitis longioris, m auctus deinde accessione capitis brevioris, posteaque n brevi extremo pertinens o ad exteriorem partem capitis superioris fibulae

p Vestigium à Gluteo magno impressum

Adde Fig 10 h--n. & Fig. 12 a--g.

*In Syntaxi*, Tab. VI θ--ξ in femore Dein Tab. V σ--χ in femore, tectus

Gluteo magno γ in nate

A latere, Tab. IX α--ζ in pede sinistro

## FIGURAE XII.

*Biceps, & Semitendinosus, à parte priore*

a--g *Biceps cruris*

a Caput longius b tendo, quo incipit, quique per ejus principium, ab ea parte, qua contingit Semitendinosum, diu excurrit

c Caput brevius

d Tendo extremus cujus e pars praecipua, f exteriori parti capitis superioris fibulae inserta g pars ad tibiam pertinens, ad exteriorem partem ejus, ante caput fibulae

Adde Fig 11 g--p & Fig 10 h--n.

*In Syntaxi*, Tab III C D E F in femore, caeterum post os femoris, & Adductorem magnum femoris Δ Δ Θ Dein Tab II ς ς τ in femore & crure, ubi post Vastum externum δ Dein Tab I Ξ Π Σ in femore & crure, eodem modo post Vastum externum P, postque caput externum Gemelli, principiumque Plantaris

h--m *Semitendinosus*

i Tendinea pars principii, quae k k conjuncta cum principio tendineo capitis longioris Bicipitis cruris, à quo principio abscedit.

l l Tendo, in quem abit, m insertus lateri interno tibiae, mox infra Gracilem

Adde Fig 11 a--f

*In Syntaxi*, Tab II ę in crure, caeterum post Gracilem π ø, & Adductorem magnum femoris Dein Tab I α in crure, subjectus Sartorio Ψ

# TABULAE ANATOMICAE TERTIAE ET VIGESIMAE
# MUSCULORUM HOMINIS
## EXPLANATIO.

### CRURIS RELIQUI

Adde Tab XXII Fig. 9 10 11 12

#### FIGURAE I
*Popliteus*

a Tendo, quo incipit, b oriturque è sinu, qui est in medio partis inferioris lateris externi condyli exterioris femoris, mox supra marginem, quo is in tibia institur.

Pars, quae oriri solet aut à genu cartilagine semilunari exteriore, aut à ligamento lato genu articuli, ea, quia subjacet musculo, exprimi nequivit.

c Pars tendinosa.

d d Extremum, quo se inserit illi parti amplitudinis posterioris tibiae, quae est inter radicem capitis ejus superioris, eminentiamque obliquam, unde Solei origo rotaque ultimi extrema latitudine pertinet ad internum marginem tibiae, qui nempe spectat alterum crus

*In Syntaxi*, Tab VII W X Y in crure, tectus Bicipite cruris R S in femore, Gemelli capite exteriore T in crure, Semimembranoso G  Dein Tab VI Λ Ξ Π in crure, tectus pariter Bicipite cruris ξ in femore, Gemelli capite exteriore Θ in crure, Semimembranoso Γ, & praeterea Plantari Σ, & Soleo Λ Ψ  Dein Tab V Δ in crure, tectus Bicipite cruris Φ Χ in femore, & Gemello Λ Π in crure

#### FIGURAE II
*Rectus cruris, à latere*

a Tendo praecipuus, quo b b oritur à superiore parte tuberculi, quod in ora priore ossis ilium

c Principium tendineum alterum, d d oriens à superiore & eadem posteriore parte marginis acetabuli, & à vicina parte capiae articulum coxae continentis

e Ab his principiis venter extrinsecus aliquandiu tendinosus.

f Tendo, in quem definit, g ex interiore parte musculi cito nasci incipiens. h hic truncatus

Adde Fig 3

*In Syntaxi*, Tab IX λ- ο in pede sinistro, tectus Sartorio p, & Tensore vaginae femoris q  & A B C in dextro

#### FIGURAE III
*Rectus cruris, à parte priore*

a Tendo praecipuus, b b oriens ab interiore parte tuberculi, quod in ora priore ossis ilium

Juxta c principium tendineum alterum

d Venter aliquandiu tendinosus, excurrentibus principiis tendineis

e e Hinc fibrae ventris, quae in superficie sunt, à latitudine media in utrumque latus oblique deorsum vergunt.

f Tendo, in quem definit, g g quique se hic patellae inserit  & subtus etiam inter g g

h Aponeurosis, quae à tendine Recti excurrit per priora patellae, posteaque se priori parti ligamenti adjungit, quod a patella ad tibiam pertinet. Adde Fig. 2

*In Syntaxi*, Tab I T--X in femore, tectus Sartorio H, & Tensore vaginae femoris M  Dein Tab II x, & I ꝫ λ in femore, tectus Iliaco interno y, & Gluteo minore u in trunco

ι Ligamentum à patella ad tibiam pertinens

k k Locus ubi subtus à patella oritur

l l Hic tibiae insertum, totaque subtus hac parte m

*In Syntaxi*, Tab I Δ Θ Λ in crure  Et Tab. II μ ν ξ in crure.

A latere, Tab IX D E F G in pede dextro  & σ τ υ in sinistro.

#### FIGURAE IV.
*Sartorius*

a Principium extrinsecus tendinosum, b oriens ab extremo priore cristae ilium, proximaque parte orae priori

c Tendo, in quem abit, d d tibiae interno lateri juxta inferiorem partem tuberis, cui adnexum ligamentum à patella procedens, insertus

*In Syntaxi*, Tab. I. H I Φ Ψ Ω in femore & crure, ex parte delitescens post Vastum internum Y

A latere, Tab IX K L M in pede dextro  & p in sinistro.

A parte posteriore, Tab V λ in femore

#### FIGURAE V.
*Gracilis*

a Principium tendineum, juxta synchondrosem pubis oriens b à ligamento

---

synchondrosem illam constringente  Oritur & infra eam, à margine ossis pubis

c Vestigium ab Adductore longo impressum.

d Tendo, in quem abit, e tibiae insertus, mox sub insertione tendinis Sartorii.

*In Syntaxi*, Tab III Ψ--B in femore  Dein Tab II Λ Ξ σ π in femore & crure, in fine aliquantum tectus Semitendinoso ς, ex parte delitescens post Vastum internum Σ, & testem cum Cremastere p in trunco.  Dein Tab. I B in femore, caeterum tectus Sartorio H Φ Ψ, & delitescens post Vastum internum Y, & testem cum Cremastere z in trunco

A parte posteriore, Tab VII H I in femore, supra post os pubis, infra post Semimembranosum R  Dein Tab. VI ς τ in femore, infra post Semitendinosum ς, supra delitescens post Transversos perinaei h g in inferiore trunci parte  Dein Tab V ι x in femore, infra post Semitendinosum ς, & Sartorium Λ, supra post Gluteum magnum γ in nate

A latere, Tab IX N O in pede dextro.

e Ligamentum, quo synchondrosis pubis a priori parte constricta.

#### FIGURAE VI
*Vastus internus, & externus, à parte posteriore*

ꝛ a b *Vastus internus*

a a Origo ab obliqua eminentia, quae infra trochanterem minorem porrecta, ab ima radice colli femoris ad longam illam posteriorem femoris spinam pertinet, & deinde secundum hujus longitudinem totam, à parte ejus interiore

b Pars a tota principii latitudine diu tendinosa

Adde Fig. 7 k--p

*In Syntaxi*, Tab. VI υ in femore, tectus Gracili ς τ, Semimembranoso Φ Φ Χ, Adductore magno femoris ς  Dein Tab V μ in femore, tectus iisdem, & praeterea Sartorio λ

c c d *Vastus externus*

c c Origo ab externa parte radicis trochanteris majoris, & secundum exteriorem spinae totius, quae à trochantere majore fere usque ad condylum externum eminet

Partim quoque abscedit à sepimento tendineo, quo distinguitur à Bicipitis parte breviore, huc remoto.

d e Pars tendinosa, e vestigium à Gluteo magno impressum

Adde Fig 7 a--i

*In Syntaxi*, Tab VI β--δ in femore, tectus Bicipite cruris θ λ μ ꝩ  Dein Tab V ψ ω in femore, tectus pariter Bicipite cruris σ τ υ φ, & praeterea post Gluteum magnum γ in nate

#### FIGURAE VII
*Vastus externus, & internus, cum Crurali, à parte priore*

a b c d e f f f g h ι ι *Vastus externus*

b c Ortus ejus ab eminentia obliqua, quae in priori parte femoris ad radicem colli inter trochanteres est  c d ab externa parte radicis trochanteris majoris

e Pars principii tendinosa.

f f f g Insigne vestigium à Recto cruris impressum

g h Tendo, ι ι insertus margini patellae, à parte externa, eique finitima superiore

Adde Fig. 6 c c d

*In Syntaxi*, Tab II δ--θ in femore, tectus Recto cruris ι x  Dein Tab I P--S in femore, tectus Recto cruris T V, & Tensore vaginae femoris M O

A latere, Tab. IX θ ι x in pede sinistro

k l m n o p p *Vastus internus*

l l Hic vestigium à Recto cruris impressum

m Ortus ab obliqua eminentia, quae infra trochanterem minorem ab ima radice colli femoris porrecta

n n Hac parte carnem adjungit ad tendinem Cruralis.

o Tendo, p p insertus margini patellae, à parte interna  Supra autem pone tendinem Vasti interni, connexus cum eo, procedit ad patellae marginem.

Adde Fig 6 a a b

*In Syntaxi*, Tab II Σ--ꝛ in femore, tectus Recto cruris ι x  Dein Tab I Y Z Γ in femore, tectus Recto cruris T V, & Sartorio H

A latere, Tab. IX H I in pede dextro  & π ꝩ in sinistro

q r s *Cruralis*

r Tendo è priori parte carnis nascens  Is se non multum supra genu, Vastorum tendinibus adjungit, ac dein post eos infert superiori parti patellae

s Summus ortus, ab eminentia obliqua, quae in priori parte femoris ad radicem colli inter trochanteres.  Porro autem à superiore plusquam dimidia parte longitudinis femoris oriri pergit, à priore exterioreque ejus parte

*In Syntaxi*, Tab. II β γ in femore, tectus, ut hic, Vasto externo δ--θ, & interno Σ--ꝛ, praetereaque Recto cruris ι x.  Et quod ibi nudum, id in Tab. I. post Rectum cruris T in femore.

*VAGINAE TENDINEAE FEMORIS*
FIGURAE VIII.
*Tensor vaginae femoris*

a Principium tendineum, b oriens ab exteriore parte extremi prioris cristae

ilium.

c Extremum, unde refciffa pars tendinea, quam adjungit vaginae tendineae femoris.

*In Syntaxi,* Tab I M N O in femore, tectus Sartorio H I.
A latere, Tab. IX. q r s in finiftra coxa, pedeque.

# TABULAE ANATOMICAE QUARTAE ET VIGESIMAE
# MUSCULORUM HOMINIS
## EXPLANATIO.

●●●●●●●●●●●●●●●●●●●●●●●●●●●●●●●●●●●●●●●●●●●●●●●●●●●●●●

### PEDIS EXTREMI

Adde *Peroneum tertium* Tab. XXV Fig. 1 a θ 1 ι

#### FIGURAE I
*Peroneus brevis, à parte posteriore.*

a Pars originis à fibula  Infra partem illam subtus pergit oriri à spina, quae à posteriore parte latitudinem lateris externi fibulae terminat, haud ita procul à malleolo oriri a spina illa desinens

b c d Tendo  c hac parte, qua se ad malleolum inflectit, latior & crassior, ubi continetur ligamento, quod vide Tab V o in crure  d hac quoque parte crassior & latior, ubi juxta superiorem partem eminentiae calcanei per ligamentum alterum incedit, quod vide, Tab. V o in pede extremo, & Tab IX F in pede sinistro

e Insertus superiori eidemque posteriori parti radicis illius tuberis, quod est in osse metatarsi quinto, ab exteriore parte capitis ejus primi

Adde Fig 2

*In Syntaxi*, Tab VIII M–R in crure & pede extremo. Dein Tab. VII u–x in crure & pede extremo, tectus Peroneo longo m p q &c  Dein Tab VI I–M in crure &. pede extremo, tectus eodem modo Peroneo longo N P Q &c  Dein eodem modo Tab V g–k in crure & pede extremo, tectus Peroneo longo l m

#### FIGURAE II
*Peroneus brevis, à parte priore*

a a Origo à latere externo fibulae, infraque à spina, quae à posteriore parte latitudinem lateris externi terminat

Ex parte etiam oritur à vagina tendinea cruris, ejusque propagine, interserta Peroneo huic longoque ab una parte, ab altera Extensori longo digitorum & Peroneo tertio

Adde Fig 1

*In Syntaxi*, Tab. IV ω Γ Δ ın crure  Dein Tab. III M O ın crure, tectus Peroneo longo G L  Dein ın Tab II ω ın crure, tectus Peroneo longo Φ ψ, & Extensore longo digitorum pedis cum Peroneo tertio A–E  Dein Tab I σ ın crure, eodem modo tectus Peroneo longo δ ς, & Extensore longo digitorum pedis cum Peroneo tertio τ φ χ ψ

A latere, Tab IX B B C C D D E ın pede sinistro, subjectus Peroneo longo Σ Ψ Ω

Praeterea Tab X Fig 20 y, & 21 Δ, & 22 ч

#### FIGURAE III
*Peroneus longus, à parte posteriore*

a Principium alterum, b oriens à laterali externa parte partis prioris radicis capitis superioris fibulae

c d e Alterum, c d e oriens à plusquam dimidia, eaque superiore, parte illius spinae fibulae, quae ın externo ejus latere, non multum infra caput superius eminere incipit  sed a d ad e subtus oritur

f Tendo  cujus g nodus primus, qua se ad posteriori malleoli externi flectit  h secundus, qua ad eminentiam, quae est in latere externo calcanei  ı tertius, qua ad os cubiforme

Ligamenta, quibus tendo ad malleolum, & ad calcanei tuberculum retinetur, vide Tab V n, & p ın crure & pede extremo  Adde A ın pede sinistro Tab IX

Adde Fig 4 & 5

*In Syntaxi*, Tab VII m–t ın crure pedeque extremo  Dein Tab VI N O–T ın crure pedeque extremo, tectus Soleo Ω Ψ  Dein Tab V Θ l m m ın crure pedeque extremo, tectus pariter Soleo a b

#### FIGURAE IV
*Peroneus longus, à parte priore*

a Principii superioris ortus à laterali externa parte partis prioris radicis capitis superioris fibulae  b à vicina à priori parte tibia

c c d d Principii inferioris ortus à plusquam dimidia, eaque superiore, parte illius spinae fibulae, quae ın externo ejus latere, non multum infra caput superius eminere incipit

Ex parte etiam abscedit à vagina tendinea cruris, ejusque propagine, quae ınter hunc Peroneum & Extensorem longum digitorum interjecta

e e Vestigium ab Extensore longo digitorum impressum

f Pars interior, sinuata, cui Peroneus brevis insidet

g Tendo, è carnis parte exteriore nascens

Adde Fig 3 & 5

*In Syntaxi*, Tab III G–L ın crure, ubi partim tectus Peroneo brevi M  Dein Tab II. φ χ ψ ın crure, tectus Peroneo brevi ω, & Extensore longo digitorum pedis A  Dein Tab. I. ◊ π ς ın crure, eodem modo tectus Peroneo

brevi σ, & Extensore longo digitorum pedis τ υ.

A latere, Tab IX Σ–Ω ın pede sinistro, subjectus Soleo ω.

#### FIGURAE V
*Peroneus longus, ın planta pedis*

a Tendo, cujus b nodus, qua applicatus ad calcanei eminentiam, quae est ın latere ejus externo  c nodus ınsignior, qua se flectit ad eminentiam, quam os cubiforme ab ınferiore parte habet, perque sinum illum ejus ıncedit, qui ante eminentiam illam

d Extremo suo ınsertus ımae deorsum maxime eminenti parti offis metatarsi pollicis

e Portio à tendine abscedens, quae se circum tuber offis cubiformis flectit, ınque duas partes abit f g, ınsertas h ı offi cuneiformi magno

k Portio alia à tendine abscedens, l ınsertaque offi metatarsi secundo.

Quomodo ın sinu cubiformis retineatur à ligamento, ıd vide Tab. X Fig 21 N O

Adde Fig. 3 & 4

*In Syntaxi*, Tab X Fig 22 b–ı  Dein Fig 21 B C D, & ınter τ & l, ubi sub ligamento, quo retinetur, sub N O, & tectus Adductore pollicis l m, & Flexore brevi o p r  Dein Fig 20 z σ β, caeterum sub ıısdem, ac ın Fig 21 & sub Flexore longo digitorum cum Lumbricalibus  Et qua nudus ın Fig 20 ea ın 19 tectus Abductore digiti minimi pedis A B.

#### FIGURAE VI
*Tibialis anticus*

a a Ortus à tibia, primum mox ante Extensoris digitorum longi ortum, occupans deinde ortu suo totam planitiem externae tibiae, a capite ejus secundum spinam priorem fere usque ad medium tibiae longitudinis, latitudinem, & ex parte etiam affixus proximo ligamento, cruris offium intervallo ınterserto  Sed & ınde per cruris longitudinem ab eodem ligamento, & ın prımıs a tibia, juxta ligamentum illud, oriri diu, & ad duas tertias longitudinis tibiae partes plus mınus usque, pergit

b Pars vaginae tendineae cruris, à qua Tibialis hic subtus abscedit  c c hic truncata, ubi ıs non amplius abscedi.t ab ea.

Oritur & à vaginae illius propagine, quae ınterserta Tibiali huic & Extensori longo digitorum pedis

d Tendo, in quem abit  Quomodo ıs ıncedat sub cornubus ligamenti, quo tendines ın flexu ad pedem extremum coercentur, ıd vide Tab I r t ın crure & pede extremo, & Tab IX ı π ın pede dextro, & Y Z ın sinistro.

Adde Fig 7

*In Syntaxi*, Tab I n–p ın crure & pede extremo, ubi ex parte ın ımo tectus Abductore pollicis A

A latere, Tab. IX U V W ın pede sinistro  & π θ ın dextro

#### FIGURAE VII
*Tibialis antici extremum bicorne, ın planta pedis*

a Extremi cornu alterum, b ınsertum rotundae illi laevique superficiei, quae ın offis cuneiformis magni parte ınteriore eademque ınferiore & finitima offi metatarsi primo

c Alterum, ıdque tenuius, mox ante finem praecedentis ınsertum d eminentiae, quae ın capite primo offis metatarsi pollicis, ab ınterno latere, atque ıbi fere ın medio

Adde Fig 6

*In Syntaxi*, Tab. X Fig 22 k l  Dein Fig 21 ζ η, ubi pars tecta Flexore brevi pollicis pedis y  Dein eodem modo Fig 20 ı k, tecta parte Flexore brevi p  Et quod nudum, ıd ın Fig. 19 tectum Abductore pollicis F

#### FIGURAE VIII
*Soleus, à parte priore*

a a b c c Origo à capite superiore fibulae, magnaque portione spinae, quae ınfra caput illud à posteriore parte eminet.

d e f f Origo, d e à tibiae eminentia, quae ın ejus posteriore parte, non longe a capite superiore obliqua jacet, & ubi illa desinit, e f f continuo a a – gine posteriore spinae ınterioris tibiae, ultra mediam offis hujus longitudinem

g h Superficies tendinosae, longe excurrentes

ı ı Pars tendinea, carnem bifariam septi modo distinguens  Intus autem ın carne fere ın ıpso summo ınitio musculi ıncipit

k k l l Carnes, quae ex utroque latere descendendo convergunt, accedunt que ad septum tendineum ı ı

m. n Mucrones, ın quos caro ab utroque latere abit, quorum ınterior n craffior, ınsignior, excurrentisque longius

Inveni & carnes illas ab ınferiore parte conjunctas ın unum, unoque simul mucrone, eoque ınsigniore, desinentes.

o Tendo, ın quem abit, p hic rescissus à calcaneo.

q Superficies tendinosa, qua tendo ab hac parte incipit.
Adde Fig 9

*In Syntaxi*, Tab. I ξ ≠ π in crure, ubi caeterum tectus Peroneo longo σ π ς, & Flexore longo digitorum pedis θ x, & Tibiali postico λ. adde υ. Et Tab II ω N P in crure, eodem modo tectus Peroneo longo φ ψ, & Flexore longo digitorum pedis Q S, & Tibiali postico V adde Y.

r r r r Hic truncatum os tibiae
s s Hic truncata fibula.

### FIGURAE IX
*Soleus, à parte posteriore.*

a Ortus à fibulae capitis superioris posteriore parte
b Pars tendinea principii, quod à tibia oritur c c Oritur autem à tibiae eminentia, quae in ejus posteriore parte, non longe à capite superiore, obliqua jacet
d d Superficies tendinosa, qua tendo in posteriori parte incipit.
e e Nota incisurae similis, ubi intus in carne pars tendinea, carnem illam sepu tendinei modo distinguens.
f Tendo, in quem abit
g g Hinc rescissus Gemelli tendo, ubi se primum tendini Solei adjungit Adjungit obliquo ductu, citius ab exteriore parte pedis
h Tendo Achillis, i i insertus posticae eidemque inferiori parti prominentis tuberis calcanei, quod calcem efficit
Adde Fig 8

*In Syntaxi*, Tab VI Ω--Is in crure, ubi partem integit Plantaris Φ Dein Tab V a a b in crure, tectus Gemello Λ--Φ

A latere, Tab IX ω Δ Θ in pede finistro, tectus Gemello φ ψ & Γ Δ in dextro, tectus Gemello W X, & Plantari Λ

### FIGURAE X
*Gemellus*

a b c c d e f Caput interius, principiis duobus, usque tendinosis b d, incipiens Quorum
b inferius crassius tendo est, orturque e c mox supra posteriorem partem condyli interni femoris, juxta latus internum.
d superius tenue, e e oritur à margine partis posterioris femoris, juxta latus internum, mox supra principium inferius.
f Superficies tendinosa, ab excurrente principio tendineo effecta.
g h i i k Caput exterius, h principio tendineo i i oriens ab eminentia oblonga, quae in latere externo femoris, juxta partem posteriorem, mox supra sinum, è quo nascitur Popliteus
k Superficies tendinosa, quam efficit excurrens principium tendineum
l m Mucrones duo, in quos caro definit
n Tendo, qui se tendini Solei adjungit
*In Syntaxi*, Tab V Λ--Φ in crure, capite exteriore subjacens Bicipiti cruris τ φ in femore interiore Semimembranoso ν ξ ο. Et praeterea Tab VI Δ & Θ in femore & Tab VII T & U in femore

Praeterea a priori parte, Tab I β γ δ ε in crure Et a latere, Tab IX φ χ ψ ω in pede finistro & V--Y in dextro

o Tendo Solei, p hic truncatus
q Tendo Achillis, r r insertus posticae eidemque inferiori parti prominentis tuberis calcanei, quod calcem efficit

### FIGURAE XI
*Plantaris.*

a a Ortus à radice condyli externi femoris, mox juxta internam partem ortus Gemelli
b Tendo, in quem abit Insertus interno lateri calcanei, juxta finem tendinis Achillis quod vide Tab IX Ξ in pede dextro.
*In Syntaxi*, Tab VI Σ Φ in femore & crure, à principio subjectus Gemelli capiti exterior Θ, & Bicipiti cruris λ, in fine post tendinem Achillis D Dein Tab V Γ c in femore & crure, subjectus itidem Gemello Λ--Φ, & Bicipiti cruris τ, in fine post tendinem Achillis Ψ Et praeterea Tab.VII V in femore

Praeterea a priori parte, Tab II T in crure Et Tab I. μ in crure. Et à latere, Tab IX Λ Ξ in pede dextro. & Π in finistro.

### FIGURAE XII
*Tibialis posticus, à parte posteriore*

a a Origo à tibia unde extrinsecus tendinosus b b Oritur autem à tibiae planitie, quae mox à radice illius partis, cui fibula innixa, deorsum per eam partem, qua fibulam spectat, aliquantum porrecta.
c Principium à fibula oriens A cujus deinde planitie illa tota oriri pergit, quae à superiore capite ejus, per plus quam duas tertias partes longitudinis, qua tibiae obversa, se extendit vide Tab IV υ υ in crure. Ex parte etiam à ligamento incipit, quod inter crura ossa, qua dehiscunt, medium
d d Superficies tendinosa partis illius, quae à fibula oritur
e f Tendo, e hac parte ex carne oriens, f hac pone malleolum internum procedens, qua crassior & durior Juxta malleolum quomodo ligamento retineatur, exhibitum Tab V e in crure, & Tab. I u in crure & pede extremo, & Tab. IX δ in pede dextro
Adde Fig 13 & 14

*In Syntaxi*, Tab VIII E--L in crure Dein Tab VII Z--d in crure; subjectus Poplitео W Y, Flexori longo pollicis pedis h, Flexori longo digitorum pedis f Dein Tab VI G in crure, caeterum tectus Soleo Ω &c. Sic & Tab. V d in crure.

### FIGURAE XIII
*Tibialis postici, à parte priore.*

a Tendo ad malleolum internum procedens post infra cum, b per latus internum pedis extremi, ubi ligamento retinetur, x in pede extremo Tab I & ζ in pede dextro Tab IX
c Tendinis pars praecipua inserta in inferiora maxime eminenti parti tuberis crassi & inaequabilis, quo os naviculare ab interno pedis latere eminet
d Tendinis excurrens portio tenuior, inserta e ossis cuneiformis primi parti inferiori, juxta posteriora
Adde Fig 12 & 14

*In Syntaxi*, Tab IV π--ψ in crure & pede extremo Et Tab III P -R S -U in crure & pede extremo. Dein Tab II F V W X in crure & pede extremo, tectus Ex ensore longo digitorum pedis A, & Extensore proprio pollicis H I Dein Tab. I λ y in crure & pede extremo, ubi quod in crure Tab. II nudum, id subjectum Tibiali antico n in crure extremum tectum Abductore polli cis pedis A in pede extremo.

Praeterea à latere, Tab IX β β γ in pede dextro.

### FIGURAE XIV
*Tibialis postici tendo, in planta pedis*

a Hic truncatus.
b Nodus, qua ad tali caput (interveniente ligamento, quod à calcaneo ad os naviculare per plantam deductum, sustinet tali caput) & ad inferiorem quoque & eandem posteriorem partem tuberis ossis navicularis applicatus
c Hic tendinis pars praecipua subtus navicularem inserta, in inferiora maxime eminent. parti tuberis crassi & inaequabilis, quo os illud ab interno pedis latere eminet
d d Hic excurrente portione tenuiore insertus ossis cuneiformis primi parti inferiori, juxta posteriora
e Portio tenuior, qua se f insert imae deorsum protuberanti parti ossis cuneiformis tertii excurritque praeterea g ad os metatarsi secundum, & h ad tertium, eorumque capitis primi parti inferiori se inserit, ab illo latere, quo spectant digitorum minimum. Dat & portionem i Flexori pollicis brevi, k hic ab eo rescissam
l Alia à tendine abscedens portio, cujus duas m o abeuns quarum altera m, inserta n calcanei inferiori parti, prope cubisforme, haud longe à margine ejus illo, qui est juxta talum altera o, inserta p inferiori parti ossis cubisformis, haud longe à postica parte cuneiformis tertii
Adde Fig. 13 & 12

*In Syntaxi*, Tab X Fig 21 E F G H I, ubi pars tecta Flexore brevi pollicis pedis p, Adductore pollicis l k, & tendinibus Peronei longi Dein Fig 20 f g h, tectus tendine Flexoris longi digitorum pedis A B, capiteque ad eum in planta accedente C D, & Flexoris longi pollicis tendine b. Post in Fig. 19 subjectus Abductori pollicis pedis F.

# TABULAE ANATOMICAE QUINTAE ET VIGESIMAE
# MUSCULORUM HOMINIS
## E X P L A N A T I O.

### DIGITORUM PEDIS MINORUM
#### FIGURAE I

*Extenſor longus digitorum pedis cum Peroneo tertio, à latere*

a Extenſor longus digitorum pedis cum Peroneo tertio conjunctus in unum

b b c Prima pars principii, oriens b b à radice capitis ſuperioris tibiae, mox ante fibulae caput ſuperius & c c à ſpina priore fibulae capitis illius

d Pars vaginae tendineae cruris, a qua ſubtus caro hujus principii procedit, hic e e, ubi nulla amplius abſcedit caro, reſciſſa

Oritur etiam a propagine, quam vagina illa interſerit Extenſori huic & Tibiali antico

f g h h Principii pars altera, quae ab initio tendinea g, oritur h h à fibulae ſpina priore, & quidem a margine ejus, qui ſpectat tibiam

i i Principii tertia pars, ab initio i i maximam partem tendinea, k k oriensque a fibulae ſpina priore, & à planitie, in quam ſpina illa ab inferiore parte abit Pars ejus, quae ad Peroneum pertinet, oritur etiam a propagine vaginae tendineae cruris

l Tendo Extenſoris longi digitorum, qui ſe in quatuor tendines m n o p findit, per dorſum pedis ad digitos quatuor minores decurrentes

Quomodo decurrat ſub ligamento tranſverſo, ad cruris pedisque extremi confinium, id vide Tab IX X in pede ſiniſtro, & Tab I q in pede

q Tendo Extenſoris longi per dorſum digiti minimi decurrens r extremum, inſertum tuberculo oblongo tranſverſoque, quod in capite primo oſſis ſecundi ordinis hujus digiti, a ſuperiore parte s t portione, ad os tertium procurrentes, quae in extremum commune u abeunt, v ſuperiori parti capitis primi oſſis tertii inſertum

w Aponeuroſis, quae ab hoc latere ad tendinem q accedit, producta ab Adductore minimi, à quo hic x reſecta

Aponeuroſem, quae ad alterum hujus, & coeterorum tendinum latus accedit, vide Tab I h in pede extremo & Tab I q in pede extremo & Tab III i in pede extremo Eaque partim a capſa articuli digiti cum metatarſo, partim ab Interoſſeo primo, partim a Lumbricali, partimque à latere oſſis primi ordinis, procedit

y y y Truncati tendines Extenſoris brevis digitorum pedis

τ ʒ Tendo communis Extenſoris longi & brevis z pars à brevi producta, α pars à longo intermedia eſt diviſionis nota β extremum oſſi ſecundi ordinis inſertum, ut τ in digito minimo γ δ portiones ad os tertium procurrentes, quarum altera γ eſt Extenſoris brevis, altera δ longi & earum commune extremum, ζ ſuperiori parti capitis primi oſſis tertii inſertum

η Aponeuroſis, quae ab hoc latere ad tendinis communis partem illam accedit, quae ab Extenſoris brevis tendine effecta Abſcedit illa ab Interoſſeo ſecundo hujus digiti, & à capſa articuli

Eadem in digito tertio, & in ſecundo

θ i κ Tendo Peronei tertii, θ hic κ carne oriens, κ hic inſertus ſuperiori parti radicis capitis primi oſſis metatarſi quinti, juxta commiſſuram cum quarto, indeque continuo ſuperiori ſpinae ejuſdem illius quinti

Quomodo ad cruris pedisque extremi confinium decurrat ſub ligamento, id vide Tab IX X in pede ſiniſtro, & Tab I q in pede

Σ, & brevis B C

A priori parte, Tab II A—E, & m—q in crure & pede extremo, tecta parte Extenſoris proprii pollicis pedis H I Dein Tab I τ—h in crure pedeque, ſubjecta parte Extenſori proprio pollicis pedis ι, & Tibiali antico in

Praeterea Tab III n o p q r s t u in pedibus extremis Et Tab V r z s in pede extremo Et Tab VI U V in pede extremo Et Tab VII γ y in pede extremo Et Tab IX, o in pede dextro

#### FIGURAE II

*Interoſſei pedis externi, ſeu bicipites, à ſuperiore parte*

a b b c d d e f *Interoſſeus ſecundus digiti quarti*

a Caput craſſius, b b oriens à pluſquam dimidia poſteriore parte lateris oſſis metatarſi quinti, quod eſt e regione malei

c Caput tenuius, d d oriens a poſteriore parte marginis inferioris oſſis metatarſi quarti, quo reſpicit quintum

e Tendo, f inſertus inferiori parti illius lateris capitis primi oſſis primi ordinis digiti quarti, quo ſpectat quintum

Adde Fig 2 a—e

*In Syntaxi,* Tab. IV Π in pede extremo. Dein Tab VIII S in pede extremo Dein Tab IX q in pede ſiniſtro, tectus Extenſoris longi digitorum tendine O

g h h i k k l m *Interoſſeus ſecundus digiti tertii*

g Caput craſſius, h h oriens fere à pluſquam dimidia poſteriore parte longitudinis lateris oſſis metatarſi quarti, quo reſpicit tertium

i Caput tenuius, k k oriens à poſteriore parte marginis inferioris lateris oſſis metatarſi tertii, quo reſpicit quartum.

---

l Tendo, m inſertus inferiori parti illius lateris capitis primi oſſis primi ordinis digiti tertii, quo ſpectat quartum

Adde Fig 3 f—k

*In Syntaxi,* Tab IV Ξ in pede extremo Dein Tab III inter k & l pedis extremi ſiniſtri, tectus Extenſore brevi digitorum k In Tab II tectus praeterea tendine Extenſoris longi digitorum A E ad digitum quartum pertinente Dein Tab VIII T in pede extremo Dein Tab IX p in pede ſiniſtro, tectus Extenſore brevi digitorum d, & Extenſoris longi tendine P

n o o p q q r s *Interoſſeus ſecundus digiti ſecundi*

n Caput craſſius, o o oriens à pluſquam dimidia poſteriore parte medii lateris oſſis metatarſi tertii, quo ſpectat ſecundum

p Caput tenuius, q q oriens a poſteriore parte lateris oſſis metatarſi ſecundi, quo tertium reſpicit, & quidem ab inferiore margine eminentiae oblongae, quae per latus illud porrecta

r Tendo, s inſertus inferiori parti illius lateris capitis primi oſſis primi ordinis digiti ſecundi, quo ſpectat tertium

Adde Fig 3 l—q

*In Syntaxi,* Tab IV Λ in pede extremo Dein Tab III inter i & k in pede ſiniſtro, tectus Extenſore brevi digitorum i In Tab II tectus praeterea tendine Extenſoris longi digitorum A E ad digitum tertium pertinente Dein Tab VIII V in pede extremo Dein Tab IX o in pede ſiniſtro, tectus Extenſore brevi digitorum c, & Extenſoris longi tendine Q

t u u v w x y z α *Interoſſeus primus digiti ſecundi*

t Caput craſſius, u u oriens a pluſquam dimidia poſteriore parte illius lateris oſſis metatarſi ſecundi, quo primum ſpectat v tendinea pars principii

w Caput tenuius, x principio tendineo oriens y z ſuperiore parte mucronis oſſis cuneiformis magni, qui oſſi metatarſi primo ſecundoque inſertus

z Tendo, α inſertus inferiori parti illius lateris capitis primi oſſis primi ordinis digiti ſecundi, quo pollicem ſpectat

Cujusque autem capita fibras conjungunt inter ſe ad angulos acutos

Adde Fig 3 r—w

*In Syntaxi,* Tab IV Θ in pede extremo Dein Tab III m m in pede extremo, tectus Extenſore brevi digitorum f h Dein Tab II H in pede extremo, tectus Extenſore brevi digitorum i k, & tendine Extenſoris proprii pollicis pedis I K Sic & Tab I L in pede extremo Dein Tab IX n in pede ſiniſtro, tectus Extenſore brevi digitorum a b, & tendine Extenſoris proprii pollicis S

#### FIGURAE III

*Interoſſei pedis externi, ſeu bicipites, à parte inferiore*

a b c d e *Interoſſeus ſecundus digiti quarti*

b Tendinea principii pars

c Ortus ab oſſis metatarſi quarti capite primo, qua parte quintum reſpicit Oritur & a ligamento, quod tendinem Peronei longi in planta retinet vide Tab X Fig 21 U P

d Tendo, e inſertus inferiori parti illius lateris capitis primi oſſis primi ordinis digiti quarti, quo ſpectat quintum

Adde Fig 2 a—f

*In Syntaxi,* Tab X Fig 22 β γ δ, tectus Interoſſeo minimi ε Dein Fig 21 UV, tectus Interoſſeo minimi S, & Tranſverſali pedis f g Dein Fig 20 μ v, tectus Interoſſeo minimi λ, Tranſverſali pedis ξ, Lumbricali quarto Z, & Flexoris longi digitorum pedis tendine M Q Dein Fig 19 X Y, tectus Interoſſeo minimi Z, Tranſverſali pedis g, Lumbricali quarto e, tendine Flexoris digitorum pedis longi & brevis V, Flexore brevi digitorum T Dein Fig 18 m m, tectus Interoſſeo minimi ʋ, Tranſverſali pedis i, Lumbricali quarto h, tendine Flexoris brevis digitorum, ad digitum minimum pertinente, portione mediae aponeuroſis plantae, ad digitum minimum pertinente G Praeterea Tab. VIII Y in pede extremo

f g h i k *Interoſſeus ſecundus digiti tertii*

g Tendinea pars principii

h Ortus à radice capitis primi oſſis metatarſi tertii, qua parte quartum reſpicit, i Tendo, k inſertus inferiori parti illius lateris capitis primi oſſis primi ordinis digiti tertii, quo ſpectat quartum

Adde Fig 2 g—m

*In Syntaxi,* Tab X Fig 22 v u x, tectus Interoſſeo primo digiti quarti γ Dein Fig. 21 YZ, tectus Interoſſeo primo digiti quarti W, Tranſverſali pedis f, Adductore pollicis k Dein Fig 20 ε, tectus Tranſverſali pedis ε, Lumbricali tertio X, tendinibus O P Flexoris longi digitorum, Adductore pollicis t Dein Fig. 19 ι, ſubjecta iisdem & Fig. 18 l, iisdem ſubjecta, & portioni E mediae aponeuroſis plantae

l m n n o p q *Interoſſeus ſecundus digiti ſecundi*

m Tendinea pars principii

n n Ortus ab oſſe metatarſi ſecundo, ante radicem capitis ejus primi, qua parte tertium reſpicit

o Ortus ab oſſe metatarſi tertio, juxta radicem capitis ejus primi, qua parte ſecundum ſpectat

p Tendo, q inſertus inferiori parti illius lateris capitis primi oſſis primi ordinis digiti ſecundi, quo ſpectat tertium.

Adde Fig 2 n--s

*In Syntaxi*, Tab. X Fig. 22 p q r, subjectus Interosseo primo digiti tertii. Dein Fig 21 c d, subjectus Interosseo primo digiti tertii a, Transversali pedis f, Adductore pollicis k. Dein Fig 20 π, tectus Transversali pedis ζ, Lumbricali secundo W, tendine N Flexoris longi digitorum. Dein Fig 19 k, & Fig 18 k, tectus iisdem

ı s t u v *Interosseus primus digiti secundi*

ı Caput crassius

s t Tendineae partes principii

u Ortus à plusquam dimidia posteriore parte illius lateris ossis metatarsi secundi, quo primum spectat

v Tendo, w insertus inferiori parti illius lateris capitis primi ossis primi ordinis digiti secundi, quo spectat pollicem.

Adde Fig 2 t--α

*In Syntaxi*, Tab. X Fig 22 m n o. Dein Fig 21 e, tectus Transversali pedis f, & Adductore pollicis k. Dein Fig 20 inter Lumbricalem primum, & os metatarsi, osque primi ordinis digiti secundi, tectus iisdem, quibus in Fig 21 & praeterea Lumbricali primo V. Sic & Fig 19 & 18.

### FIGURAE IV
*Interossei pedis interni, ab inferiore parte*

a b b c d e *Interosseus digiti minimi*

b b Ortus à posteriore parte marginis inferioris illius lateris ossis metatarsi quinti, quo respicit pollicem

c Pars tendinea principii

Quomodo praeterea oriatur à ligamento, quod Peronei longi tendinem in planta retinet, id vide Tab X Fig 21 S N

d Tendo, e insertus inferiori parti illius lateris capitis primi ossis primi ordinis digiti quinti, quo id pollicem spectat.

*In Syntaxi*, Tab. X Fig 22 ζ η Dein Fig 21 S T, tectus Flexore brevi digiti minimi Q, & Transversali pedis f h Dein Fig 20 λ, tectus Flexore brevi digiti minimi ı, Transversali pedis ζ, tendine M Q Flexoris longi digitorum, Lumbricali quarto Z Dein Fig 19 Z, tectus Flexore brevi minimo a, Transversali pedis g h, tendine V Flexoris brevis digitorum, tendineque Flexoris longi ab minimum pertinente, & Lumbricali quarto c Sic & Fig 18 o, tectus iisdem

Praeterea Tab VII. s in pede extremo

f g g h i k *Interosseus primus digiti quarti*

g g Ortus ejus à posteriore parte marginis inferioris illius lateris ossis metatarsi quarti, quo respicit pollicem

h Pars tendinea principii

Quomodo praeterea oriatur à ligamento Peronei longi tendinem in planta retinente, id vide Tab X Fig 21 W P

i Tendo, k insertus inferiori parti illius lateris capitis primi ossis primi ordinis digiti quarti, quo id pollicem spectat.

*In Syntaxi*, Tab X Fig 22 v z α, tectus Interosseo secundo digiti ejusdem quarti β Dein Fig 21 W X, tectus Interosseo secundo U, Transversali pedis f g, Adductore pollicis k Dein Fig 20 ξ, tectus Interosseo secundo μ, Transversali pedis ζ, Adductore pollicis L, Lumbricali quarto Z, & tertio X, Flexoris longi digitorum tendinibus M Q & P Dein Fig 19 inter Lumbricalem tertium d, & os metatarsi, osque primum digiti hujus quarti & inter Lumbricalem quartum c, tendinem U, & Transversalem pedis g, caeterum tectus iisdem, quibus in Fig 20 & praeterea Flexore brevi digitorum T R Dein Fig 18 inter Lumbricalem tertium g, & os metatarsi, osque primi ordinis digiti hujus quarti & inter Lumbricalem quartum h, Transversalem pedis ı, & aponeurosi plantae portionem F, tectus iisdem; quibus in Fig 19 & praeterea aponeurosis plantae portione F

l m m n o p *Interosseus primus digiti tertii*

m m Ortus ejus à posteriore parte marginis inferioris illius lateris ossis metatarsi tertii, quo respicit pollicem.

n Tendinea pars principii

o Tendo, p insertus inferiori parti illius lateris capitis primi ossis primi ordinis digiti tertii, quo id pollicem spectat

*In Syntaxi*, Tab X Fig. 22 s t u, tectus Interosseo secundo digiti hujus tertii s Dein Fig 21 a b, tectus interosseo secundo Y, Transversali pedis f, Adductore pollicis k Dein Fig. 20 inter Lumbricalem secundum W, & os metatarsi, osque primum digiti tertii, caeterum tectus iis, quibus in Fig 21 & praeterea I Lumbricali secundo W Sic & Fig 19 inter I umbricalem secundum e, & os metatarsi, osque primi ordinis digiti tertii Et Fig 18 inter Lumbricalem secundum f, & os primi ordinis digiti tertii.

### FIGURAE V
*Flexor brevis digitorum pedis*

a Ortus ab ima parte calcanei, juxta radicem tuberis, quo calx efficitur unde extrinsecus tendinosus b, qua parte à principio diu cohaeret cum media plantae aponeurosi, ut oriri ab ea videatur

c Portio ad digitum secundum pertinens d tendo ejus, e hic divisionis notam habens, post ubeuns in crudas duas f g quae cohaerent inter se parte tenuiore h, & id postremum ı k insertae tuberculis, quae sunt in inferiore parte utriusque marginis ossis secundi ordinis digiti hujus, ante caput ossis illius primum

l Portio ad digitum tertium pertinens m tendo ejus, desinens ut tendo d portionis primae

n Portio ad digitum quartum pertinens o tendo ejus, desinens ut tendo d.

p Tendo ad digitum minimum pertinens, desinensque ut tendo d

Ligamenta, quibus tendines retinentur, vide Tab X Fig 18 s t

*In Syntaxi*, Tab X Fig 19 L--V, ubi tendinum pars subjecta Flexori longi digitorum tendinibus] &c Dein Fig 18 v u w &c pariter subjectis tendinibus his Flexoris longi digitorum tendinibus x &c reliquo autem musculo

tecto media plantae aponeurosi A B C D E F G

Praeterea Tab. IX χ ψ in pede dextro & y z. &c in sinistro. Et Tab II c d in pede extremo. Et Tab. I E in pede extremo. Et Tab VI Y & δ in pede extremo. Et Tab. V s in pede extremo

### FIGURAE VI
*Flexor longus digitorum pedis, à parte posteriore*

a Pars tendinea summi principii, b oriens à posteriore tibiae parte, infra longitudinem prope mediam illius eminentiat, à qua Soleus oritur

c Pars tendinea principii, oriens d d à posteriore parte tibiae, & e à parte proxima ligamenti, quod inter tibiam & fibulam intermedium. Haec pars tendinea, una cum carnea proxima f, subjecta Tibiali postico

g Tendo

Ligamentum, quo juxta malleolum internum retinetur, vide Tab. V. e in crure & pede extremo

Adde Fig 7 & Fig 8 q--s.

*In Syntaxi*, Tab. VII f g in crure, tectus Flexore longo pollicis h, & Popliteo Y Dein Tab. VI F in crure, tectus Soleo Ω &c Sic & Tab. V inter tendinem d & ψ in sinistro pede, & inter d & tendinem Plantaris in dextro

### FIGURAE VII
*Flexor longus digitorum pedis, à parte priore*

a a Ortus a tibiae margine.

b c Tendo, b hic ex carne oriens, c hic per latus pedis extremi internum decurrens ad plantam

Ligamentum, quo juxta malleolum, & ad eam, quae tali caput sustinet, calcanei, sub qua in latere pedis extremi procedit, eminentiam, retinetur, vide Tab. I u in crure & pede extremo & Tab IX δ in pede dextro

d Caput ad I lexorem hunc in planta accedens. e e ortus ejus à latere interno tuberis calcanei, quod calcem facit.

Adde Fig 6 & Fig 8 q--s.

*In Syntaxi*, Tab III X--c in crure & pede extremo, tectus tendine Tibialis postici 8--U Sic & Tab II Q R R S Z a b in crure & pede extremo, eodem modo tectus Tibialis postici tendine V V Et Tab I θ ı ı z z in crure & pede extremo, similiter tectus Tibialis postici tendine λ y y, & Abductore pollicis pedis A B

A latere, Tab IX ψ Ω Ω α ω in pede dextro.

### FIGURAE VIII
*Flexor longus digitorum pedis, cum Lumbricalibus, & tendine Flexoris longi pollicis, in planta*

a b Tendo *Flexoris longi digitorum* b nodus, ubi se ad calcaneum atterit

c Portio, quam tendo Flexoris longi digitorum adjungit, continuatque tendin Flexoris longi pollicis

d e f g g h ı Caput, quod ad Flexorem digitorum longum in planta accedit, è duabus à principio constans portionibus, e & f quarum

e Altera oritur g g ab imo calcaneo, ante partem interiorem eandemque inferiorem tuberis, quod calcem efficit. Hujus portionis continuationem vide Fig 7 d e e

f Altera tenui tendine h incipit, ı ab inferiore parte calcarei, ante inferiorem eandemque interiorem partem tuberis, quod calcem efficit, oriens

k l m n Quatuor tendines, in quos tendo Flexoris longi digitorum, una cum capite, quod ad eum accedit, abit Qui tendines ad digitos quatuor parvos pertinent o. p q r, per longitudinem quodammodo fissi, s s s insertique ossibus tertius

Ligamenta, quibus tendines illi retinentur, vide Tab X Fig 18 s t u

Adde Fig 7 & 6

*In Syntaxi*, Tab X Fig. 20 A--R, ubi tendinum partem Lumbricales S W X Z integunt. Dein Fig l m, & ab illo Flexoris digitorum brevis latere, quo spectat pollicem, caeterum tectus Lumbricalibus c d e f, Flexori brevi digitorum L--V, Abductore suum A B, Abductore pollicis F G Dein Fig 18 x. &c & ab illo tendinum Flexoris brevis digitorum v latere, quod pollicem respicit, & inter tendinem illorum cornua w w caeterum tectus iisdem, quibus in Fig 19 & praeterea media plantae aponeurosi D E F G

Praeterea Tab VII δ ζ θ in pede extremo Et Tab VI infra X, & δ in pede extremo Et Tab IX y z in pede sinistro

t u v *Lumbricalis primus*, oriens u à tendine primo & secundo Flexoris longi digitorum. v tendo, in quem abit

*In Syntaxi*, Tab X Fig 19 f, tectus Flexore brevi digitorum N O R Dein Fig 18 t, tectus media plantae aponeurosi A D w x *Lumbricalis secundus* x tendo, ın quem abit

*In Syntaxi*, Tab X Fig 20 W, tectus primo S, & tertio X Dein Fig 19 e, tectus primo f, & Flexore brevi digitorum R S. Dein Fig 18 f, tectus media plantae aponeurosi A D E

y z α *Lumbricalis tertius*, oriens z à tendine secundo & tertio. α tendo ejus

*In Syntaxi*, Tab X Fig 20 X Y Dein Fig 19 d, tectus Flexore brevi digitorum R S T U Dein Fig 18 g, tectus media plantae aponeurosi A E F

β γ δ *Lumbricalis quartus*, oriens γ a tendine tertio & quarto δ tendo, in quem abit

*In Syntaxi*, Tab X Fig 20 Z α Dein Fig 19 c; tectus Flexore brevi digitorum R T U V Dein Fig. 18 h, tectus media plantae aponeurosi A F G

Tendines se affigunt tuberculis digitorum ossium primi ordinis, quae sunt in inferiore parte illius lateris capitum primorum, quo pollicem spectant tenuioremque aponeurosem adjungunt tendinibus Extensoris longi digitorum

ε Tendo *Flexoris longi pollicis pedis*, qui ζ accepta à tendine Flexoris longi digitorum portione auctus, dein π per longitudinem quodammodo fissus, ad

postre-

postremum e insertus est ossi ultimo pollicis, & asperae quidem eminentiae, quam ab inferiore parte juxta caput primum habet.

Ligamenta, quibus continetur, vide Tab. X. Fig. 18. e. d. d.

Adde Fig. X

*In Syntaxi*, Tab X. Fig 20. b c d e, tectus Flexoris longi digitorum tendine A, & capite, quod ad cum in planta accedit C. Dein Fig. 19 n o, tectus Flexore brevi digitorum N, & Abductore pollicis F G Dein Fig. 18 ж ж b, tectus media plantae aponeurosi A C.

Praeterea Tab VII. 11 in pede extremo. Et Tab VI ε ε in pede extremo Et Tab V γ γ in pede extremo. Et Tab III W W in pede extremo Et Tab II f f g in pede extremo. Et Tab. L F F G in pede extremo. Et Tab. IX ф in pede dextro

### POLLICIS PEDIS ET DIGITORUM PROXIMORUM TRIUM
### FIGURAE IX
#### Extensor brevis digitorum pedis

a a Origo à superiore parte tuberis, quo pars prior calcanei in superiora eminet

b Portio ad pollicem procedens c tendo, in quem abit, d insertus eminentiae obliquae, c in superiore parte ossis primi pollicis, mox ante caput ejus primum, juxta illud latus, quo spectat digitos parvos

x Portio ad digitum secundum pertinens f tendo ejus

g Portio ad digitum tertium procedens h tendo ejus.

i Portio ad digitum quartum procedens k tendo ejus

l l l Tendini illi cum tendinibus Extensoris longi digitorum conjuncti in communes tendines, intermedia divisionis nota

m m m Truncati tendines Extensoris longi digitorum

n l Tendo communis, factus ex conjunctione tendinis n Extensoris longi, & l brevis o extremum ossi secundi ordinis insertum. p q portiones ad os tertium procurrentes, quarum altera p est Extensoris longi, altera q brevis r earum commune extremum, à superiori parti capitis primi ossis tertii ordinis insertum Eadem in digito tertio, & in quarto. Adde Fig r

*In Syntaxi*, Tab IX a--e in pede sinistro, tectus tendine Extensoris proprii pollicis S, tendinibus Extensoris longi digitorum R. Q P O, tendine Peronei tertii L M, Peronei brevis D E, & ligamento, quo tendines in confinio cruris & dorsi pedis obducit X.

Et Tab III e--i in pede extremo Dein Tab II i k l in pede extremo; tectus tendini Extensoris proprii pollicis I K, tendinibus Extensoris longi digitorum A E, & Peronei tertii tendine D Sic & Tab I H I K in pede extremo, tectus eodem modo tendine Extensoris proprii pollicis i, tendinibus Extensoris longi digitorum c b a ω, & Peronei tertii tendine χ

Et Tab VII y z α β in pede extremo, tectus Peronei brevis tendine w Dein Tab VI W in pede extremo, tectus tendinibus U Extensoris longi digitorum, tendine V Peronei tertii, & Peronei brevis L Dein Tab V r, tectus eodem modo tendinibus r Extensoris longi digitorum, tendine s Peronei tertii, & Peronei brevis i, praetereaque ligamento q, quo tendines in confinio cruris dorsique pedis obducti

### POLLICIS PEDIS
### FIGURAE X
#### Flexor longus pollicis pedis

a a Origo à fibulae planitie posteriore, ante tertiam partem longitudinis ejus incipiens, indeque à duabus sequentibus fere ad malleolum usque pergens b b

c c Hic fibrae ab utroque latere descendentes convergunt

d Tendo

Ligamentum, quo retinetur tendo, vide Tab IX Ф in pede dextro

Adde Fig 8 ς ζ θ

*In Syntaxi*, Tab VII h i k in crure. Dein Tab VI H in crure, tectus Soleo Ω &c Eodem modo Tab V f in crure

A latere, Tab IX П Σ in pede dextro Praeterea Tab. III. V in crure

### FIGURAE XI
#### Extensor proprius pollicis pedis, à latere

a a Origo à planitie fibulae, quae tibiae à priori parte obversa, ab eaque planitie secundum totam fere longitudinem spinae prioris infra autem, ubi spina illa quasi retusa, à planitie inde nata. Perque originis hujus longitudinem oritur etiam à ligamento, quod ad tibiam pertinet, crurisque ossium intervallum maximam partem occludit & exigua quoque portione infra à tibia b, proxime ligamento

c Pars tendinea principia.

d Tendo, e insertus superiori parti capitis primi ossis ultimi pollicis.

Quomodo retineatur ligamento, quod à priori parte cruris, juxta pedis extremi principium est, vide Tab IX. Y Z in pede sinistro. & Tab I r t in crure pedeque extremo.

f Aponeurosis, quae ad tendinem ab hoc latere accedit, veniens è capsa articuli pollicis cum metatarso.

Aponeurosem, quae ab altero latere accedit, vide Fig. 13 f

*In Syntaxi*, Tab. IX S S S T in pede sinistro, tectus Extensore longo digitorum cum Peroneo tertio G I N

A priori parte, Tab. II. H I K L M in crure & pede extremo, tectus Extensore longo digitorum cum Peroneo tertio Λ E C. Dein Tab I i i i k l l in crure pedeque extremo, tectus Extensore longo digitorum cum Peroneo tertio z ψ φ, & Tibiali antico n. Praeterea Tab. IX λ λ μ в in pede dextro.

*Abductor pollicis pedis cum Flexore brevi, ab inferiore parte*

a--e *Abductor pollicis pedii*

a Ortus à radice tuberis calcanei, quo calcem efficit: unde extrinsecus tendinosus b, eaque parte à principio diu cohaeret cum aponeurosi tegente

c Tendo, ad postremum d conjunctus cum ligamento f, quod ab osse sesamoideo pollicis extenore pertinet ad os pollicis primum, cum eoque ligamento insertum e interiori & eidem inferiori parti capitis, quo os primum pollicis incipit

Adde Fig 13 a--c

*In Syntaxi*, Tab X Fig 19 F--K, tectus Flexore brevi digitorum L M N. Dein Fig. 18 Q--S, tectus aponeurosi O

Praeterea Fig. 20 m n, & Fig. 21 β γ δ Et Tab V δ in pede extremo

f Ligamentum, quod ab osse sesamoideo pollicis exteriore ortum g pertinet ad os primum pollicis, eique se inserit e, conjunctum c cum tendine Abductoris pollicis

*In Syntaxi*, Tab X. Fig 21 ε Et Fig 20 o, ex parte tectum Flexoris longi pollicis tendine d e Sic & Fig 19. K, & Fig 18 T

h--s *Flexor brevis pollicis pedis*

h Principium tendineum longius, i oriens ab inferiore eademque pedem alterum spectante parte extremi prioris calcanei, mox pone commissuram ejus cum cuboformi

k Principium tendineum brevius, l oriens ab ima parte ossis cuneiformis, quod medium magnitudine

m Pars illius portionis aponeurosis plantae mediae, quae abit в principium Flexoris brevis pollicis

Partem, quam accipit à tendine Tibialis postici, vide Tab XXIV Fig 14. 1

n Flexoris brevis pars, quae pertinet ad os sesamoideum exterius pollicis

o o Hac parte accedit ad tendinem Abductoris pollicis p hac inserta ossi sesamoideo exteriori pollicis, inferiori eidemque alterum pedem spectanti parti partis ejus posteriori

q Pars, quae pertinet ad os sesamoideum interius pollicis

r Tendo, in quem abit, s insertus parti posteriori ossis sesamoidei interioris pollicis Conjunctus autem r cum tendineo extremo Adductoris pollicis, commune cum eo & cum Transversali pedis extremum habet.

Adde Fig 13 d e

*In Syntaxi*, Tab X Fig 21 o--u, & y z a, tectus Abductore pollicis θ γ Dein Fig 20 s s v p q r, tectus Abductore pollicis m n, Flexoris longi pollicis tendine c d, Flexore longo digitorum C D &c Lumbricali primo ζ Dein Fig. 19 q q s w x y, tectus Abductore pollicis F H, Flexoris longi pollicis tendine n, Lumbricali primo f, Flexore brevi digitorum N O Dein Fig 18 U V W X & inter Y & C, tectus Abductore pollicis Q R, & med i plantae i poneurosi A C

Praeterea Tab VIII W X in pede extremo Et Tab VII т в pede extremo

u Hinc rescissus Adductor pollicis cum Transversali pedis

v Extremum tendineum commune Adductoris pollicis & Transversalis pedis, w hic conjunctum cum ligamento y, quod ab osse sesamoideo inferiore pollicis ad os primum pollicis pertinet, cum eoque x ossi illi primo insertum

y Ligamentum, quod ab osse sesamoideo interiore pollicis oritur z, & conjunctum cum extremo tendineo commun v Adductoris pollicis & Transversalis pedis, cum eo se inserit x ossi primo pollicis

*In Syntaxi*, Tab X Fig. 21 w Et Fig 20 x, ex parte tectum Flexoris longi pollicis tendine d e Sic & Fig 19 u, & Fig 18 т

### FIGURAE XIII
#### Abductor pollicis pedis cum Flexore brevi, à latere

a a b b *Abductor pollicis pedis*

a a Origo à parte inferiore lateris interni radicis tuberis calcanei, quo is calcem efficit

b b Hic fibrae in angulos conveniunt

c Tendo, in quem abit.

Adde Fig. 12 a--e

*In Syntaxi*, Tab IX т--т in pede dextro.

Et Tab. I A B C in pede extremo.

d e *Flexor brevis pollicis pedis*

e Pars haec inferior adjungit se tendini Abductoris pollicis

Adde Fig 12 h--s

*In Syntaxi*, Tab. IX υ ψ in pede dextro; tectus Abductore pollicis σ ς Et Tab. III. d in pede extremo. Et Tab. II e in pede extremo Et Tab. I D in pede extremo, tectus Abductore pollicis A

f Aponeurosis, procedens partim g à tendine Abductoris pollicis, partim h à capsa articuli pollicis cum metatarso, accedensque i i ad tendinem Extensoris proprii pollicis.

*In Syntaxi*, Tab. IX. ξ in pede dextro

Et Tab. I m in pede extremo

k Tendo Extensoris proprii pollicis, l hic truncatus, m hic insertus ossi primo pollicis.

### FIGURAE XIV
#### Adductor pollicis pedis, cum Transversali pedis

a b b c c Ligamentum, quod à calcaneo b b oriens, pertinet ad os cubiforme, hic c c insertum tuberi ejus

d Excursus ligamenti mododicti, qui extrinsecus accedit ad ligamentum a Fig 15 Unaque abeunt e e in primum principium Adductoris pollicis

*In Syntaxi*, Tab X. Fig 21 K--O Dein Fig 20 δ δ γ ε δ, tecta capite ad Flexorem longum digitorum in planta accedente D F In Fig 19 reliquum

tectum Abductore d.giti minimi B A, & Flexore brevi digitorum L

f—m *Adductor pollicis* Subtus oritur ab ima parte ossis metatarsi quarti, juxta radicem capitis ejus primi & a parte inferiore fere tota capitis primi ossis metatarsi tertii, proximaque secundi

f Adductoris pollicis pars quodammodo separata

g Pars altera, insignior h pars tendinea principii

i Extremum tendineum, quod p imum conjunctum k cum extremo tendineo p Flexoris brevis pollicis, cum eoque se inserit posteriori & eidem inferiori & digitum secundum spectanti parti ossis sesamoidei pollicis, quod è duobus ejus vicinus digito secundo conjunctum dein l cum ligamento n, quod ab osse sesamoideo interiore pollicis ad os ejus primum pertinet, & cum eo se inserit in ossi illi primo, inferiori parti illius lateris capitis ejus primi, quo digitum secundum respicit, non multum ultra primum capitis illius marginem.

*In Syntaxi*, Tab X Fig 21 k—n v, tectus Flexore brevi pollicis o s. Dein Fig 20 t u w, tectus Flexore brevi pollicis s, Flexore longo digitorum D M L K, Lumbricalibus Z X W S Dein Fig 19 p r t, tectus Flexore brevi pollicis q, Lumbricali primo f, caeterisque, quibus in l ig 20 & praeterea Flexore brevi digito. um L T Dein Fig. 18 Y Z, tectus l lexore brevi pollicis, Lumbricali primo e, caeterisque, quibus in Fig 19

Praeterea Tab VIII Γ in pede extremo Et Tab IV Σ in pede extremo

n l ligamentum, quod ab osse sesamoideo interiore pollicis oritur o, conjunctumque l cum tendineo extremo i Adductoris pollicis, cum eo se ossi primo pollicis inserit m Vide y Fig. 12

p Tendineum extremum caudae interioris Flexoris brevis pollicis, q hic truncatum, r hic insertum ossi sesan oideo interiori pollicis

s Hic truncatus excursus d, una cum ligamento a Fig 15

r--y *Transversalis pedis*

u Principium tendineum, cujus primum principium w nascitur è capsa, qua continetur articulus digiti quinti cum metatarso

x Hic parte nascitur è capsa articulum digiti quarti cum suo osse metatarsi continente, & à proxima aponeurosi vestiente ibi Interosseos digiti illius

y y Extremum, quo se adjungit extremo tendineo communi pollicis Adductoris Flexorsque brevis.

*In Syntaxi*, Tab X Fig 21 f g h i Dein Fig 20 ϛ ϛ ϛ σ, tectus Lumbricalibus S V W X Z, & Flexoris longi digitorum tendinibus N O P Q Dein Fig 19 g g h, tectus Lumbricali bus f e d c, cum tendinibus Flexoris lon g di git orum, tendinibus Flexoris brevis digi orum O B U V, Abductore minimi L Dein Fig 18 i i i, tectus Lumbricalibus e f g h, tendinibus Flexoris digitorum longi & brevis v &c media plantae aponeurosi D E F G, Abductore minimi r

Praeterea Tab VIII Z in pede extremo

***

## DIGITI MINIMI PEDIS
### FIGURAE XV
#### *Flexor brevis digiti minimi peais, à parte inferiore*

a b Ligamentum latum, quod or i ut a cubofrm s tubere imo, inseriturque cum ibus pr mis ossium metatarsi secundi, tertii, quarti, quinti Continet tendinem Peronei longi in planta, vaginae instar Extr nsecus ex parte vestitum accedente excursu b ligamenti a Fig 14, qui excursus hic c truncatus

*In Syntaxi*, Tab X Fig 21 N O P Dein Fig 20 ζ η θ, parte tecta capite ad Flexorem longum digi orum in planta accedente D Dein Fig 19 W, tegentibus caeterum Flexore brevi digitorum L T R, & Abductore minimi B Et quod nudum, id in Fig 18 tectum portione M, qua aponeurosis Abductorem minimi tegens, conjuncta est cum aponeurosi plantae media

d e f g *Flexor brevis digiti minimi pedis*

e Hic oritur a ligamento a Subtus autem etiam à media inferiore parte radicis capitis primi ossis metatarsi quinti.

f Extremum tendineum, g insertum imae parti capitis primi ossis primi digiti minimi.

Adde Fig 16

*In Syntaxi*, Tab X Fig. 21 Q R, tectus Transversali pedis h Dein Fig 20 ι κ, tectus eodem modo Transversali pedis σ Dein Fig 19 a b, tectus similiter Transversali pedis h, & praeterea Abductore minimi B E Eodem modo Fig. 18 p, tectus Transversali pedis i, & Abductore minimi q r

h Hinc Interossei digiti minimi ortus à ligamento a b rescissus i hinc Interossei secundi digiti quarti k hinc parti, digiti ejusdem l l hinc partis praecipuae Adductoris pollicis, g h Fig. 14 Hinc m partis ejus alterius, f Fig 14 Vide P Fig 21 Tab X.

### FIGURAE XVI.
#### *Flexor brevis digiti minimi pedis, à latere*

a Origo ab ossis metatarsi quinti margine externo, spectante inferiora, juxta caput primum

b Pars, quae c c inserta exteriori margini amplitudinis inferioris ossis metatarsi digiti minimi, mox pone caput ejus prius

d Pars altera, eaque praecipua, quae inserta ossi primo digiti minimi e extremum tendineum, in quod abit

Adde Fig 15 d--g

*In Syntaxi*, Tab IX w x in pede sinistro, tectus Abductore minimi r v Et Tab VI Z--γ in pede extremo. Dein Tab V α β in pede extremo, tectus Abductore minimi y

### FIGURAE XVII.
#### *Abductor digiti minimi pedis, à latere*

a Pars carnea nuda

b Tendo, in quem ad postremum abit, c insertus externae parti radicis capitis primi ossis primi digiti minimi

d Hac parte tectus aponeurosi

e e Ortus ab exteriore parte tota radicis tuberis calcanei, quo calcem efficit

f Pars aponeurosis, qua intextus est, g inserta posticae parti tuberis magni & inaequabilis, quod a capite primo ossis metatarsi digiti minimi in externam pedis latus eminet

Aponeurosem, quam adjungit tendini Extensoris longi digitorum pedis, vide Fig. 1 w

Adde Fig 18

*In Syntaxi*, Tab IX r—v in pede sinistro, tectus aponeurosi s Et Tab V u—y in pede extremo, tectus aponeurosi u

### FIGURAE XVIII.
#### *Abductor digiti minimi pedis, à parte inferiore*

a b Duae partes, ex quibus constat Quarum haec a separatum tendinem efficit, qui se in aliis cum tendini partis alterius conjungit in unum, in aliis totus separatus

c c Origo ab inferiore parte tota radicis tuberis calcanei, quo calcem efficit unde pars altera extrinsecus in totam tendinosa d, altera ex parte c partibusque illis tendinosis cum aponeurosi, qua teguntur, cohaerent

f Tendo, g insertus externae parti radicis capitis primi ossis primi digiti minimi

Aponeurosem, quae ab ejus extremio abscedit, pertinetque ad Extensoris tendinem, qui digiti minimi est, vide Fig. 1 w

Adde Fig 17

*In Syntaxi*, Tab. X Fig. 19 A B C D E, tectus Flexore brevi digitorum M L Dein Fig. 18 q r, tectus aponeurosi I K L.

# INDEX MUSCULORUM.

Numero majore tabula, minore figura indicata.

Abductor brevis alter pollicis manus XX 17
Abductor brevis pollicis manus XX 16
Abductor digiti minimi manus XX 11
Abductor digiti minimi pedis XXV 17 18
Abductor indicis manus XX 13 14
Abductor longus pollicis manus XX. 18 19
Abductor pollicis pedis XXV 12 13
Accelerator XII 37
Adductor brevis femoris XXII 1 2
Adductor longus femoris XXII 1 2
Adductor magnus femoris XXI 16 17
Adductor ossis metacarpi digiti minimi manus XX 25
Adductor pollicis manus XX 24
Adductor pollicis pedis XXV 14
Anconeus XIX 8
Anterior auriculae XI 3 7
Antitragicus XI 4
Arytaenoideus obliquus XII 2 3
Arytaenoideus transversus XII 1
Attollens auriculae XI 3 6 7
Azygus uvulae XII 8
Basioglossus XI 40
Biceps brachii XIX 3 4
Biceps cruris XXII 10 11 12
Biventer cervicis XVI 23 24
Biventer maxillae XII 18 19
Brachialis internus XIX 1 2
Buccinator XI 13 14 XII 23
Ceratoglossus XI 40
Cervicalis descendens XV 4
Chondroglossus XI 41
Ciliaris XI 2
Circumflexus palati mollis XII 9 10
Cleidomastoideus XVI 25 26
Coccygeus XVII 7 8
Complexus XVI 23 24
Compressor naris XI 7
Constrictor inferior pharyngis XII 23 24
Constrictor isthmi faucium XII 11
Constrictor medius pharyngis XII 23 25
Constrictor superior pharyngis XII 23 26
Coracobrachialis XVIII 7 8
Coracohyoideus XI 35
Corrugator supercilii XI 1
Cremaster XIII 4
Cricoarytaenoideus lateralis XII 5
Cricoarytaenoideus posticus XII 2 4
Cricothyreoideus XI 46 47 48
Cruralis XXIII 7
Cucullaris XVII 18 19
Deltoides XVIII 11 12
Depressor alae nasi XI 8
Depressor anguli oris XI 10 11 12 13
Depressor labii inferioris XI 9 16
Diaphragma XIV 4 5 6 7
Epicranius   Vide Frontales & Occipitalem
Erector penis XII 37 40
Extensor brevis digitorum pedis XXV 9
Extensor communis digitorum manus XX 1
Extensor longus digitorum pedis XXV 1
Extensor major pollicis manus XX 22
Extensor minor pollicis manus XX 23
Extensor proprius digiti auricularis XX 1
Extensor proprius pollicis pedis XXV 11
Externus mallei XI 31 28
Flexor brevis digiti minimi pedis XXV 15 16
Flexor brevis digitorum pedis XXV 5
Flexor brevis pollicis manus XX 20
Flexor brevis pollicis pedis XXV 12 13
Flexor longus digitorum pedis XXV 6 7 8
Flexor longus pollicis manus XX 21
Flexor longus pollicis pedis XXV 10 8
Flexor parvus digiti minimi manus XX 10
Frontalis XI 6 7
Gemellus XXIV 10
Gemini XXI 11
Genioglossus XI 41 42 43
Geniohyoideus XI 36
Gluteus magnus XXI 1

Gluteus medius XXI 2 3
Gluteus minor XXI 4 5
Gracilis XXIII 3
Hyothyreoideus XI 45
Iliacus internus XXI 14 15
Indicator XX 12
Infraspinatus XVIII 6
Intercostales externi XVII 9 10
Intercostales interni XVII 11 12 13
Interossei externi, seu bicipites, digitorum manus XX 8 9
Interossei externi, seu bicipites, digitorum pedis XXV 2 3
Interossei interni digitorum manus XX 6 7
Interossei interni digitorum pedis XXV 4
Interspinales cervicis XVI 2 3
Interspinales dorsi XV 11
Interspinales lumborum XV 11
Intertransversarii dorsi XV 9
Intertransversarii lumborum XV 10
Intertransversarii posteriores colli XVI 9 16 18
Intertransversarii priores colli XVI 8 10
Latissimus colli XI 16
Latissimus dorsi XVIII 1 2 3
Laxator tympani XI 30 28
Levator anguli oris XI 11 12
Levator ani XII 31 32 33 34
Levatores breviores costarum XVII 14
Levatores longiores costarum XVII 15
Levator labii superioris XI 10
Levator labii superioris alaeque nasi XI 10
Levator menti XI 15
Levator palati mollis XII 9
Levator palpebrae superioris XI 21
Levator scapulae XVI 13 14
Lingualis XI 41 43
Longissimus dorsi XV 3 5 6
Longus colli XVI 6 7
Lumbricales manus XX 3
Lumbricales pedis XXV 8
Major helicis XI 4
Masseter XII 20 21 22
Minor helicis XI 4
Multifidus spinae XV 1 2
Mylohyoideus XI 38
Nasalis labii superioris XI 10 11
Obliquus externus abdominis XIII 1 2
Obliquus inferior capitis XVII. 4
Obliquus inferior oculi XI 18 20 27
Obliquus internus abdominis XIII 3 4 5
Obliquus superior capitis XVII 3
Obliquus superior oculi XI 22
Obturator externus XXII 7 8
Obturator internus XXI 10
Occipitalis XI 10
Opponens pollicis manus XX 15
Orbicularis oris XI 10 11 12 13 14.
Orbicularis palpebrarum XI 1
Orbicularis palpebrarum portio ad labium superius accedens XI 10
Palatopharyngeus XII 11. 27 28 29 30.
Palmaris brevis XX 26
Palmaris longus XX 26.
Pectineus XI 5 6
Pectoralis XVIII 4 5
Peroneus brevis XXIV 1 2
Peroneus longus XXIV 3 4 5
Peroneus tertius XXV 1
Plantaris XXIV 1
Popliteus XXIII 1
Profundus XX 2
Pronator quadratus XIX 21 22
Pronator teres XIX 19 20
Psoas magnus XXI 12 13 15
Psoas parvus XV 14
Pterygoideus externus XII 15 16
Pterygoideus internus XII. 15 17
Pyramidalis XIII 7
Pyriformis XXI 6 7
Quadratus femoris XXI 8 9

Quadratus lumborum XV 12 13
Radialis externus brevior XIX 11 12
Radialis externus longior XIX 13 14.
Radialis internus XIX 9
Rectus abdominis XIII 6
Rectus abducens oculi XI 26
Rectus adducens oculi XI 25
Rectus attollens oculi XI 23
Rectus cruris XXIII 2 3
Rectus deprimens oculi XI 24.
Rectus internus major capitis XVI 19 20
Rectus internus minor capitis XVII 6.
Rectus lateralis capitis XVII 5
Rectus posticus major capitis XVII 2
Rectus posticus minor capitis XVII 1
Retrahentes auriculae XI 3 6
Rhomboideus major XVII 24
Rhomboideus minor XVII 23
Sacrolumbalis XV 2 4 5
Salpingopharyngeus XII 27 28
Sartorius XXIII 4
Scalenus medius XVI 4 5
Scalenus posticus XVI 12
Scalenus prior XVI 11
Semimembranosus XXII 9 10
Semispinalis dorsi XV 8
Semitendinosus XXII 11 12
Serratus anticus XII 3 6
Serratus magnus XVII 21
Serratus posticus inferior XVII 17
Serratus posticus superior XVII 16
Sulcus XXIV 6 9
Sphincter ani externus XII 35 36
Sphincter ani internus XII 31 32
Spinalis cervicis XVI 15
Spinalis dorsi XV 7
Splen us capitis XVI 27
Splenius colli XVI 1
Stapedius XI 34 29
Sternomastoideus XVI 25 26
Sternohyoideus XI 39
Sternothyreoideus XI 44
Styloglossus XI 40 43
Stylohyoideus XI 37
Stylopharyngeus XII 27 28 30
Subclavius XVII 20
Sublimis XX 4 4
Subscapularis XVIII 15
Supinator brevis XIX 17 18
Supinator longus XIX. 16
Supraspinatus XVIII 16 17
Temporalis XII 12 13 14
Tensor tympani XII 12 13 14
Tensor vaginae femoris XXII 8
Teres major XVIII 9 10
Teres minor XVIII 13 14
Thyreoarytaenoideus XII 5 4
Thyreoarytaenoideus alter, minor XII 6 7
Thyreoepiglotticus major XII 3 7
Thyreoepiglotticus minor XII 3
Tibialis anticus XXIV 6. 7
Tibialis posticus XXIV 12 13 14
Trachelomastoideus XIV 21 22
Tragicus XI 4
Transversalis cervicis XVI 16 17 18
Transversalis pedis XXV 14
Transversus abdominis XIII 1 2 3
Transversus auriculae XI 5
Transversus perinaei XII 37 38
Transversus perinaei alter XII 37 39
Triangularis sterni XIV 1
Triceps brachii XIX 5 6 7
Vastus externus XXIII 6 7
Vastus internus XXIII. 6 7
Vesicae musculus XII 41
Ulnaris externus XIX. 15
Ulnaris internus XIX 10 11
Zygomaticus major XI 10 11 13
Zygomaticus minor XI 10

F I N I S.

Wespresented to me by Professor Willes, 1875

Dupl. of L.C. 44    ♂ Caldanus

♀ rl (S) × ♂                    (ob)

CCF 46 39

Bequeathed to me by Professor Willis 1875

Dupl. of L.C. 44    s Coldamns

R H (s)    8 b              (v?)

TAB I

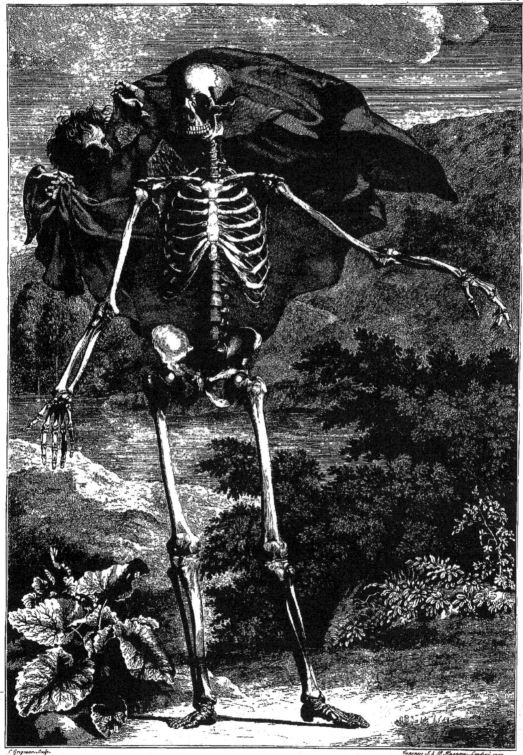

C. Grignion Sculp.                    Impensis J. & P. Knapton Londini 1747

TAB I.

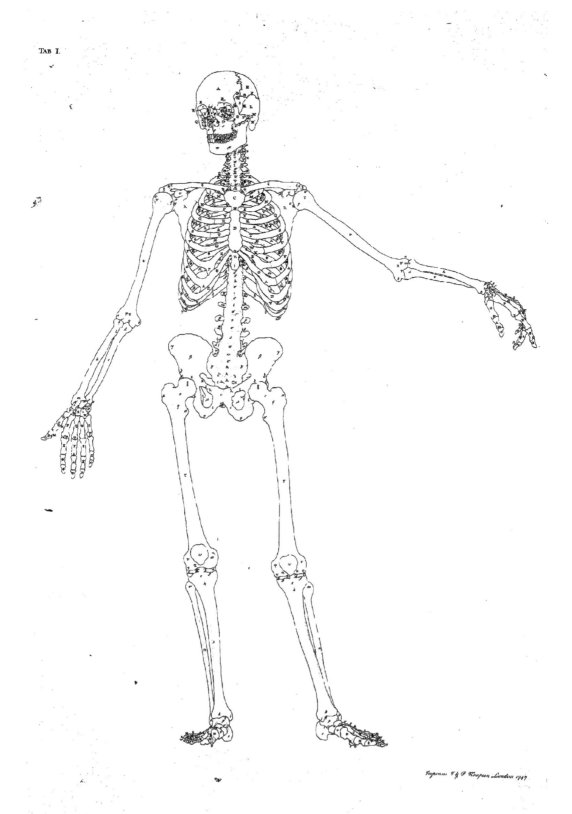

*Impensis T & P Knapton Londini 1747.*

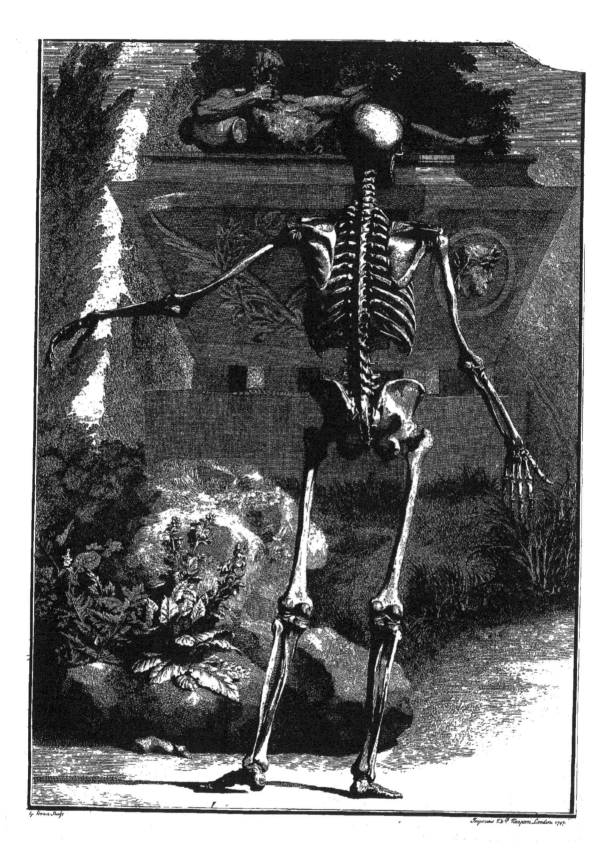

Ingrauus T. & P. Knapton London 1747.

TAB II

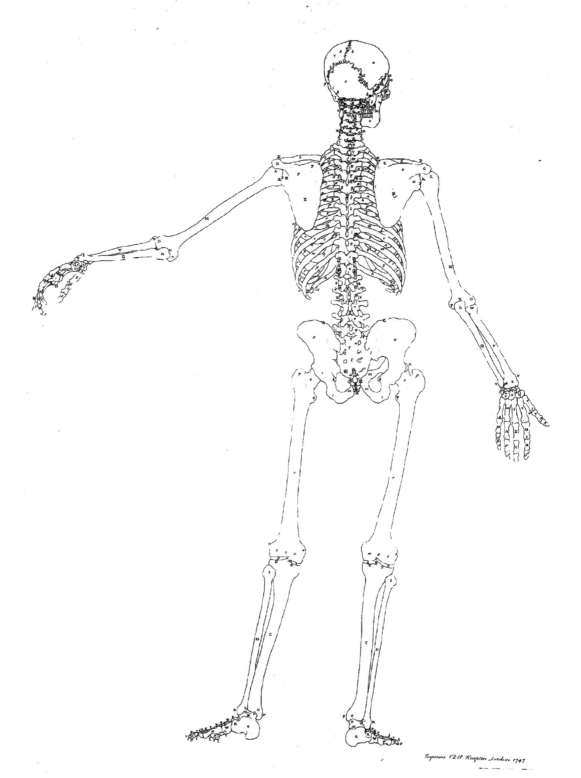

Typis 3.E.P. Knapton London 1747

TAB III

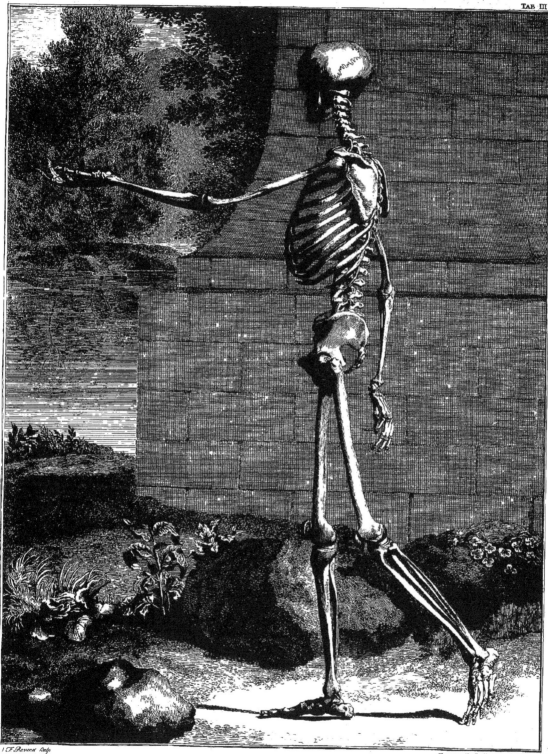

I. F. Ravenet Sculp.

Impensis J. & P. Knapton, Londini. 1747.

TAB III

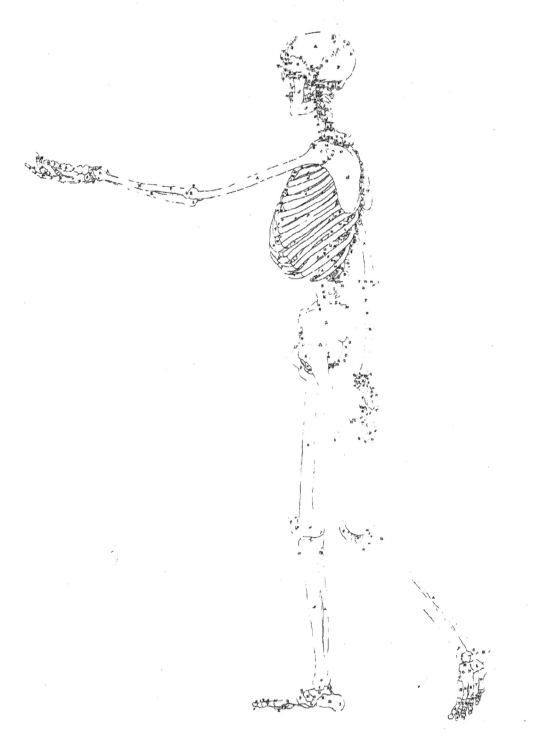

*Imperius T & P. Knupton London 747.*

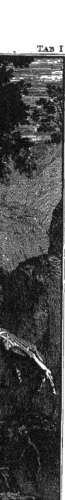

TAB I

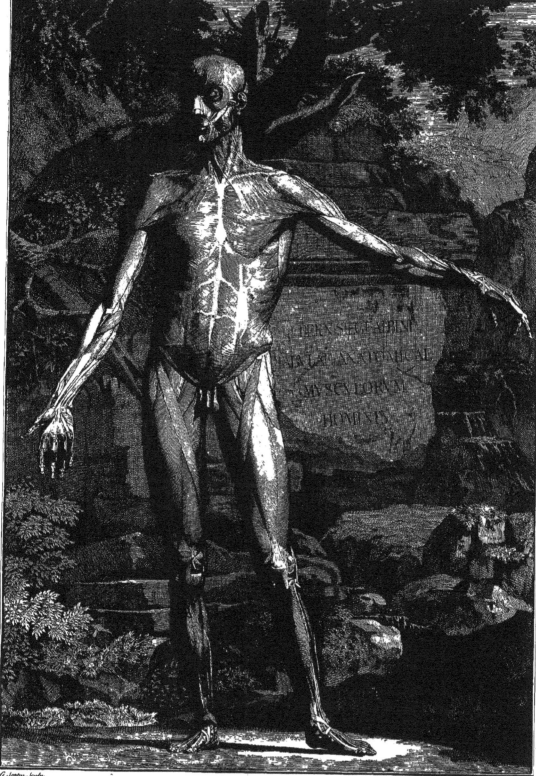

G. Scotin Sculp.

Impensis T & P Knapton Londini, 1747.

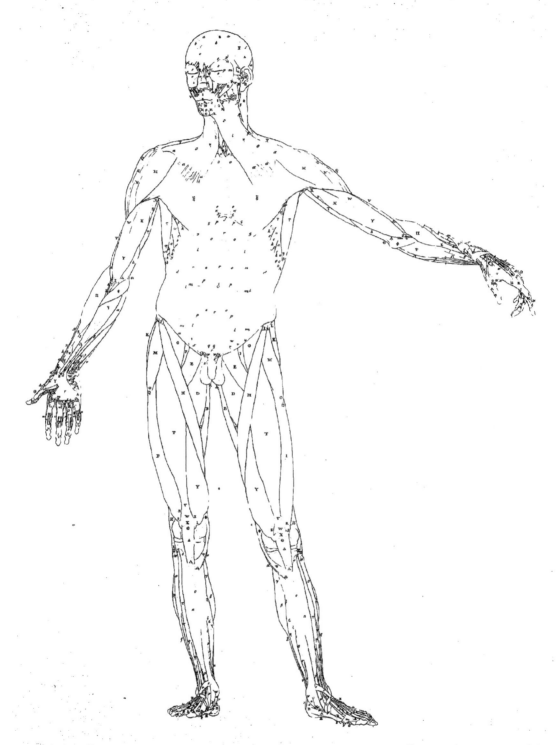

Impensis J. & P. Knapton Londini. 1747

TAB II

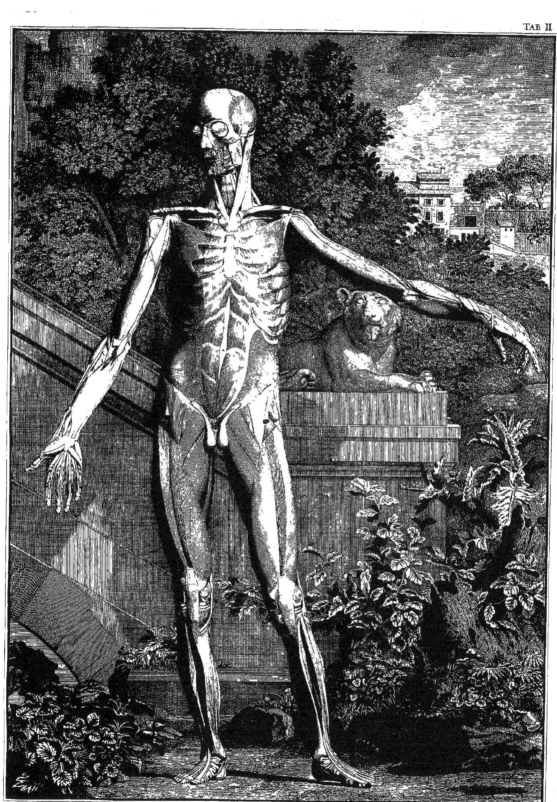

S. F. Ravenet Sculp.　　　　　　　　　　　Impensis J & P. Knapton. Londini. 1747

Tab.II

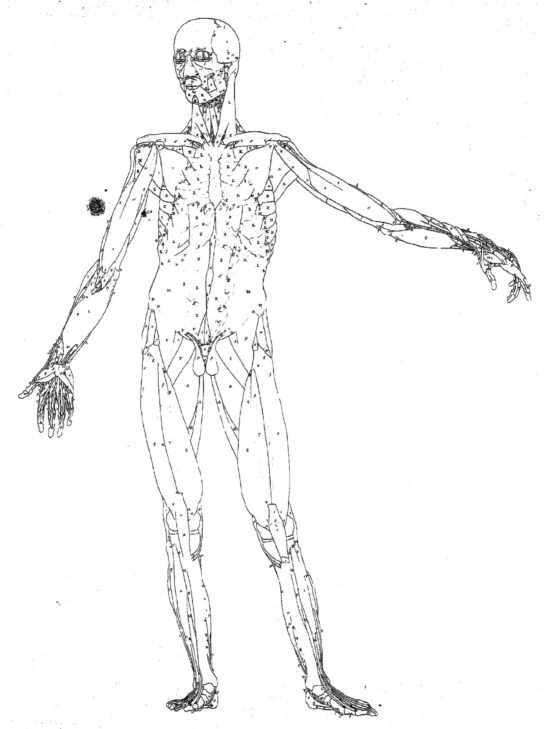

Imprimis by P. Knapton. London 1749

TAB III.

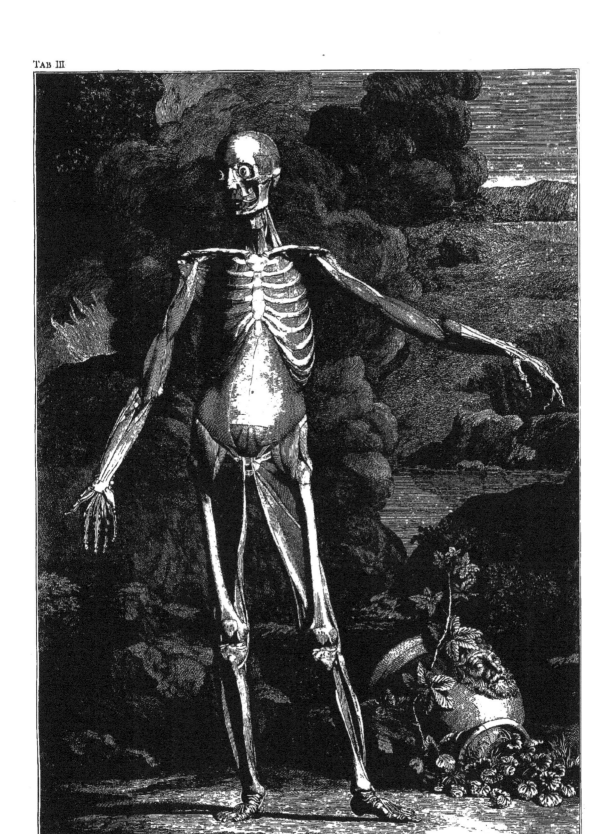

C. Grignion Sculp.

TAB III

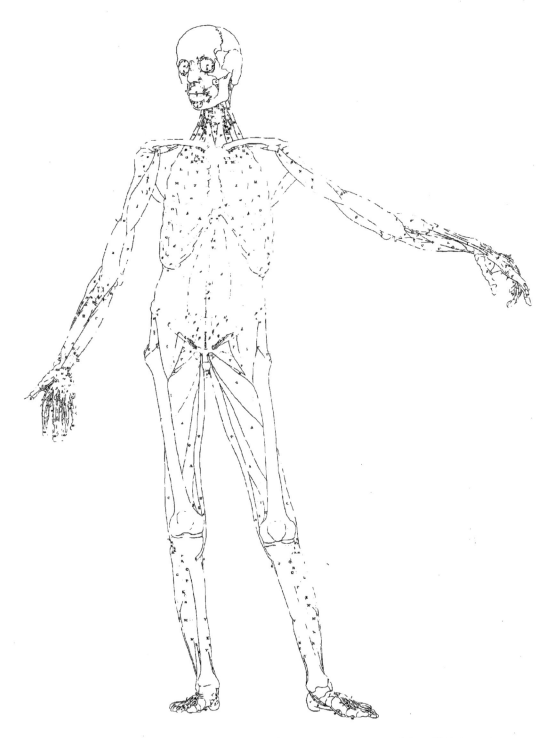

Impensis T & LP Knapton Londini 1747

Tab IV

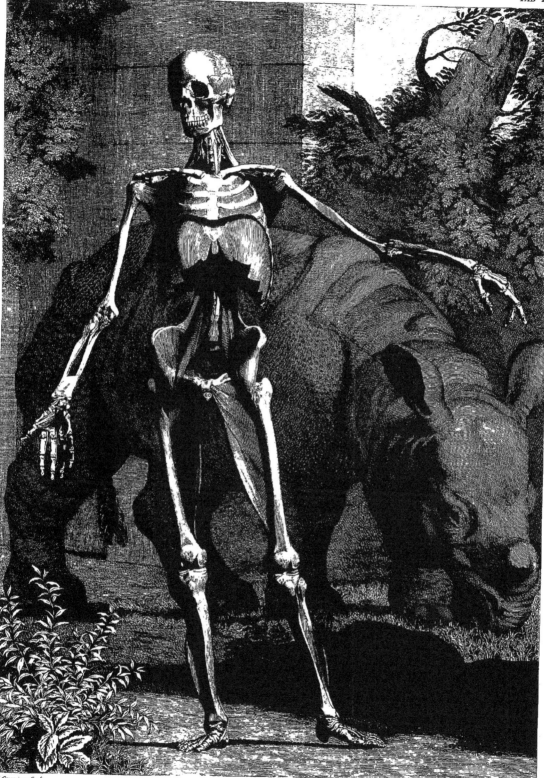

C Grignion Sculp

Impensis J & P Knapton London. 1747

TAB IV

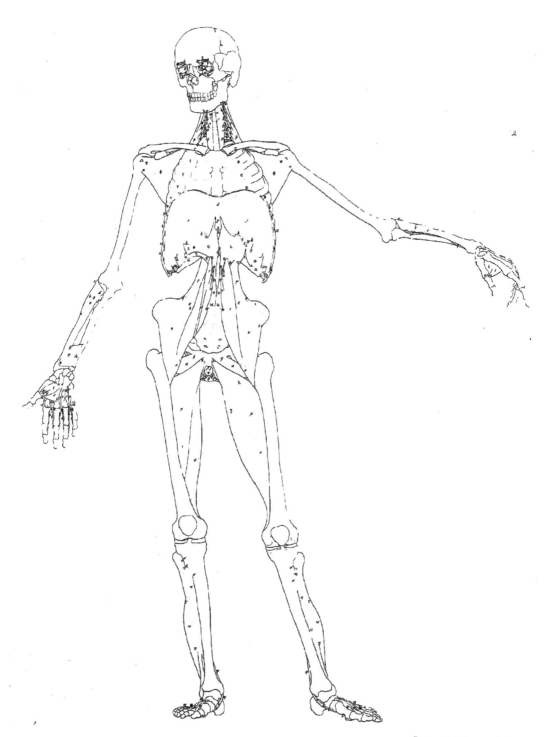

Impensis J & P Knapton London 1747

TAB V

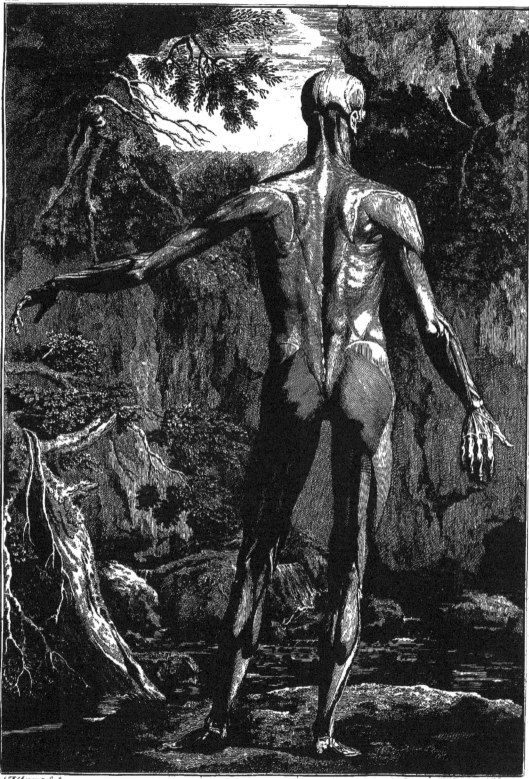

J. F. Chavonet Sculp.                                    Impensis J.& R. Knapton. London. 1748

TAB V

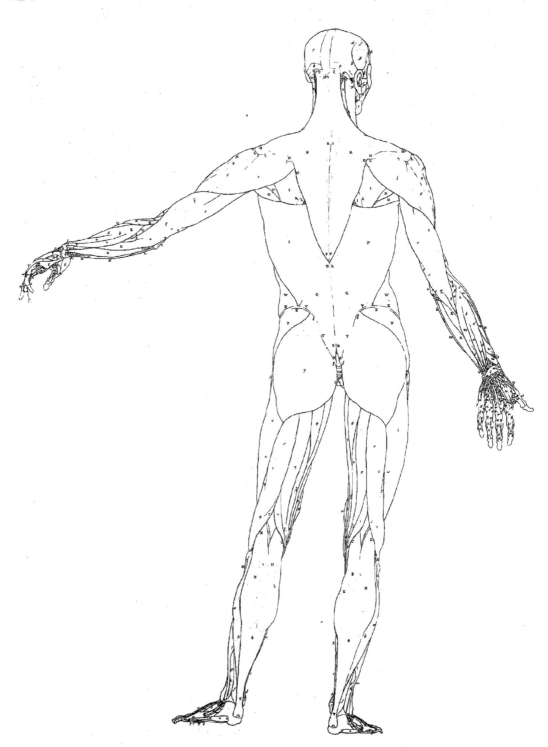

Impensis J &P. Knapton Londini 1748

TAB VI

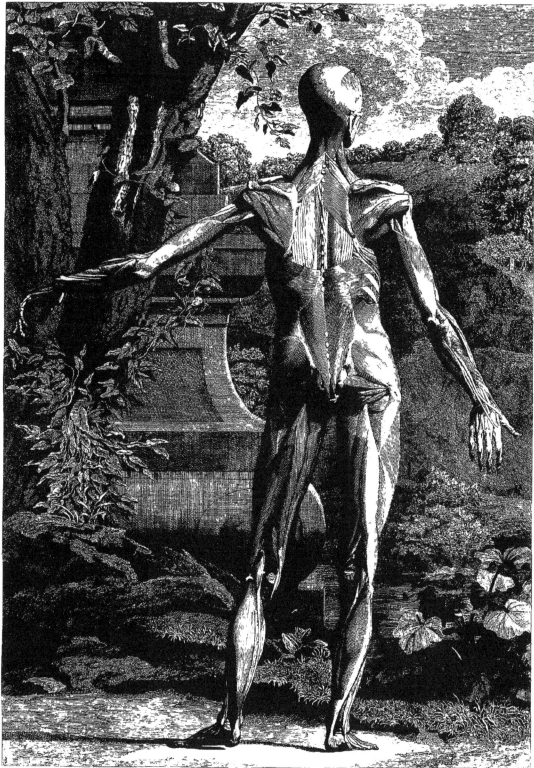

C. Grignion Sculp.

Impensis I.&.P. Knapton Londini 1748

Tab VI

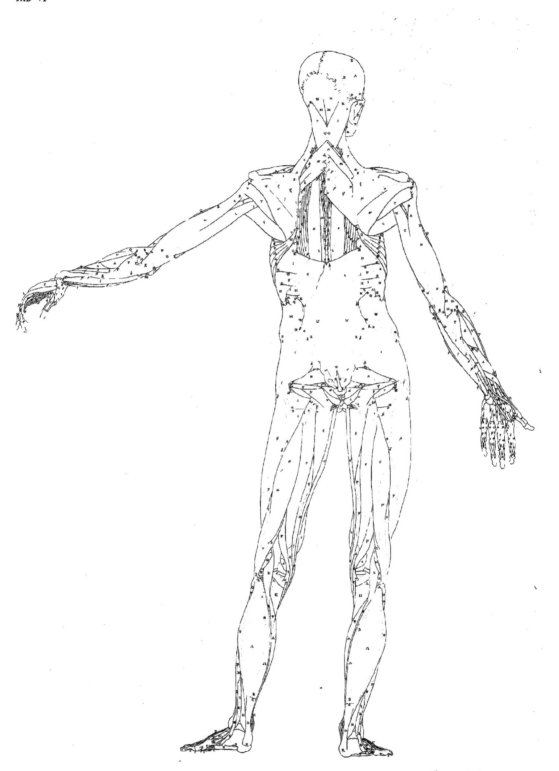

Impensis J. & P. Knapton, London 1748.

TAB. VII

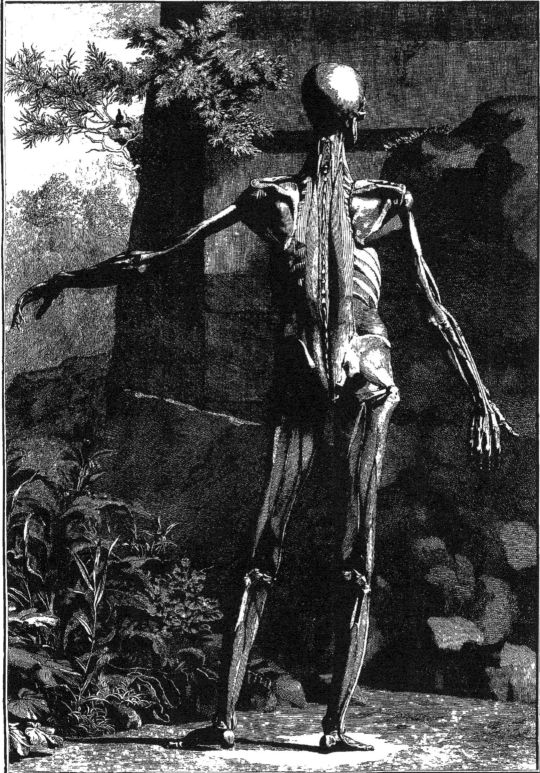

G. Scoten Sculp.

Impensis T. & P. Knapton. London. 1747

TAB VII

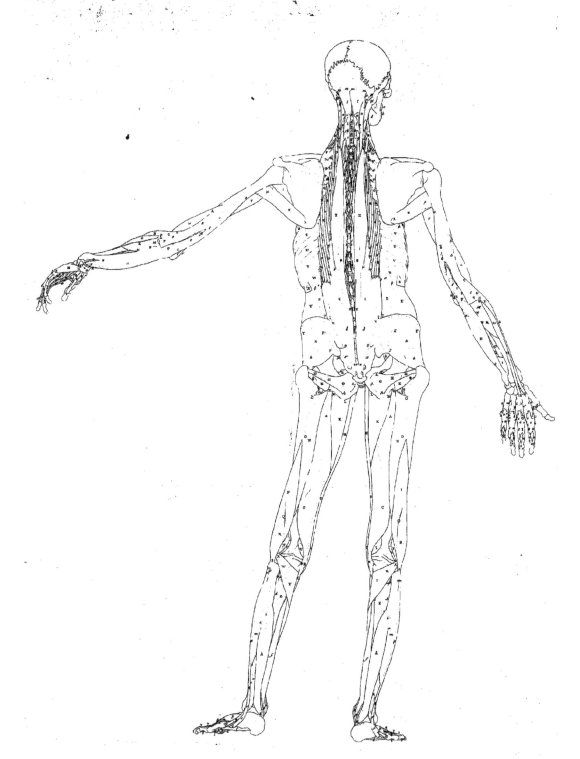

Impensis J. & P. Knapton London 17.

TAB VIII

C Grignion Sculp.                    Impensis T & P Knapton London 1748

TAB VIII

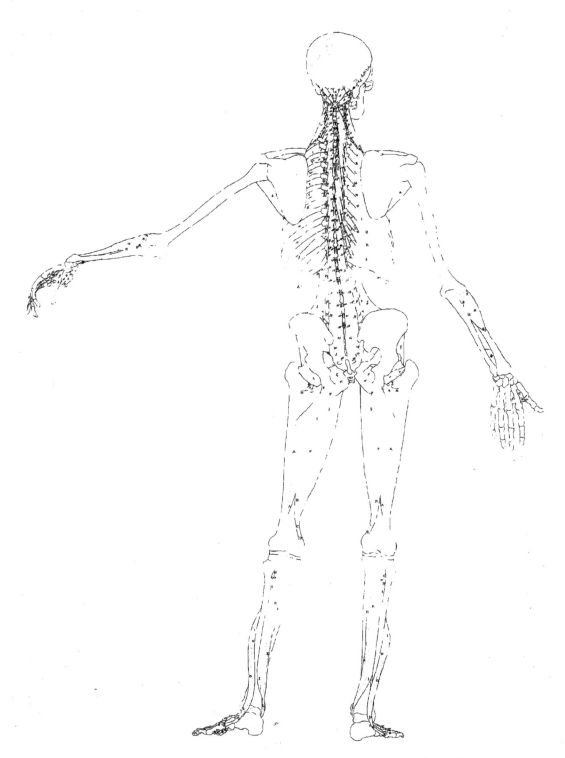

Impensis J.C.P. Knaptonus Londini 1748

TAB IX

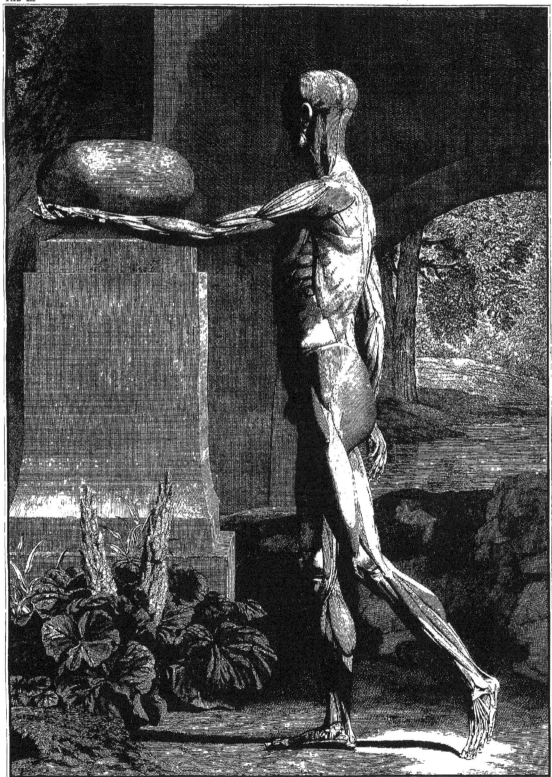

J. P. Boscardi Sculp.                    Impensis J. & P. Knapton Londini 1748

TAB IX

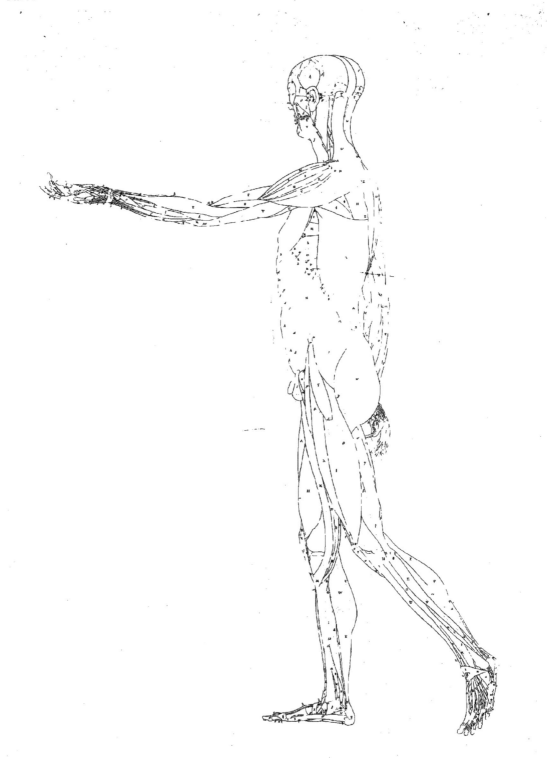

Impensis J. C. Xropтом Londini : jt

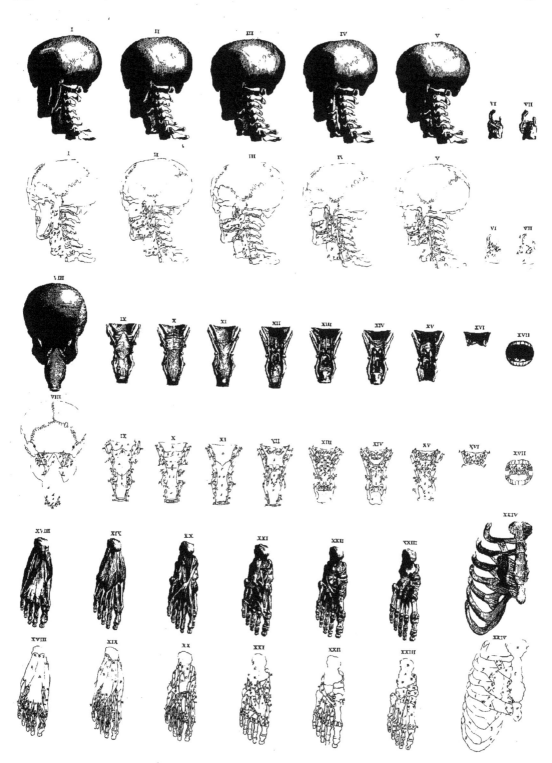

Superius Rd & P Knapton London 17

TAB XI

I. Orbicularis palpebrarum cum Corrugatore supercilii

III. Attollens auriculas

IV. Helicis major & minor Tragicus, Antitragicus

VI. Occipitalis cum Frontali Attollens & Retrahentes auriculæ

VII. Frontales cum Compressoribus narium Attollens & Anterior auriculæ

VIII. Depressor alæ nasi

II. Ciliaris

Retrahentes — Anterior — Transversus auriculæ

IX. Depressor oris labii inferioris

X. Levator labii superioris alæque nasi Levator labii superioris portio ab Orbiculari palp. Zygomaticus minor & major Depressor anguli oris, Nasalis labii superioris Orbicularis oris

XI. Levator & Depressor anguli oris Nasalis labii superioris Orbicularis oris, Zygomaticus major

XII. Levator & Depressor anguli oris Orbicularis oris

XIII. Zygomaticus major Depressor anguli oris Orbicularis oris Buccinator

XIV. Buccinator Orbicularis oris

XV. Levatores menti

XVI. Latissimus colli cum Depressore labii inferioris

XVII. — XVIII. Musculi qui in cavo osseo oculi collocati sunt a parte superiore secundus — XIX. tertius — XX. ab inferiore

XXI. Levator palpebræ superioris

XXII. Obliquus superior oculi

XXIII. Rectus attollens oculi

XXIV. Rectus deprimens oculi

XXV. Rectus adducens oculi

XXVI. Rectus abducens oculi

XXVII. Omnes globi oculi cum Levatore palpebræ superioris

XXVIII. Laxator tympani Externus mallei Tensor tympani Stapedius

XXIX. Tensor tympani Stapedius

XXX. Laxator tympani

XXXI. Externus mallei

XXXII. Tensor tympani

XXXIII. Tensor tympani

XXXIV. Stapedius

XXXV. Cerato-chondreus

XXXVI. Cerato-chondreus

XXXVII. Stylohyoideus

XXXVIII. Mylohyoideus

XXXIX. Sternohyoideus

XL. Styloglossus Ceratoglossus, Basioglossus

XLI. Chondroglossus Genioglossus, Lingualis

XLII. Genioglossus

XLIII. Lingualis Genioglossus Styloglossus Ceratoglossus cum Basioglosso

XLIV. Sternothyroideus

XLV. Hyothyroideus

XLVI. Cricochondreus

XLVII. Cricothyroideus

XLVIII. Cricothyroideus

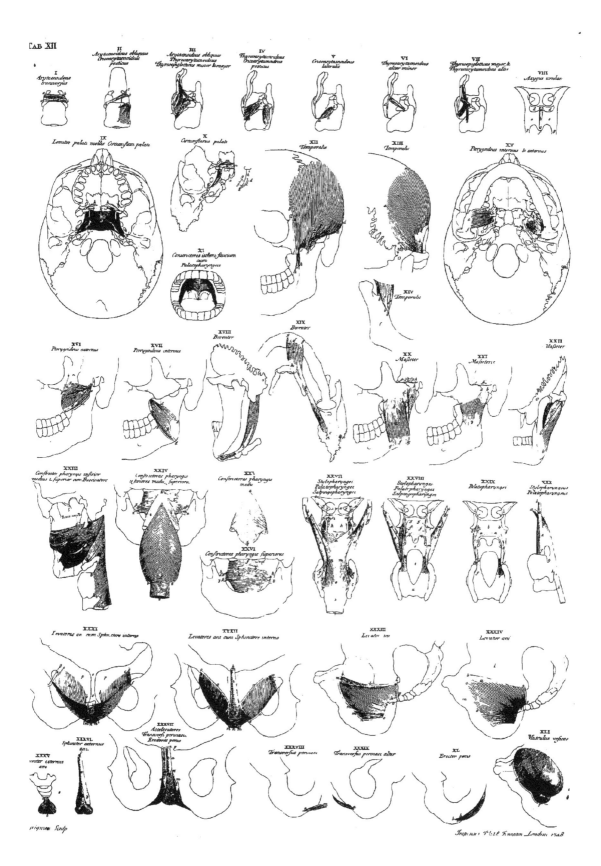

TAB XII

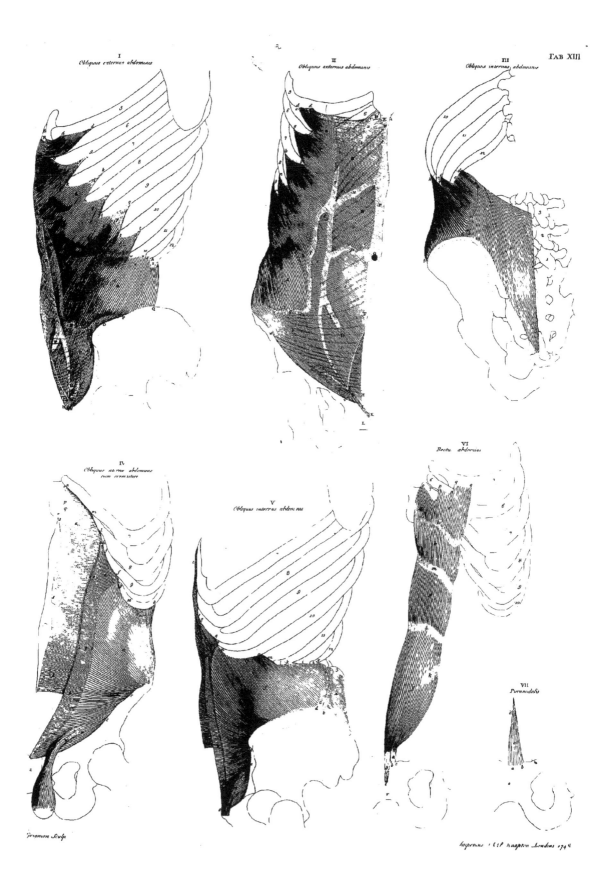

TAB XIII

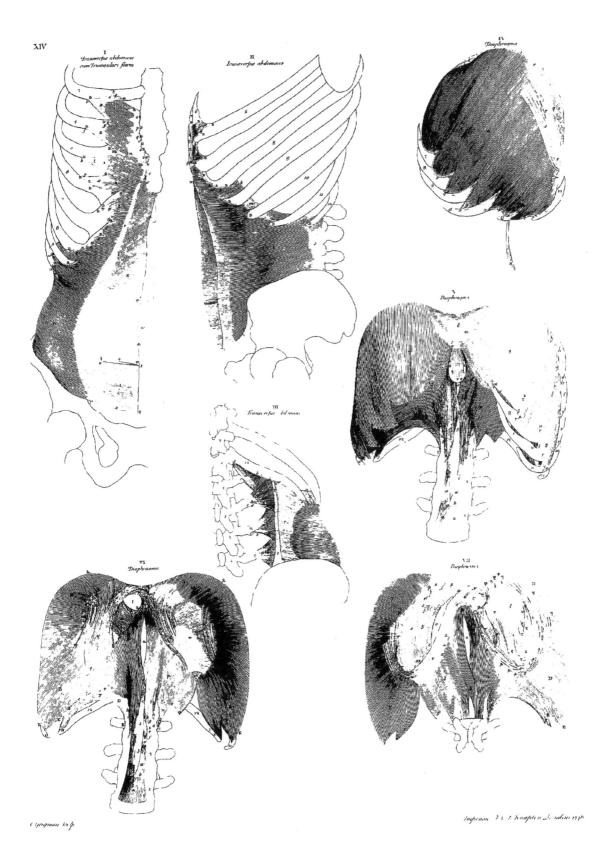

I.
*Transversus abdominis*
*cum Triangulari sterni*

II.
*Transversus abdominis*

III.
*Transversus abdominis*

IV.
*Diaphragma*

V.
*Diaphragma*

VI.
*Diaphragma*

VII.
*Diaphragma*

C. Grignion Sc.

Impensis J. & P. Knapton, London 1746.

TAB. XV

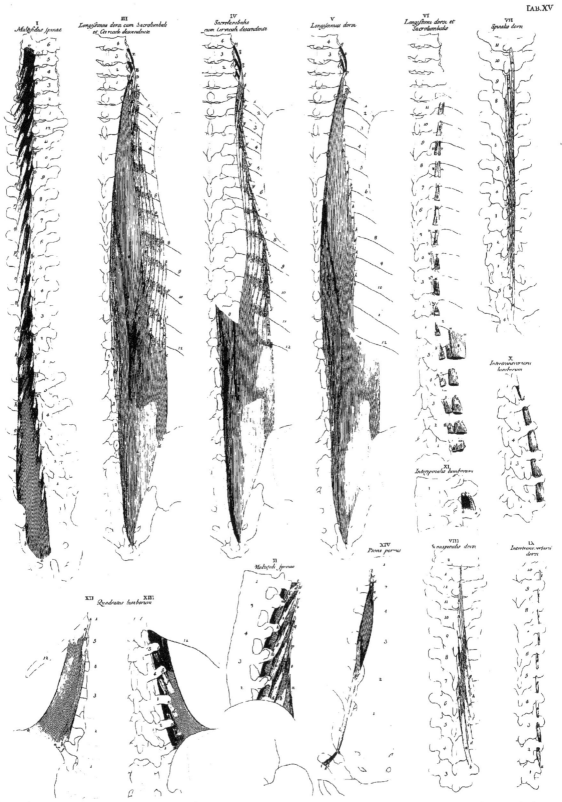

TAB. XVI

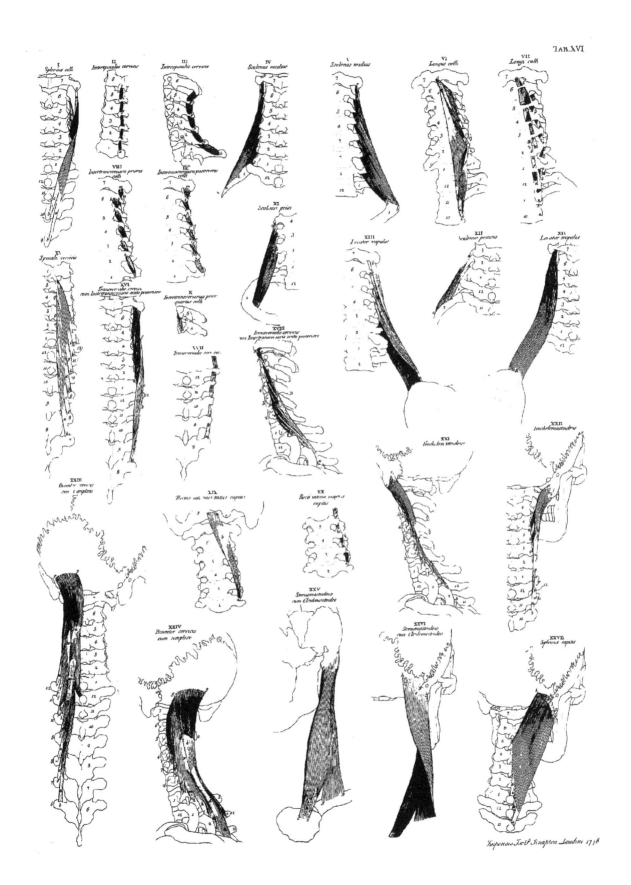

Impensis Jac. & P. Knapton Londini 1738

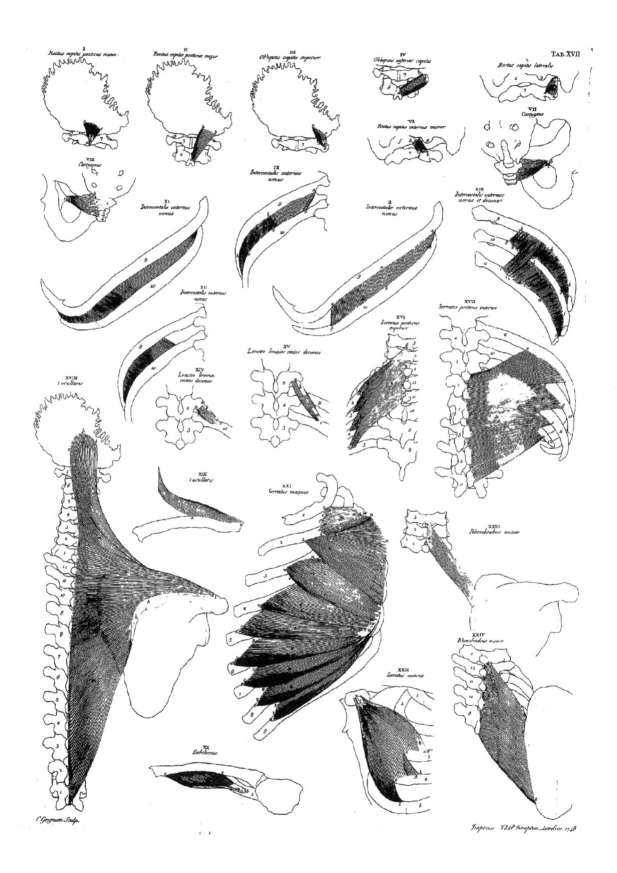

TAB. XVII

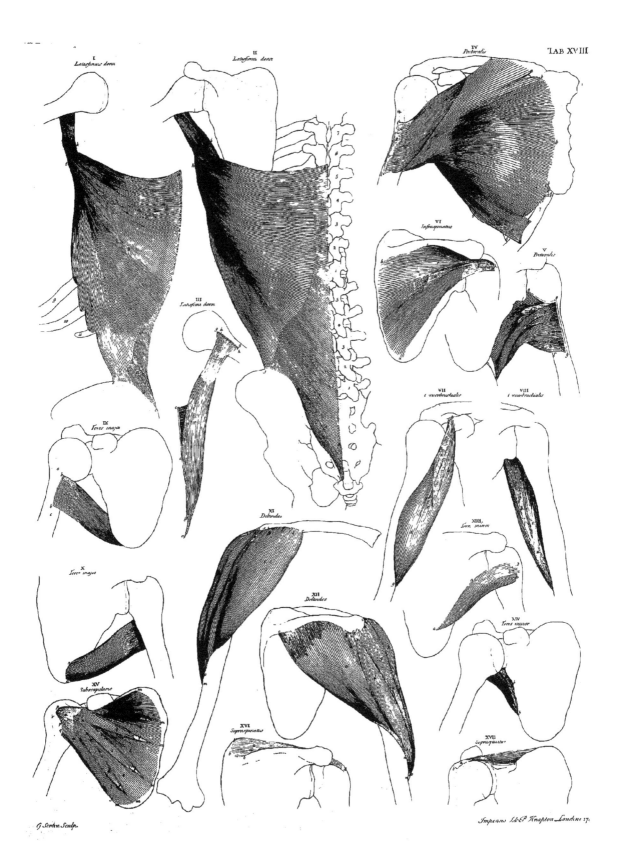

TAB XVIII

I
Latissimus dorsi

II
Latissimus dorsi

III
Latissimus dorsi

IV
Pectoralis

VI
Infraspinatus

V
Pectoralis

VII
t coracobrachialis

VIII
t coracobrachialis

IX
Teres major

X
Teres major

XI
Deltoides

XII
Deltoides

XIII
Teres minor

XIV
Teres minor

XV
Subscapularis

XVI
Supraspinatus

XVII
Supraspinatus

G. Scotin Sculp.

Impensis I.&P. Knapton Londini 17.

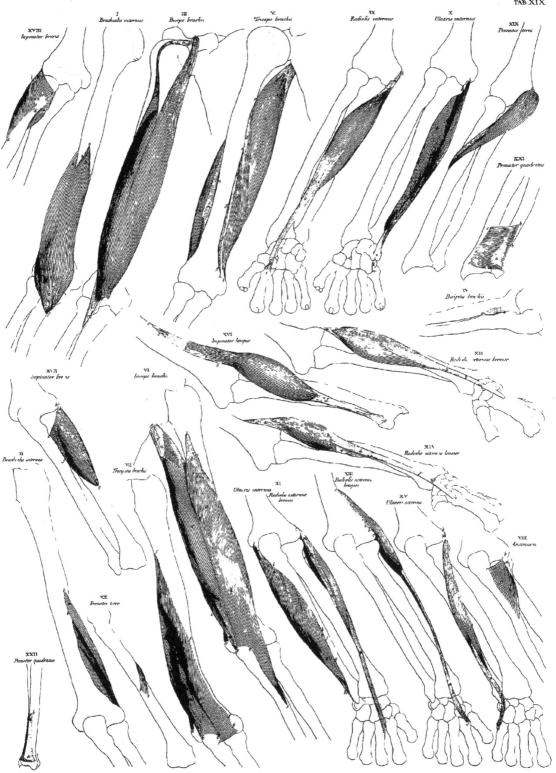

TAB XIX

G. Scoten Sculp.

Impensis S.&P. Knapton Londini 1741

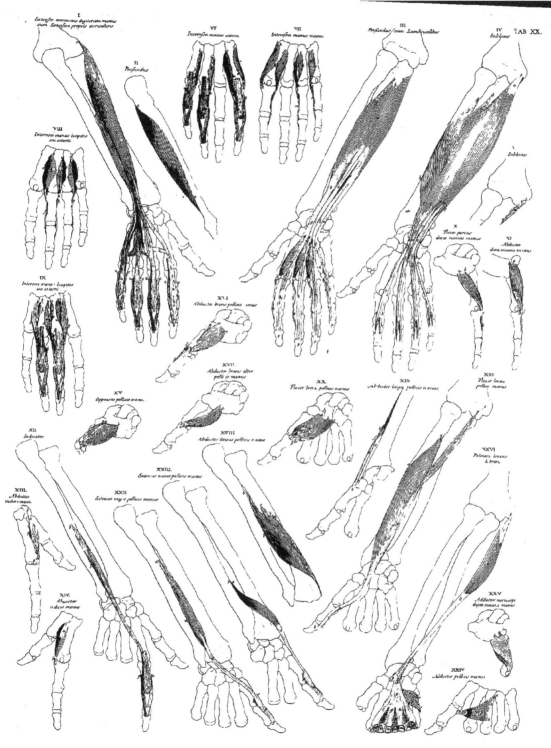

L. P. Boitard Sculp.

Sumptibus J. & P. Knapton Londini 1749

TAB XX.

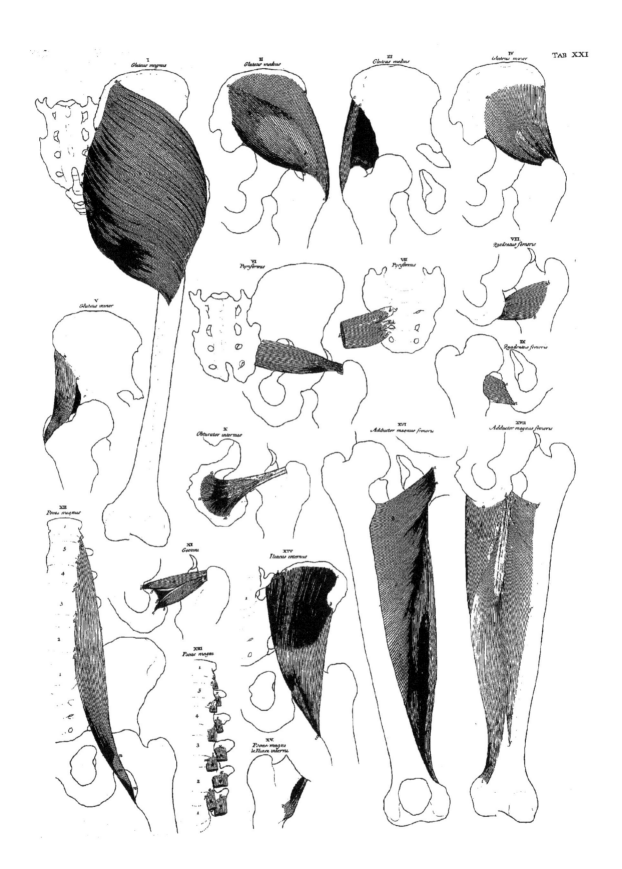

TAB XXI

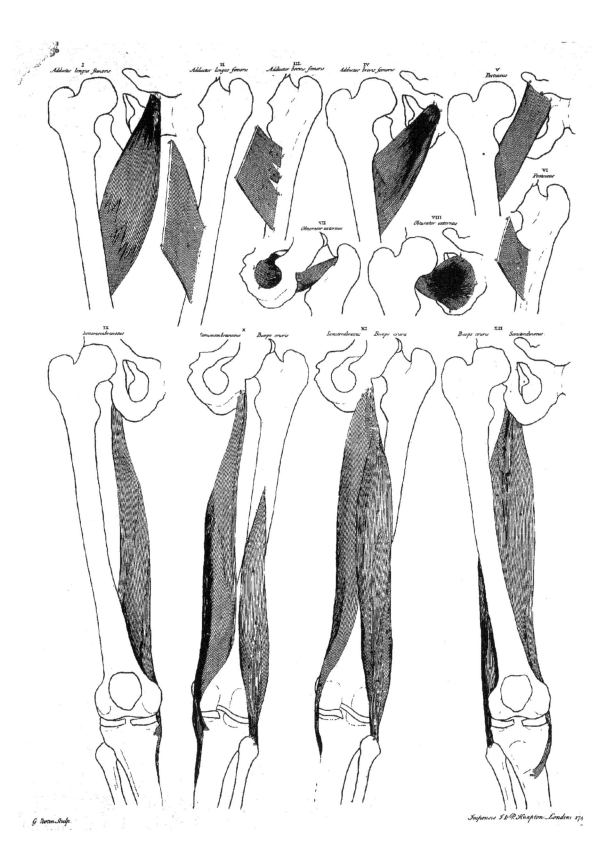

Impensis J & P. Knapton. Londini 174

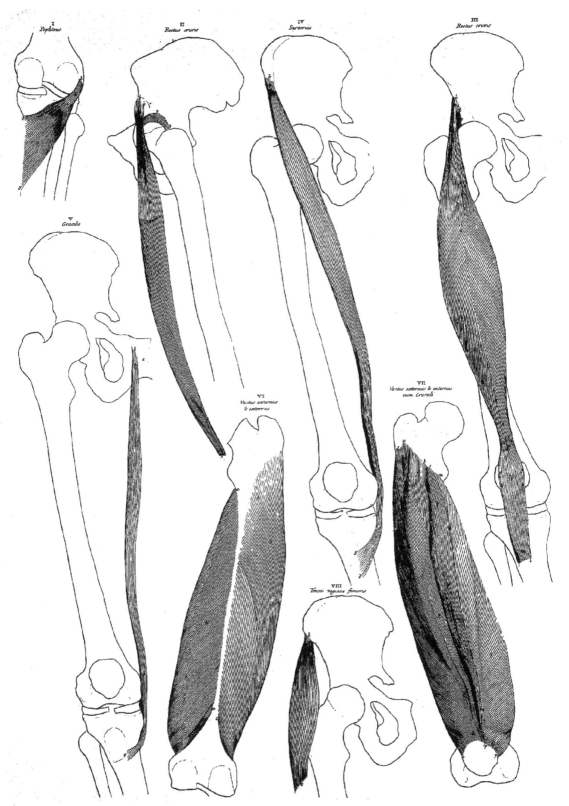

Impensis J&P. Knapton, Londini

TAB XXIV

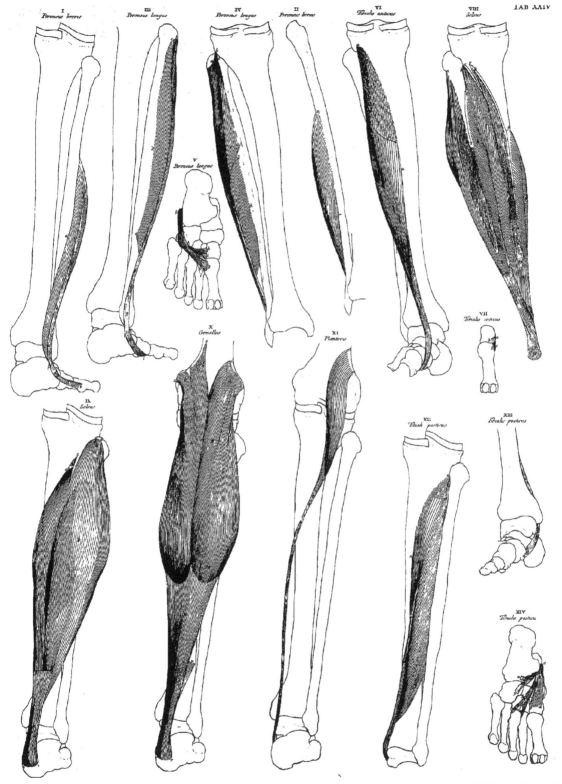

I
Peroneus brevis

XII
Peroneus longus

IV
Peroneus longus

II
Peroneus brevis

VI
Tibialis anticus

VIII
Soleus

V
Peroneus longus

VII
Tibialis anticus

X
Gemellus

XI
Plantaris

IX
Soleus

XII
Tibialis posticus

XIII
Tibialis posticus

XIV
Tibialis posticus

G. Scotin Sculp.

Impensis J & P Knapton London 1748

TAB XXV

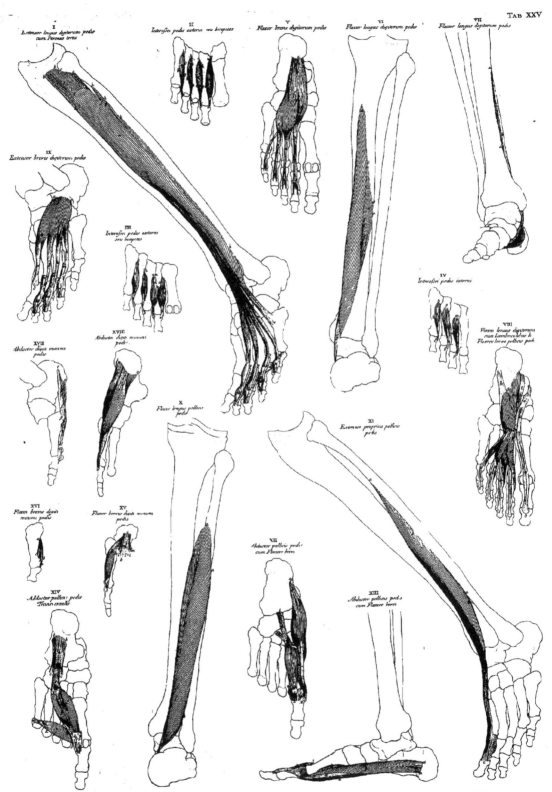

I
Extensor longus digitorum pedis
cum Peroneo tertio

II
Interossei pedis externi seu bicipites

V
Flexor brevis digitorum pedis

VI
Flexor longus digitorum pedis

VII
Flexor longus digitorum pedis

IX
Extensor brevis digitorum pedis

III
Interossei pedis externi seu bicipites

IV
Interossei pedis interni

VIII
Flexor longus digitorum cum Lumbricalibus & Flexore brevi pollicis pedis

XVII
Abductor digiti minimi pedis

XVIII
Abductor digiti minimi pedis

X
Flexor longus pollicis pedis

XI
Extensor proprius pollicis pedis

XVI
Flexor brevis digiti minimi pedis

XV
Flexor brevis digiti minimi pedis

XII
Abductor pollicis pedis cum Flexore brevi

XIII
Adductor pollicis pedis cum Flexore brevi

XIV
Adductor pollicis pedis Transversalis

G. Scotin Sculp.

Impensis Ld. P. Knapton Londini 1748

Lightning Source UK Ltd.
Milton Keynes UK
UKHW030631110822
407169UK00007B/683